北京大学医学部牵头教学建设成果

新型工业化·人工智能高质量人才培养系列

ni
新型工业化教育
New Industrialization

U0656027

AI

Foundations of
Artificial
Intelligence in Medicine

医学人工智能
通识基础

齐惠颖　王欣萍　王　晨　主　编
曹　晨　王俊生　副主编
宋艳双　孙　昕　杨迎春　编

电子工业出版社.
Publishing House of Electronics Industry
北京·BEIJING

内 容 简 介

本书为北京大学医学部牵头教学建设成果，围绕人工智能在医疗领域的应用展开，将大语言模型和生成式应用作为教材的核心内容，系统性地涵盖了从大模型原理、医疗大模型技术（预训练、微调）到具体的文本、图像、视频生成应用，以及最新的智能体技术，旨在全面且深入地介绍人工智能的基本概念、技术基础，以及在医疗领域中的具体应用和未来趋势。此外，本书还包含了大量实践案例，通过具体医疗领域应用案例介绍如何利用 AI 工具生成文本、图像、视频、思维导图等。本书编写思路遵循由基础到应用、由理论到实践的原则，逐步引导读者理解并掌握医疗人工智能的核心知识和应用技能。本书提供电子课件、教学大纲和习题参考答案，读者可登录华信教育资源网免费下载。

本书可作为医药院校学生的人工智能通识教材，帮助未来的医疗工作者建立对人工智能的全面认识。同时，本书丰富的实践案例和前沿应用也使其非常适合作为医疗健康领域在职人员进行继续教育和知识更新的培训教材。

图书在版编目（CIP）数据

医学人工智能通识基础 / 齐惠颖，王欣萍，王晨主编. -- 北京 ：电子工业出版社，2025. 7. -- ISBN 978-7-121-50964-3

Ⅰ. R319

中国国家版本馆 CIP 数据核字第 2025V6D833 号

责任编辑：秦淑灵 　　　文字编辑：徐　萍
印　　刷：涿州市京南印刷厂
装　　订：涿州市京南印刷厂
出版发行：电子工业出版社
　　　　　北京市海淀区万寿路 173 信箱　　邮编：100036
开　　本：787×1092　1/16　印张：12.5　字数：281 千字
版　　次：2025 年 7 月第 1 版
印　　次：2025 年 7 月第 1 次印刷
定　　价：49.00 元

凡所购买电子工业出版社图书有缺损问题，请向购买书店调换。若书店售缺，请与本社发行部联系，联系及邮购电话：(010)88254888，88258888。

质量投诉请发邮件至 zlts@phei.com.cn，盗版侵权举报请发邮件至 dbqq@phei.com.cn。

本书咨询联系方式：qinshl@phei.com.cn。

前　　言

我们正处在一个以人工智能为核心驱动力的技术革命时代。从 ChatGPT 到 DeepSeck 等生成式 AI 应用相继出现，人工智能正以前所未有的深度和广度，重塑着社会生产生活的方方面面。这场变革对各行各业的未来人才培养提出了全新的、紧迫的要求。教育部明确提出在高等教育阶段普及人工智能通识教育，推动人工智能与各学科专业的深度融合。其核心目标是要让未来的社会中坚力量都具备基本的 AI 素养和应用创新能力，从而能够利用 AI 赋能白己的专业发展。

在医疗领域，AI 技术正深刻改变着传统医疗模式，从疾病的早期筛查、影像的智能判读，到个性化治疗方案的制定；从新药研发的周期缩短，到智慧医院的管理运营，再到覆盖全民的智能健康管理，医疗人工智能展现出了巨大的潜力和应用价值。未来的医学人才，必须理解 AI、善用 AI，才能在新的医疗生态中更好地服务于人类健康事业。正是在这样的时代背景和教育要求下，我们组织编写了这本《医学人工智能通识基础》。本书由**北京大学医学部**牵头，联合**哈尔滨医科大学**、**南京医科大学**教学团队共同打造，编写初衷是为医药院校的学生和奋战在一线的医疗工作者，量身打造一本看得懂、学得会、用得上的 AI 通识教材。

本书具有以下特点。

1．体系完整，结构清晰：从理论到实践，从基础到前沿，循序渐进地构建了医学领域的生成式人工智能知识体系。

2．通俗易懂，案例丰富：语言简练，力求将复杂的技术概念解释清楚，并结合大量国内外最新的 AI 工具和医学应用实例，帮助读者直观理解。

3．注重实践，操作性强：多章配有详细的应用案例和操作步骤，如使用 DeepSeek、剪映等工具辅助完成具体任务，每章都附有习题，便于读者动手实践。

本书提供电子课件、教学大纲和习题参考答案，读者可登录华信教育资源网免费下载。

本书由齐惠颖、王欣萍、王晨主编，曹晨、王俊生任副主编。参编人员编写分工如下：宋艳双编写第 1 章 1.3 节，王晨编写第 1 章 1.1 节和 1.2 节、第 2 章，杨迎春编写第 3 章，曹晨编写第 4 章，王俊生编写第 5 章、第 6 章，齐惠颖编写第 7 章、第 10 章，王欣萍编写第 8 章，孙昕编写第 9 章。齐欢欢、周祖雯、李卓凡、王好负责编辑和校对工作。

我们衷心希望，本书能够帮助医药院校师生及医疗从业者，成为他们步入 AI 殿堂的良师益友，帮助大家消除对 AI 的神秘感和畏惧感，激发探索热情，并将其真正转化为提升学习效率和工作能力的强大助力，共同迎接智慧医疗新时代的到来。

由于编者水平有限，加之人工智能技术发展日新月异，书中难免存在疏漏和不足之处，恳请广大读者批评指正。

编　者

2025 年 6 月

目　　录

第1章

人工智能概述

在当今的科技浪潮中，人工智能(Artificial Intelligence，AI)已成为一个无处不在的热门话题。它正在逐步渗透到我们生活的方方面面，从智能手机、自动驾驶汽车，到医疗诊断和金融投资，其影响力不断扩大。那么，究竟什么是人工智能呢？

本章将从人工智能的概念和分类、人工智能的起源和发展、医学人工智能的发展历程几个方面介绍人工智能的基础知识，并阐述人工智能安全与伦理的重要性。

学习目标

1. 知识目标

(1)了解人工智能的发展及人工智能在医学领域的发展。

(2)熟悉人工智能的分类。

2. 能力目标

(1)培养跨领域思维能力。

(2)培养技术伦理的决策能力。

3. 素养目标

(1)通过了解人工智能的发展历程，培养学生严谨求实的科学精神。

(2)通过学习人工智能基本伦理与安全，培养学生信息安全的意识。

1.1 人工智能基本概念

1.1.1 人工智能的定义与分类

人工智能这个概念最早是在1956年提出的，它是研究、开发用于模拟、延伸和扩展人的智能的理论、方法、技术及应用系统的一门技术科学，是对人的意识、思维的信息过程的模拟。"人工"强调"人为制造"，人工智能是人类通过算法、数据和计算能力等技术手段设计和构建的智能系统。它并不是自然存在的，而是由人类"人工"创造出来的。"智能"（Intelligence）一词来源于拉丁词根Legere，意为"收集、集合和组装"，其同系词Intellegere意为"认识、理解、感知和选择"。智能可以定义为学习或理解、处理新情况或应用知识和技能来改变环境的能力。

学者们曾从多个角度对人工智能进行定义。美国认知科学家马文·明斯基认为："人工智能是让机器做本需要人的智能才能够做到的事情的一门科学。"斯坦福大学人工智能研究中心的尼尔逊教授对人工智能给出了如下定义："人工智能是关于知识的学科——怎样表示知识，以及怎样获得知识并使用知识的科学。"麻省理工学院的温斯顿教授认为："人工智能就是研究如何使计算机去做过去只有人才能做的智能工作。"

以上定义反映了人工智能学科的基本思想和基本内容，即人工智能是研究人类智能活动的规律，构造具有一定智能的人工系统，研究如何让计算机去完成以往需要人的智力才能胜任的工作，也就是研究如何应用计算机的软硬件来模拟人类某些智能行为的基本理论、方法和技术。

人工智能（AI）的分类可以从多个维度来进行，包括智能水平、技术实现、应用领域、交互角色、未来发展趋势等。这些分类反映了人工智能的多样性，也有助于我们深入理解人工智能技术的本质及各类技术在不同行业中的具体应用，还可能为未来的技术发展和应用指明方向。

1. 按智能水平分类

根据智能水平，人工智能通常被划分为弱人工智能（Artificial Narrow Intelligence，ANI）、强人工智能（Artificial General Intelligence，AGI）和超人工智能（Artificial Super Intelligence，ASI）。

弱人工智能是指专注于且只能完成特定任务或领域的人工智能。它们的设计目标是解决具体的问题，并且在限定的领域内精度和效率较高。因此，它们不具备广泛的学习或适应能力，只能在其被设计和训练的特定领域内表现出色。常见的弱人工智能有语音识别系统、推荐系统和汽车自动驾驶系统等。如 Siri、Google Assistant 等，能够识别和处理语音指令，但只能在预设的语言范围内完成任务；Netflix 或 YouTube 的内容推荐算法，可根据用户的观看历史推荐电影或视频，但无法推理用户的其他需求；现代的自动驾驶系统，虽然能够在特定的道路环境下进行决策，但无法进行复杂的跨领域推理或决策。

强人工智能（或通用人工智能）是指能够像人类一样执行各种智力任务的人工智能。强人工智能的目标是拥有综合的学习、推理和解决问题的能力，能够像人类一样自主思考和行动。因此，它们具备广泛的学习、推理和适应能力，可以在多个领域和情境下表现出色。例如，大语言模型 ChatGPT、文心一言等，已经展现出了一定的通用智能特征，能够处理多种自然语言任务。

超人工智能是指智能水平显著高于人类的人工智能，它们不仅在各类智力任务上的表现会超越人类，还可能具备一些人类目前尚未完全认知的能力，但目前超人工智能还处于探索阶段。超人工智能具备超越性和难以预测性，可能在智力、创造力及处理问题的速度等方面全面超越人类，同时其行为模式或目标设定可能与人类价值观存在差异甚至冲突，因此超人工智能存在风险与争议，核心问题之一是可能引发的人类伦理矛盾，以及对于人工智能可能会失控的担忧。

2. 按技术实现分类

从技术实现角度，人工智能可以分为基于规则的人工智能和基于学习的人工智能。

基于规则的人工智能是人工智能发展早期阶段的重要研究方向，这类系统主要依靠人类预先制定的规则与逻辑来开展推理并做出决策。专家系统是这一技术的代表，它借助领域内专家的专业知识，构建起规则知识库，以此为相关诊断工作或决策制定提供支持。然而，基于规则的人工智能的局限性在于，随着应用场景的拓展和需求的提升，规则数量会急剧增加，复杂程度也会大幅攀升，这导致系统在扩展性上困难重重，而且它不具备自主学习的能力，无法从新数据中自动获取新知识。

随着计算能力的不断提升及数据资源的日益丰富，基于学习的人工智能开始崭露头角，并逐渐成为当下人工智能领域的主流技术。这类系统能够从海量的数据中挖掘出潜在的模式与规律，进而实现精准的预测和合理的决策。机器学习和深度学习是推动基于学习的人工智能发展的两大核心驱动力，其中深度学习依赖于复杂神经网络架构，在处理图像、语音等非结构化数据方面展现出优势。深度神经网络技术的突破，为图像识别、语音合成等众多领域带来了显著进展。

3. 按应用领域分类

根据应用领域划分，人工智能技术被广泛应用于不同的行业场景，主要包括计算机视觉、自然语言处理、智能机器人、数据分析等领域。

计算机视觉主要涉及让计算机拥有分析和解释视觉数据的能力，典型应用包括人脸识别、自动驾驶中的环境感知等。

自然语言处理（NLP）使计算机能够理解、生成和交互人类语言，让机器能够更自然地与人类交流，以提升信息处理效率，它涵盖了语音识别、文本分析和机器翻译等方向。典型应用包括智能客服（如在线聊天机器人）、语音助手（如小爱同学）、机器翻译（如谷歌翻译）及情感分析（用于舆情监测）等。

智能机器人结合 AI 算法与传感器，能够自主或半自主地执行复杂任务。例如，工业机器人可用于自动化生产线上的装配、焊接和搬运；服务机器人如扫地机器人和导览机器人已进入日常生活；医疗机器人可辅助外科手术，提高精准度；农业机器人则用于自动化播种、喷洒农药和采摘作物等。

数据分析是 AI 的核心应用之一，通过机器学习和大数据技术挖掘信息规律，以辅助决策。常见的应用场景包括：金融领域利用 AI 进行风险评估和股票预测；电商平台通过用户行为分析实现个性化推荐；智慧城市借助 AI 优化交通管理和能源分配；医疗健康领域则利用数据分析预测疾病风险并制定精准治疗方案。

4．按交互角色分类

人工智能系统还可以依据其在应用中的交互角色进行分类，分为自主型人工智能和辅助型人工智能。

自主型人工智能能够独立感知环境、分析信息并执行任务，无须人类实时干预。这类系统的核心在于高度的智能决策与自适应能力，适用于复杂或高风险场景。例如，汽车自动驾驶系统通过融合传感器数据与实时路况分析，自主完成导航与避障；无人机在物流配送或灾害救援中自主规划飞行路线。自主型人工智能的挑战在于确保安全性、可靠性与伦理合规性。

辅助型人工智能的核心目标是增强人类能力，通过提供信息支持或自动化工具帮助用户更高效地完成任务。这类系统通常以"人机协作"模式运行，例如，智能办公助手（如语音转录、邮件自动分类）优化日常工作流程；医疗诊断辅助系统通过分析病例数据为医生提供参考建议；金融风控工具则帮助分析师识别潜在欺诈行为。辅助型人工智能的优势在于保留人类决策权的同时，显著提升效率与精准度。

5．按未来发展趋势分类

按人工智能发展趋势可以将其分为多模态人工智能（Multimodal AI）、量子人工智能（Quantum AI）和生物启发人工智能（Bio-Inspired AI）等。

多模态人工智能是指结合多种感知和交互方式（如视觉、语音、文本）的智能系统。它能够同时处理和理解多种类型的数据，从而提供更全面、更自然的交互体验。例如，在虚拟现实和增强现实应用中，多模态 AI 能够整合视觉、听觉和触觉等多种感官信息，提供更加沉浸式的体验。

量子人工智能是指利用量子计算技术加速人工智能算法的智能系统。量子计算利用量子比特的叠加和纠缠特性，能够处理传统计算机无法解决的复杂问题。量子人工智能在物流、金融等领域的复杂优化问题中具有巨大潜力。例如，优化全球供应链网络、投资组合管理和药物研发等。

生物启发人工智能是指模仿生物系统（如神经网络、蚁群算法）的智能系统。它通过借鉴生物界的进化和适应机制，解决复杂问题。例如，可能模仿昆虫或动物的导航行为，开发出更加智能和灵活的机器人导航系统；或者利用生物学知识优化算法——蚁群算法和遗传算法等生物启发算法在路径规划、资源分配等领域表现出色，能够高效解决复杂优化问题。

人工智能的多种分类方式展现了这一领域的多维发展图景。从技术架构到应用领域，从交互方式到智能水平，不同的分类视角不仅能帮助我们全面地理解 AI 的技术本质，更揭示了其广泛的应用可能性和发展潜力。这些分类并非彼此割裂，而是相互交叉和融合，共同构成了人工智能的完整生态体系。

1.1.2　人工智能的跨学科属性

人工智能作为一个前沿科技领域，其发展并非孤立存在，而是与众多学科紧密相连，展现出显著的跨学科属性。这种跨学科的融合不仅推动了人工智能技术的飞速发展，也为各个学科带来了新的研究思路和方法，成为当今科技发展的重要趋势之一。

1．人工智能与计算机科学

计算机科学是人工智能的核心基础。人工智能的算法设计、模型构建和系统实现都离不开计算机科学的支持。例如，深度学习技术依赖于高效的计算架构和优化算法，而计算机科学中的并行计算、分布式系统等技术为人工智能的大规模数据处理提供了可能。同时，人工智能也为计算机科学指明了新的研究方向，如智能软件系统、自适应计算等。

2．人工智能与数学

数学为人工智能提供了坚实的理论基础。概率论、统计学、线性代数和优化理论等数学分支在人工智能中发挥着重要作用。例如，机器学习中的模型训练依赖于统计学方法来分析数据，而深度学习中的神经网络结构则基于线性代数的矩阵运算。数学不仅帮助人工智能更好地理解和处理数据，还为算法的优化和性能提升提供了理论支持。

3．人工智能与神经科学

神经科学为人工智能提供了灵感来源。早期的人工神经网络正是受到生物神经元结构的启发而设计的。近年来，随着神经科学研究的不断深入，人们对大脑的工作机制有了更深入的了解，这为人工智能的发展提供了新的思路。例如，大脑的神经可塑性启发了人工智能中的自适应学习算法。同时，人工智能技术也为神经科学的研究提供了新的工具和方法，如利用机器学习算法分析大脑神经元的活动数据。

4．人工智能与心理学

心理学为人工智能提供了对人类智能行为的深入理解。人工智能的目标之一是模拟人类的智能行为，而心理学则致力于研究人类的认知、情感和行为等心理过程。借助心理学的研究成果，人工智能可以更好地设计出符合人类认知规律的智能系统。例如，在人机交互领域，心理学的研究成果可以帮助人们设计出更自然、更高效的交互界面。同时，人工智能技术也为心理学的研究提供了新的手段，如利用虚拟现实和人工智能算法模拟人类的心理行为。

5. 人工智能与物理学

物理学为人工智能提供了新的计算范式。近年来，量子计算的发展为人工智能带来了新的机遇。量子计算机利用量子比特的叠加和纠缠特性，能够实现指数级的计算加速，这为处理大规模人工智能问题提供了可能。例如，在量子机器学习中，利用量子算法可以更高效地处理数据，实现更快速的模型训练和优化。

6. 人工智能与生物学

生物学为人工智能提供了对生物系统的深入理解。例如，在生物医学领域，人工智能技术被广泛应用于基因组学、蛋白质组学等研究中，利用机器学习算法分析生物数据，帮助科学家更好地理解生物系统的复杂性。同时，人工智能技术也为生物学的研究提供了新的工具和方法，如利用计算机模拟生物系统的动态行为，为生物学实验提供了理论支持和预测。

7. 人工智能与社会科学

社会科学为人工智能提供了对人类社会行为的深刻洞察。在社会网络分析、舆情监测等领域，人工智能技术被广泛应用于分析人类社会行为和群体动态。例如，利用机器学习算法分析社交媒体数据，可以实时监测舆情动态，为政府部门和企业决策提供参考。同时，人工智能技术的发展也对社会产生了深远的影响，如改变了人们的工作方式、生活方式和社会结构，引发了社会伦理和法律等多方面的问题。

人工智能的跨学科属性使其成为一个极具生命力和创新性的前沿科技领域。通过与计算机科学、数学、神经科学、心理学、物理学、生物学和社会科学等多学科的深度融合，人工智能不仅在技术上取得了飞速发展，也为各个学科带来了新的研究思路和方法。这种跨学科的融合不仅推动了人工智能技术的不断创新，也为解决复杂的社会问题提供了新的途径和手段。

1.2 人工智能的发展历程

1.2.1 人工智能三次浪潮

人工智能的发展历程可以划分为三大浪潮：符号主义、连接主义和深度学习。20世纪 50 年代至 70 年代，符号主义通过符号操作和逻辑推理模拟人类智能，奠定了人工智能的基础；20 世纪 80 年代至 21 世纪初，连接主义利用神经网络模拟大脑的神经元活动，推动了人工智能的进一步发展；21 世纪初至今，深度学习通过构建多层神经网络，自动学习数据中的复杂模式和特征，成为人工智能的主导力量。每一次浪潮都在时间线上紧密衔接，相互推动，共同塑造了人工智能的今天。

1. 第一次浪潮——20 世纪 50 年代至 70 年代：符号主义

在 20 世纪 50 年代，随着计算机技术的迅速发展，人工智能开始逐渐成形。1956 年在达特茅斯学院，在由一批科学家举办的研讨会上正式提出了"人工智能"这一术语，标志着人工智能作为一个独立研究领域的诞生（见图 1-1）。在这一阶段，人工智能的研究主要集中在逻辑推理和问题求解的理论框架内，符号主义成为主导范式。符号主义认为智能可以通过符号操作和逻辑推理来实现，这一理念推动了早期人工智能的发展。

达特茅斯会议七侠

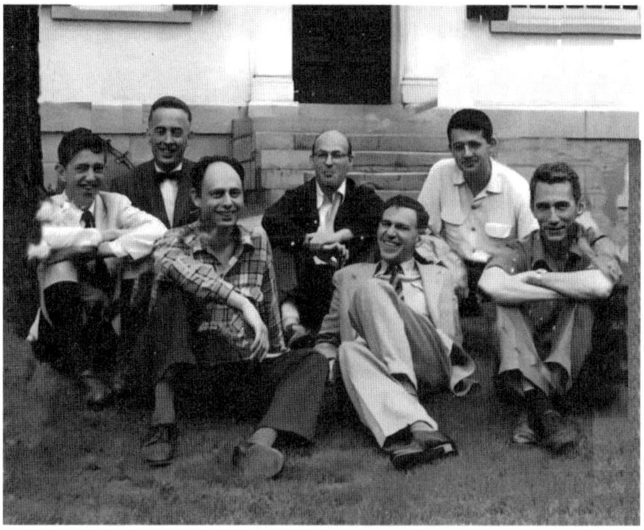

图 1-1　达特茅斯研讨会

在这一时期，研究人员开发了 LISP 语言，这是一种专门为人工智能研究设计的编程语言，为后续的研究提供了强大的工具。同时，框架理论的提出为知识表示和逻辑推理奠定了基础。例如，早期的逻辑推理系统能够解决简单的数学问题和逻辑谜题。

1950 年，英国数学家阿兰·图灵提出了著名的"图灵测试"（见图 1-2），为衡量机器智能设定了一个重要的标准。图灵测试要求机器能够以自然语言对话的方式与人类进行交互，如果人类无法区分对话对象是机器还是人类，则认为机器通过了测试。这一标准至今仍是评估人工智能发展的重要参考。

然而，尽管符号主义在逻辑推理和专家系统等领域取得了显著成就，但其局限性也逐渐暴露。符号主义依赖于明确的规则和逻辑，难以处理复杂的、不确定的现实问题，且在面对大规模数据时效率较低。例如，早期的专家系统虽然能够模拟专家的决策过程，但其规则库有限，处理能力也受到限制。

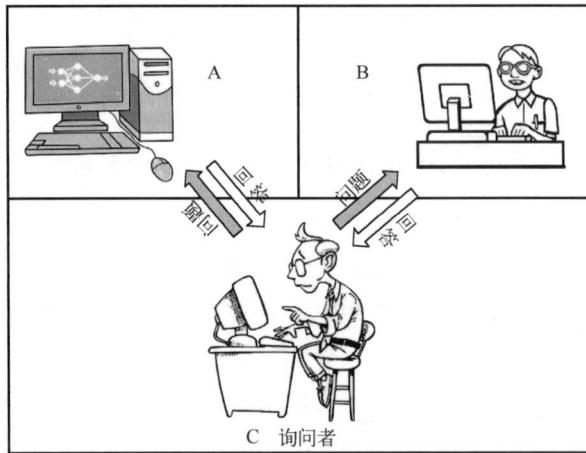

图 1-2　图灵测试

2.　第二次浪潮——20 世纪 80 年代至 21 世纪初：连接主义

20 世纪 80 年代，随着神经网络和 BP 算法的提出，连接主义逐渐兴起。连接主义的核心思想是模拟大脑神经元的活动模式，利用神经网络实现智能。这一理念与符号主义形成鲜明对比，连接主义强调利用大量的神经元及其连接来处理信息，能够自动学习数据中的模式和规律。

1957 年，Frank Rosenblatt 提出了感知机模型，标志着神经网络学习的起点。感知机利用简单的神经元结构尝试模拟人类大脑的神经活动，但由于当时的计算能力和数据规模有限，感知机的应用范围较为狭窄。20 世纪 80 年代，BP 算法的提出使得多层神经网络能够利用梯度下降法进行有效的训练，从而突破了感知机无法处理复杂非线性问题的局限。

尽管连接主义在这一阶段取得了重要进展，但早期神经网络在实际应用中仍面临诸多挑战。例如，训练时间长、容易陷入局部最优等问题限制了其广泛应用。此外，当时的计算能力和数据规模也限制了神经网络的发展。尽管如此，连接主义仍然为人工智能的进一步发展提供了新的思路和方法。

3.　第三次浪潮——21 世纪初至今：深度学习

21 世纪初，随着计算能力的显著提升和大数据技术的快速发展，深度学习逐渐成为人工智能的主导力量。深度学习的核心是通过构建多层神经网络，自动学习数据中的复杂模式和特征。

2012 年，深度学习在 ImageNet 图像识别大赛中取得了压倒性的胜利，标志着深度学习的崛起。此后，深度学习在计算机视觉、自然语言处理、语音识别等多个领域取得了突破性进展。例如，卷积神经网络(CNN)在图像分类、目标检测和语义分割等任务中表现出色，极大地推动了无人驾驶、医学影像分析等领域的发展；循环神经网络(RNN)及其变体长短期记忆网络(LSTM)和门控循环单元(GRU)在语音识别和自然语言处理中取得了显著成就，为虚拟助手、智能家居(见图1-3)和机器翻译等应用提供了技术支持。

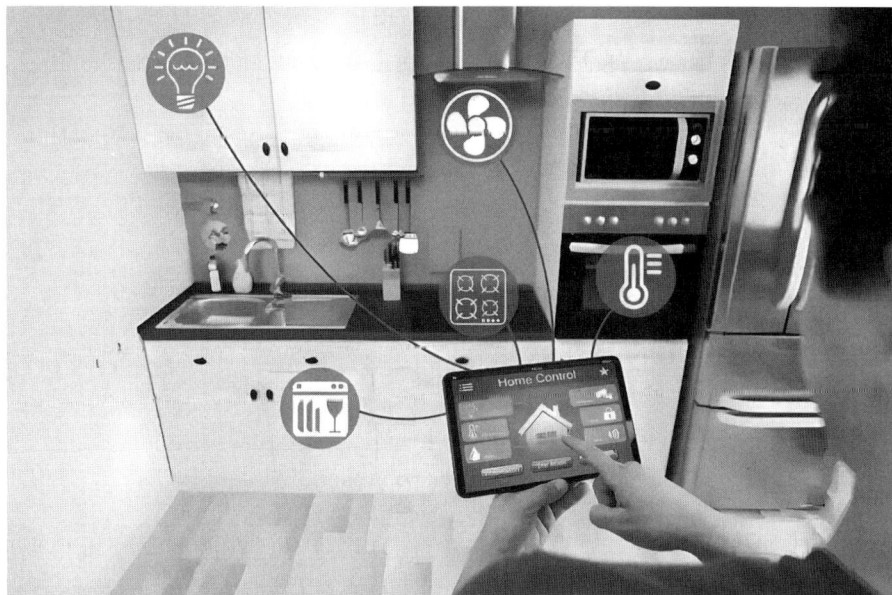

图 1-3　智能家居

深度学习的快速发展不仅推动了人工智能技术的进步，也使其在医疗、金融、教育、零售等多个行业得到了广泛应用。例如，AI辅助诊断系统能够帮助医生更准确地检测和预测疾病；金融领域的自动交易和风险管理借助深度学习实现了更高的效率；教育领域的 AI 个性化学习平台为学生提供了定制化的学习体验。深度学习的广泛应用正在深刻改变人们的生活和工作方式，预示着一个更加智能化、自动化的未来。

1.2.2　医学人工智能发展历程

医学人工智能从 20 世纪 50 年代的起步阶段，经历了初步应用、稳步发展，到 21 世纪 20 年代的蓬勃发展，技术不断进步，应用场景日益丰富。从早期的病历管理到如今的多模态数据分析，医学人工智能在提高诊断准确性、优化治疗方案、应对公共卫生危机等方面发挥了重要作用。

1. 起步阶段(1950s—1980s)

在 20 世纪 50 年代，医学人工智能开始萌芽，早期的医学信息处理系统应运而生。这些系统主要用于病历管理和简单的诊断支持，其核心依赖于当时较为基础的数据处理和存储技术。这一时期的系统虽然功能有限，但为后续医学信息的数字化和智能化处理奠定了基础。例如，一些早期的系统能够帮助医生记录患者的病历信息，并提供简单的查询功能，提高了医疗记录的效率和准确性。

进入 20 世纪 60 年代，基于规则的专家系统开始崭露头角。其中，MYCIN 系统(见图 1-4)虽非专门针对医学领域设计，但其在辅助决策方面的潜力引起了医学界的关注。MYCIN 通过模拟专家的决策过程，为复杂问题提供解决方案，展示了人工智能在医学决策支持中的初步应用前景。尽管 MYCIN 系统主要用于诊断血液感染，但它为后续医学专家系统的发展提供了宝贵的经验和启示。

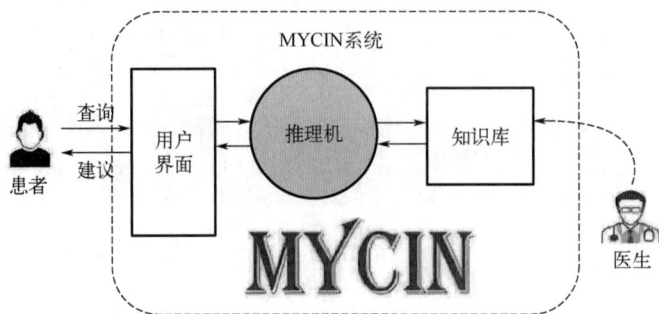

图 1-4　MYCIN 系统

到了 20 世纪 70 年代，计算机辅助诊断(CAD)系统开始在放射学领域得到应用。这些系统主要用于辅助解读 X 光片，其技术基础是图像处理和模式识别。这一时期的 CAD 系统虽然相对简单，但已经能够帮助医生更高效地发现病变，提高了诊断的准确性和效率。例如，通过自动识别 X 光片中的异常阴影，CAD 系统能够为医生提供初步的诊断建议，辅助医生做出更准确的判断。

2．初步应用阶段(1990s—2000s)

20 世纪 90 年代，随着计算机技术的飞速发展，医学影像处理技术得到了显著提升。CT 和 MRI 图像的三维重建技术逐渐成熟，使得医生能够从多个角度观察人体内部结构，极大地提高了医学影像分析的精确性和效率。这一时期的技术进步不仅提升了诊断的准确性，还为复杂疾病的治疗提供了更有力的支持。例如，利用三维重建技术(见图 1-5)，医生可以更清晰地观察肿瘤的位置和大小，为手术方案的制定提供更准确的依据。

进入 21 世纪，机器学习算法开始在医学领域得到应用。研究人员利用机器学习算法进行疾病预测和诊断，例如，在乳腺癌的早期检测中，通过分析大量的医学影像数据，机器学习算法能够识别出潜在的病变特征，辅助医生进行更早期、更准确的诊断。这一时期的研究主要集中在如何利用机器学习算法提高诊断的准确性和效率，为后续深度学习技术在医学领域的应用奠定了基础。例如，通过训练机器学习模型，系统能够自动学习影像数据中的特征，从而提高诊断的准确性和可靠性。

3．稳步发展阶段(2010s)

21 世纪 10 年代初，深度学习技术开始在医学图像分析中崭露头角。卷积神经网络(CNN)在皮肤癌检测中的应用成为这一时期的标志性成果。与传统方法相比，深度学习技术能够自动学习图像中的复杂特征，极大地提高了医学图像分析的准确性和效率。这一技术突破不仅推动了皮肤癌检测的精准化，还为其他医学图像分析领域带来了新的希望。例如，通过训练深度学习模型，系统能够自动识别皮肤病变的特征，辅助医生进行更准确的诊断。

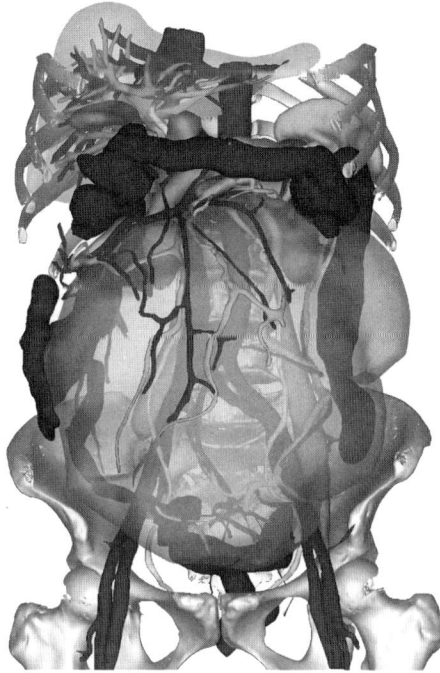

图 1-5　腹部器官的三维重建

21 世纪 10 年代中期，人工智能在基因组学中的应用逐渐兴起。研究人员开始利用机器学习算法分析基因数据，以预测疾病风险。这一时期的技术进步使得医学研究能够从基因层面探索疾病的发病机制，为个性化医疗和精准医学的发展提供了重要支持。通过对大量基因数据的分析，人工智能技术能够识别出与疾病相关的基因变异，为疾病的早期预警和预防提供了有力工具。例如，通过分析患者的基因数据，系统能够预测患者患某种疾病的风险，从而为早期干预提供依据。

21 世纪 10 年代末，人工智能在临床决策支持系统中的应用逐渐成熟。IBM Watson 在肿瘤治疗决策中的应用成为这一时期的典型案例。Watson 能够快速分析大量的医学文献和患者数据，为医生提供全面的治疗方案建议，辅助医生做出更准确的诊断和治疗决策。这一时期的技术不仅提高了临床决策的科学性和准确性，还为医疗资源的合理分配和利用提供了新的思路。例如，通过分析患者的病历、影像数据和基因数据，Watson 能够为医生提供个性化的治疗方案建议，帮助医生更好地制定治疗策略。

4．蓬勃发展阶段（2020s 至今）

2020 年，人工智能在新冠疫情防控中的应用成为全球关注的焦点。利用 AI 技术分析 CT 图像，能够快速、准确地诊断 COVID-19，极大地提高了疫情检测的效率和准确性。这一时期的技术在应对全球性公共卫生危机中发挥了重要作用，展示了人工智能在突发公共卫生事件中的巨大潜力。例如，AI 系统能够在短时间内分析大量的 CT 图像，快速识别出感染患者的特征，为疫情防控提供了有力支持。

2020 年后，多模态学习在医学中的应用逐渐增多。研究人员开始结合影像数据、基因数据和临床数据进行综合分析。这种多模态数据的整合不仅能够提供更全面的患者信息，还能为疾病的诊断和治疗提供更精准的建议。例如，在肿瘤治疗中，通过综合分析患者的影像学特征、基因变异情况及临床症状，人工智能技术能够为患者制定个性化的治疗方案，提升治疗效果。这种多模态学习方法为医学研究和临床实践提供了新的视角和工具。

1.3 人工智能安全与伦理

当下，人工智能技术迅猛发展、日新月异，在自动驾驶、医疗服务、办公自动化等各个领域都取得了突破性进展。人工智能作为当今时代最具变革性的技术力量，带来红利的同时也引发了诸多安全风险和伦理争议。人工智能安全以防范技术失控和保障系统可靠性为核心目标，聚焦于数据隐私保护、算法漏洞防御、系统鲁棒性提升等；人工智能伦理侧重于技术应用与社会价值观的协调，强调公平性、透明性、责任归属等原则。本节主要围绕人工智能的安全和伦理问题分别进行阐述，并介绍我国与人工智能治理相关的法律法规体系的现状。值得注意的是，人工智能安全与伦理紧密关联，在实践中也常需协同解决，不应孤立地去理解。

1.3.1 人工智能安全

人工智能安全可以分为内生安全、衍生安全、助力安全。人工智能内生安全是指由于技术本身的脆弱性所引发的智能系统出现的安全问题；人工智能衍生安全是指由于智能模型的不安全性给其他领域带来的安全问题，如自动驾驶事故；人工智能助力安全是指利用人工智能技术为其他领域提升安全性，如利用人工智能系统进行危险事故预判。其中，人工智能内生安全和衍生安全因其带来的作用效果都是负面有害的，需要依托技术完善、法律法规约束等进行综合治理，因而是本节关注的重点。

1. 人工智能内生安全

人工智能算法安全是内生安全的核心，是指防范算法在开发、应用过程中产生的数据泄露、决策偏差、滥用失控等风险，是防止所用的算法本身存在的安全问题，即算法漏洞。算法漏洞可能带来训练结果的偏差，攻击者可能通过污染训练样本达到危害数据安全的目的，进而实现对人工智能算法的操控，并引发一系列衍生安全问题。

从技术维度看，安全风险源于算法设计的数据依赖性——训练数据的偏差可能引发系统性歧视（如招聘算法排斥女性），而对抗样本攻击则能通过细微扰动误导决策（如将停止标志识别为通行标志）。应强化鲁棒性测试，通过对抗训练（模拟攻击优化模型）、数据增强（扩展异常场景）及模块化冗余设计（多算法交叉验证）等方法提升系统鲁棒性，使系统在异常输入、数据干扰或对抗攻击下仍能保持正确决策的能力。

2．人工智能衍生安全

人工智能衍生风险可能出现在各个领域，多伴有社会舆论风险。

（1）侵权风险。

人工智能在运行过程中，可能对生命权、著作权、隐私权等造成侵犯，如自动驾驶汽车致人死亡、生成式人工智能所生成内容侵犯著作权、"AI 换脸"等应用软件可能造成对他人肖像权的侵犯等。全球已知的首例自动驾驶汽车引发的行人死亡事故发生在2018 年 3 月 18 日晚的美国亚利桑那州，一名女子被 Uber 自动驾驶汽车撞伤，在送往医院后不治身亡。事故调查显示，Uber 汽车自动驾驶系统对物体的分类发生了混乱，导致未能及时刹车（见图 1-6）。

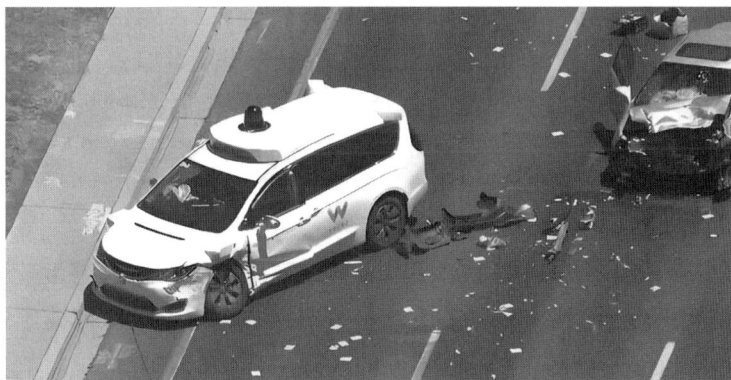

图 1-6　Uber 自动驾驶事故

（2）算法歧视风险。

基于商业秘密保护等原因，人工智能的底层逻辑算法一般不向社会公开，机器学习过程和数据结果输出过程并不透明，存在"算法黑箱"。算法模型设计过程不可避免地受人的主观意识影响；设计人员依据自己的价值观选择性向机器"投喂"的数据，可能存在歧视和偏见，且歧视风险可能会不断升级和叠加。典型的案例是亚马逊自动招聘算法事件。2018 年，亚马逊公司的自动招聘算法被发现倾向于给关键词含"女"字的简历打低分，降低了女性的工作申请成功率，最终该招聘算法被弃用。

（3）"数字鸿沟"风险。

"数字鸿沟"是指先进技术的成果不能为社会公众公平分享，导致"富者越富，穷者越穷"的现象。老年群体因数字技能薄弱，成为 AI 换脸、语音克隆等技术诈骗的主要目标；农村地区因光纤网络和 5G 基站覆盖不足，导致远程医疗、在线教育等服务难以普及。人工智能的发展可能加剧"数字鸿沟"，引发社会不平等现象，使更多群体成为"数字弱势群体"。

另外，人工智能系统还可能导致武器化风险，甚至主体异化风险。在超人工智能阶段，机器与人的关系可能出现异化，甚至存在人工智能失控的风险，从而带来不可预测的危害。

1.3.2　人工智能伦理

人工智能相对于人的局限性，导致其存在两个主要的伦理原则问题。①因果联系难题：人工智能被委以对人类事务做决策的能力，但它对决策结果的伦理判断能力不足。②终极准则难题：由于缺乏引导人工智能发挥作用的终极道德准则，人工智能难以在互相冲突的决策之间权衡。人工智能的伦理争议一直伴随着其技术的发展，具体表现为以下几个方面。

1．数据隐私与安全问题

人工智能系统需要大量的个人数据进行训练。数据隐私问题主要表现为数据训练时，未经用户明确同意或违反相关法律法规，非法收集、使用、披露或访问用户的个人数据，导致这些信息被未经授权的第三方获取。为应对这些问题，大型人工智能模型通常依赖于复杂的加密技术来维护用户隐私的安全。然而，这些技术如果存在漏洞或缺陷，就可能成为黑客或不法分子获取敏感数据的途径，导致数据滥用、泄露，或被用于非法活动。这不仅直接损害了用户的利益，还会严重削弱公众对人工智能技术的信任。

2．偏见与歧视

数据与算法是人工智能的重要基础，也是其内容生成中产生偏见与歧视现象的根源。如果训练数据集中存在历史性的偏见或不公平因素，那么由人工智能做出的决策也可能带有类似的倾向，例如，招聘中对性别或种族的歧视。算法的"价值观"取决于算法设计者或数据训练者的决策，一旦某些偏见被嵌入人工智能算法中，它们可能会随着时间推移不断加强，形成恶性循环。

3．虚假信息和深度伪造

人工智能的"幻觉"是指生成式人工智能可能产生虚假、不准确或误导性的信息。人工智能"幻觉"会给社会带来负面影响，如公众误解、社交媒体中的错误传播等。而 AI 换脸则使深度伪造成为可能，所生成虚假信息一旦被不法分子利用，将会对个人隐私权益、社会秩序稳定和国家安全产生极大的危害。

4．责任归属问题

生成式人工智能系统的自主性使得责任认定变得复杂。当人工智能系统出现故障或导致损害时，如自动驾驶导致人员伤亡，确定谁应该承担责任变得复杂，是开发者、用户，还是人工智能本身？生成式人工智能是否具有法律责任主体地位？而现行法律框架往往难以直接适用于人工智能引发的问题。

5．公平性考量

不同个人、企业及国家在接触和运用人工智能技术及其利益分配上存在显著差距，部分个人、组织或国家可以轻而易举地享受生成式人工智能的便利和好处，而另一些个人、组织或国家却难以获得，这就是所谓的"智能鸿沟"。"智能鸿沟"可能加剧现有的社会不平等现象，如医疗服务中的优先级设置或教育资源的分配；甚至导致不同地区、国家之间的发展差距扩大，不同文化、国家或社会内部的矛盾与冲突面临激化的风险。

6．人类替代

人的主体性是探讨人工智能伦理的核心，对人的主体性的影响是人工智能伦理的深度担忧。自动化和智能化进程加速了部分工作岗位的消失，引发了关于失业和社会稳定的担忧；聊天机器人等互动式人工智能的发展，可能取代真实的人际关系，不可避免地引发人们的危机感与自我怀疑，影响心理健康。

另外，版权侵害、黑箱效应导致的信任缺失等问题，也引起人工智能技术发展中的伦理争议，此处不再一一列举。

1.3.3　我国人工智能的法律规范

在人工智能技术蓬勃发展的当下，为避免人工智能技术过快发展带来的各种安全和伦理问题，将治理理念嵌入技术研发，综合运用多种措施防范和规制人工智能风险，十分必要。国外的人工智能伦理治理从 2010 年之前的早期探索，经历欧盟 2019 年《可信赖的人工智能的伦理准则》、联合国教科文组织 2020 年《AI 伦理建议书》等的发布，初步形成伦理框架，至 2024 年欧盟正式批准通过《人工智能法案》、对人工智能进行全面监管，经历了从政策和伦理性原则规制到专门性法律规制的转变。我国与人工智能治理相关的法律规范如表 1-1 所示。

表 1-1　我国与人工智能治理相关的法律规范

法律规范名称	发布时间	主要内容
《新一代人工智能发展规划》	2017 年 7 月 20 日	提出了我国新一代人工智能发展的指导思想、战略目标、重点任务和保障措施(包括法律法规、伦理规范等)，部署构筑我国人工智能发展的先发优势，加快建设创新型国家和世界科技强国
《中华人民共和国网络安全法》(简称《网络安全法》)	2016 年 11 月 7 日	我国第一部全面规范网络空间安全管理方面问题的基础性法律，规范在我国境内建设、运营、维护和使用网络，以及网络安全的监督管理
《中华人民共和国数据安全法》(简称《数据安全法》)	2021 年 6 月 10 日	规范在我国境内开展数据处理活动(收集、存储、使用、加工、传输、提供、公开等)及其安全监管
《中华人民共和国个人信息保护法》(简称《个人信息保护法》)	2021 年 8 月 20 日	规范在我国境内处理(收集、存储、使用、加工、传输、提供、公开、删除等)自然人个人信息的活动，促进个人信息合理使用及其监管

法律规范名称	发布时间	主要内容
《生成式人工智能服务管理暂行办法》	2023年7月10日	规范利用生成式人工智能技术向我国境内公众提供生成文本、图片、音频、视频等内容的服务及其监管
《人工智能生成合成内容标识办法》	2025年3月14日	规范人工智能生成合成内容(利用人工智能技术生成、合成的文本、图片、音频、视频、虚拟场景等信息)标识办法
《网络安全技术 人工智能生成合成内容标识方法》	2025年2月28日	配套《人工智能生成合成内容标识办法》的强制性国家标准,规定了人工智能生成合成内容标识方法

1.《新一代人工智能发展规划》

《新一代人工智能发展规划》由国务院于2017年7月8日印发并实施,从顶层设计角度强调人工智能发展中伦理规范与安全立法并重。该文件指出,我国人工智能发展的基本原则为科技引领、系统布局、市场主导、开源开放,战略目标分三步走,到2020年、2025年、2030年分别实现不同阶段的目标,最终成为世界主要人工智能创新中心。其中也专门强调了制定促进人工智能发展的法律法规和伦理规范、建立人工智能技术标准和知识产权体系、建立人工智能安全监管和评估体系等促进人工智能健康发展的保障措施。

2.基础性法律

人工智能的基础是数据和算法,对个人信息安全、网络安全、数据安全的规范立法是人工智能健康发展的基础。近年来,我国已陆续出台《网络安全法》《数据安全法》《个人信息保护法》,聚焦数据要素与隐私保护,共同构成了人工智能治理的基础性法律框架,在数据要素规范、隐私保护及风险防控等方面发挥了关键作用。

《网络安全法》于2017年6月1日起施行,确立网络运行安全与信息安全基本规则,通过建立关键信息基础设施保护制度,为人工智能系统运行提供底层网络安全保障;《数据安全法》于2021年9月1日起施行,建立数据分类分级保护制度,规范数据全生命周期安全管理,确保人工智能训练数据来源合法、使用合规,防范算法歧视与数据滥用风险;《个人信息保护法》于2021年11月1日起施行,确立"知情—同意"核心原则,赋予个人数据删除权、可携带权等新型权利,约束生成式人工智能等新技术对个人信息的过度采集与不当使用。三法协同,形成"数据—隐私—安全"三位一体治理体系,为人工智能知识产权保护、算法歧视判例等新兴领域提供裁判依据,推动形成"技术研发—数据流通—应用监管"的闭环治理生态。

3.生成式人工智能的法律规范

国家互联网信息办公室联合国家发展和改革委员会、教育部、科学技术部、工业和信息化部、公安部、国家广播电视总局于2023年7月联合发布了《生成式人工智能服务管理暂行办法》,对利用生成式人工智能技术向我国境内公众提供生成文本、图片、音频、视频等内容的服务进行规范,实行包容审慎和分类分级监管,是我国针对生成式人工智能服务制定的首部专门性规章，旨在通过明确服务规范、加强监管、促进发展等措施，推动生成式人工智能技术的健康有序发展。

2025 年初，国家市场监督管理总局、国家标准化管理委员会发布了《网络安全技术 人工智能生成合成内容标识方法》，国家互联网信息办公室、工业和信息化部、公安部、国家广播电视总局发布了《人工智能生成合成内容标识办法》，这两个文件均将于 2025 年 9 月 1 日起施行，旨在规范人工智能生成合成内容的标识、使用与传播，确保信息的透明度和可追溯性，促进人工智能健康发展。

4．其他领域应用人工智能的法律规范和标准文件

人工智能在各领域的应用相关规范性文件也在陆续出台，以规范人工智能技术在具体领域的健康应用。例如，在司法领域，广东省高级人民法院 2025 年 4 月出台《关于以高质量知识产权审判工作促进人工智能科技创新和产业发展的意见》，是全国法院系统首份聚焦人工智能领域知产保护的司法政策性文件；在伦理审查和管理方面，2022 年中共中央办公厅、国务院办公厅印发的《关于加强科技伦理治理的意见》及之后由科技部牵头发布的《科技伦理审查办法（试行）》，规范了包括人工智能在内的科技活动的伦理管理和治理；技术规范类标准包括《GB/T 45288.1—2025 人工智能 大模型 第 1 部分：通用要求》《国家人工智能产业综合标准化体系建设指南（2024 版）》《新一代人工智能伦理规范》等。

5．现有法律规范的局限性和发展展望

由上文可知，我国已经建立起包括伦理、法律、标准等在内的多元应对机制，以促进人工智能发展的公平、公正、和谐、安全。但法律规制常常滞后于技术发展，现有的风险应对机制还面临诸多问题，如法律位阶相对较低，责任规范有待完善，不同规范体系之间的衔接有待加强，伦理规范相对比较原始和模糊等。

目前，我国的《人工智能法草案》正有序推进立法进程，未来在《人工智能法》的高阶规制下，将实现多层治理、综合治理，使人工智能技术遵循"技术必须促进人类的善""不能让越来越发达的机器的自主性消灭人的主体性"的基本原则，健康发展，为人类造福。

本 章 小 结

本章对人工智能进行了系统性概述，首先明确其基本概念与跨学科属性，随后梳理人工智能历经符号主义、连接主义到深度学习三次浪潮的发展脉络，并提及医学领域的应用发展，最后聚焦人工智能在安全、伦理及法律规范层面的关键问题，旨在搭建对人工智能及其医学应用这一领域宏观认知的框架。

习　题

一、选择题

1. 自动驾驶汽车在紧急情况下应优先保护谁？这一争议属于人工智能的哪类问题？
（　　）

    A．技术故障问题　　　　　　　B．伦理决策问题

    C．法律追责问题　　　　　　　D．硬件成本问题

2. 人工智能在收集用户数据时，必须首先做到什么？（　　）

    A．保证数据加密存储　　　　　B．获取用户明确同意

    C．删除所有个人身份信息　　　D．将数据用于商业盈利

二、填空题

1. 人工智能在收集用户数据时，必须遵循_____原则，确保用户清楚数据用途并自愿授权。

2. 为避免算法决策对不同群体产生歧视，开发者应在训练模型时加入_____评估机制。

三、问答题

1. 简述人工智能发展历程中的三个重要阶段，并说明每个阶段的核心突破。

2. 简述人工智能的定义，并列举生活中常见的人工智能应用场景或案例。

3. 简述人工智能伦理问题可能涉及哪些方面。

四、思考题

分析一个你熟悉的人工智能应用案例，探讨如何建立有效的 AI 监管机制，以确保技术发展的合规性和安全性。

第 2 章

人工智能的技术基础

人工智能技术通过模拟人类的智能行为，逐步提升了计算机系统的数据分析与决策能力，并依托机器学习、深度学习等方法，在多个领域实现了从理论到实践的转化。在医学领域，人工智能已逐步应用于辅助影像诊断、疾病风险预测及治疗方案优化等环节，为提升医疗效率与质量提供了新的技术路径。

本章聚焦人工智能的技术基础，从理论到实践解析其核心方法与实现路径。内容涵盖人工智能的核心技术，以及自然语言处理、知识图谱、计算机视觉等典型领域的算法原理与医学实践案例。

学习目标

1. 知识目标
(1)掌握人工智能技术的核心概念与原理。
(2)熟悉人工智能在医学应用场景的技术实现。
2. 能力目标
(1)培养人工智能技术原理的应用能力。
(2)掌握利用人工智能解决医学问题的分析能力。
3. 素养目标
(1)培养技术伦理意识与医学职业责任感。
(2)提升人工智能+医学的跨学科融合能力。

2.1 机器学习

机器学习（Machine Learning，ML）是人工智能（AI）的一个重要分支，旨在让计算机系统利用数据和经验自动改进其性能，而不需要显式编程。机器学习的核心思想是通过构建数学模型，从历史数据中学习规律，并利用这些规律对未来的未知数据进行预测或决策。

2.1.1 机器学习的基本过程

机器学习的基本过程可以分为四个关键阶段：数据收集与预处理、特征工程、模型选择与训练，以及模型评估。每个阶段都具有明确的目标和严格的技术要求，各环节紧密衔接，共同决定了最终模型的性能和可靠性。

1. 数据收集与预处理

在数据收集与预处理阶段，研究人员需要获取高质量的数据并进行规范化处理。数据来源通常包括结构化数据（如实验室测试结果）和非结构化数据（如医学影像）。

这一阶段的核心任务是先对原始数据进行清洗，包括处理缺失值、去除重复数据、修正异常数据、数据一致性检查。例如，某些患者的记录中缺失了体重或血压数据，可以使用均值填补、插值法填补缺失值，或使用预测模型进行插补；如果患者年龄记录为负数或异常大的数值（如 600 岁），则需要根据病历确认信息并纠正。

清洗数据后，需要对数据进行转换和标准化操作，以进一步提升算法效果。这些预处理步骤可将数据转化为结构化的、可用于机器学习模型训练的数据集，以提高模型的准确性和有效性。

2. 特征工程

特征工程是机器学习流程中的重要环节，其目的是从原始数据中提取和选择最具判别性的特征。这一阶段包括特征提取和特征选择两个主要步骤。

在特征提取过程中，需要根据具体任务设计有效的特征表示方法，例如，从医生的诊断笔记或患者病历中提取症状、诊断、治疗效果等信息，将非结构化文本转化为结构化数据特征。

特征选择则利用统计方法或机器学习技术来筛选对机器学习模型最有用的特征子集，例如，在药物反应预测模型中，评估识别哪些基因特征与药物疗效有显著关联，从而将生物学相关的重要基因纳入模型构建中。合理的特征工程能够有效降低数据维度，提高模型的泛化能力和可解释性。

3．模型选择与训练

该阶段需要根据具体任务需求选择合适的算法架构。模型选择是指对于不同性质、数据特征及最终应用目的的问题，需要采用不同类型的模型。例如，在诊断图像中检测肺结节时可选择卷积神经网络，而在处理结构化数据时可选择随机森林或梯度提升树等算法。

模型训练过程则基于选定模型，使用训练集优化模型参数，涉及模型参数初始化、损失函数计算、优化算法更新参数及多次迭代等关键技术环节。在训练过程中，需要采用适当的正则化方法和早停策略来防止过拟合，同时通过监控验证集性能来调整训练过程。

4．模型评估

模型评估是确保模型可靠性的最后关键步骤。这一阶段需要采用科学的评估指标和方法来全面衡量模型性能。常用的评估指标包括算法的准确性、速度、可伸缩性、鲁棒性及可解释性等，以确保模型在实际应用中能够稳定可靠地工作。

在评估方法上，除了简单的训练集和测试集划分，还可采用交叉验证等更加稳健的评估策略，以充分利用数据集中的数据，这样既解决了数据样本较少的问题，同时又保证了训练集与测试集的独立性。

整个机器学习流程是一个迭代优化的过程，各阶段之间需要密切配合。研究人员需要根据评估结果不断调整数据预处理方法、特征工程策略和模型架构，直至获得满意的模型性能。掌握这一完整流程是开展机器学习研究和应用的基础，也是保证模型质量的关键所在。

2.1.2　监督学习

监督学习是指在标注好的数据集上训练模型，在输入与输出之间建立映射关系。其目标是使模型能够对新数据进行准确预测。

监督学习中非常重要的一种形式是分类方法，其目标是根据特征向量预测样本所属的类别。它的输入是特征标签数据集，其中每个数据样本都已经标注好类别标签。分类方法通过分析这些标记数据学习到的模式或规则，可以将新样本映射到合适的类别中，即预测样本所属的类别。例如，在疾病诊断任务中，使用已标注的医疗数据训练模型，以实现对新患者的病情分类(如癌症或非癌症)或预测(如某项生理指标)。

分类方法的核心是构造分类器或分类模型，使用分类算法进行数据分析就是利用分类器对未知分类记录进行分类的过程。构造分类器的过程一般包括模型训练和测试两个步骤。在模型训练阶段，将样本映射到类别中的某一个，即为每个类别产生一个对应数据集的模型；在测试阶段，利用构建好的模型对测试数据集进行分类，测试该模型的准确率。如果该模型准确率较高，满足数据分析目标，则可以使用该模型对未知分类的数据集进行分类，即可以使用该模型进行分类；但如果该模型的准确率不能满足要求，则需要调整该分类算法的参数甚至选择其他分类算法重新构建分类器，直到得到较高的准确率。

根据数据集的特征、问题的复杂度、需要的计算效率及模型的可解释性等因素，可以选择不同的分类方法。

1. 逻辑回归

逻辑回归是一种经典的机器学习算法，主要用于解决二分类问题。它通过使用逻辑函数（sigmoid 函数），将线性回归模型的输出映射到 0 和 1 之间，从而预测事件发生的概率。例如，在医学诊断中，它可以预测疾病发生的概率，如心脏病发作风险或糖尿病患病概率。

逻辑回归算法具有几个显著特点：首先，它能够直接输出事件发生的概率，使得结果更易于解释；其次，逻辑回归模型相对简单，实现和理解都较为直观；最后，由于计算过程相对简单，逻辑回归适合处理大规模数据集。

尽管逻辑回归是一种强大的工具，适用于各种二分类问题，但它假设特征之间相互独立，这在实际应用中可能不总是成立；此外，对于非线性问题，逻辑回归可能需要特征工程来提高性能。尽管存在这些局限性，逻辑回归因其简单性和有效性，仍然是解决二分类问题的首选方法之一。

2. 决策树

决策树（Decision Tree）是基于树形结构的一种分类方法，通过构造树形结构来寻找数据中隐藏的规则。构造决策树的核心问题是如何选择适当的属性对样本进行分解，使其成为更小的子集。由于决策树算法得到的分类结果是通过树形结构表示出来的，非常直观，容易理解，因此该算法在许多领域得到广泛的应用。除此之外，决策树还具有其构建不受缺失值的影响、对异常值不敏感等优点。

使用决策树算法进行分类的过程可以分成两个步骤：树的生成和树的剪枝。构建决策树的数据都有类别标签，我们把数据分成两部分，一部分是训练集，用来生成树；另一部分是剪枝集，用于给树"修剪"，这两部分数据要相互独立。

决策树的生成过程采用自上而下的递归构造法。如果训练集里的所有数据都属于同一类，就直接把这个数据集当成叶子节点，节点内容就是该类别，该节点停止分裂；否则，根据某种策略选择一个属性，根据这个属性的不同取值，把数据集分成几个子集，使得每个子集的所有记录在该属性上具有同样的属性值，然后再依次递归处理各个子集。

决策树剪枝阶段的任务是对生成的决策树按照一定方法进行"修剪"。由于数据集中存在噪声和离群点，直接用生成的决策树分类预测，可能会出现过拟合，导致分类准确率下降。所以，要对决策树进行剪枝，减少噪声数据对模型的影响，提高预测的准确性。

决策树的生成策略有很多，ID3（Iterative Dichotomiser 3）算法是最基本的决策树算法，大部分决策树算法都在其基础上改进产生。ID3 算法属于启发式算法，核心是以"信息增益"为节点分裂标准，挑出对样本分类贡献最大的特征来构建决策树，例如，分类水果，会选择能最快分出不同水果类别的特征。该算法简单易懂，分类速度快且容易实现。但该算法只能处理离散属性，且信息增益度量有内在偏置，偏向选择具有多值的属性作为分裂节点，导致有些划分不具有很好的实践意义；此外，ID3 算法对噪声比较敏感，抗噪性能差。

2.1.3 无监督学习

无监督学习是指在没有标注的数据集上训练模型，其目标是发现数据的内在结构和模式。

聚类算法是无监督学习的一种方法，基于特定的距离度量将数据集划分成若干子集，其本质是将相似数据聚为一类，差异大的数据对象划分到不同类，即"物以类聚，人以群分"。聚类之后，同类别内数据样本之间的相似性高，而不同类别数据样本之间则具有较低的相似性，这反映了数据内部的分布特征和结构模式。

聚类分析方法具有广泛的应用。例如，进行潜在致病因素的分析，探究生活习惯、地域位置、基因等对疾病的影响；根据患者的症状及生理指标进行聚类分析，判断患者的病情轻重程度等。

虽然聚类和分类分析方法最终都是实现对数据的分组，但两者之间存在明显的区别。分类适合类别已经确定的场合，比如，按照患者的特征判断疾病是否复发，将患者分成未复发和复发两类；而聚类则适合类别数不确定、不存在分类体系的场合。分类属于监督学习，必须事先明确各类别的信息，且所有待分类项都有对应类别。但是很多时候上述条件得不到满足，此时可采用聚类分析方法。

K 均值聚类算法（K-Means Clustering Algorithm）是一种在无监督学习领域广泛使用的聚类算法，它通过将数据集划分为 K 个由相似对象组成的簇来实现数据的分组。该算法的目标是最小化簇内对象的总平方误差，使得簇内的对象尽可能相似，而簇间对象尽可能不同，其聚类结果如图 2-1 所示。

该算法的工作原理相对简单，首先随机选择 K 个对象作为初始簇中心，然后将每个对象分配给最近的簇中心以形成 K 个簇；接下来重新计算每个簇的中心，通常是簇中所有点的均值；这个过程重复进行，直到簇中心不再发生变化或达到预设的迭代次数。

K 均值聚类算法具有简单高效的特点，适合处理大规模数据集。然而，它对初始簇中心的选择较为敏感，不同的初始值可能导致不同的聚类结果。

总的来说，K 均值聚类算法因其简单高效的特性，在数据聚类任务中非常受欢迎。通过适当的优化和调整，K 均值聚类算法能够有效地解决多种聚类问题，是一种实用且广泛使用的聚类方法。

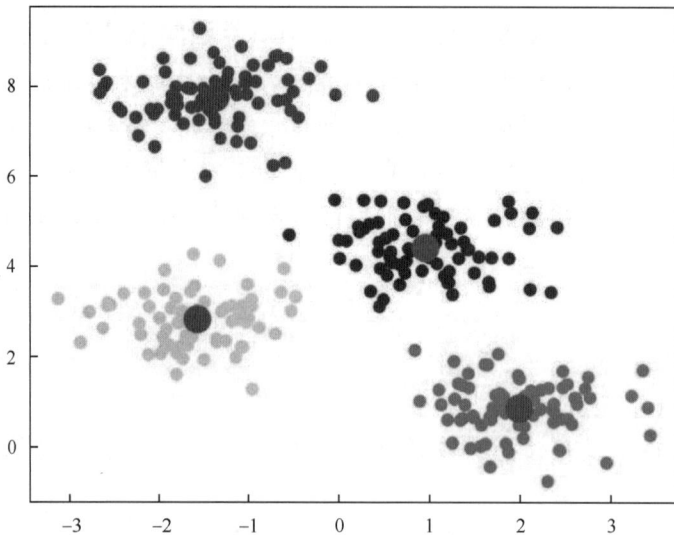

图 2-1 K 均值聚类算法结果

2.1.4   强化学习

强化学习模拟了生物在环境中通过不断试错来学习最优行为策略的过程,是指在动态环境中根据环境反馈的信号来优化决策策略,以实现最大化累计奖励。它主要用于解决复杂的决策问题,如机器人控制、游戏对抗及自动驾驶系统等。

强化学习的特点包括试错学习、延迟回报和探索与利用之间的权衡。智能体在没有直接指导信息的情况下,通过与环境交互,以试错的方式来获得最佳策略;延迟回报则意味着智能体可能需要等待一段时间才能获得对其行为的奖励反馈;探索与利用是强化学习中的一个关键权衡,其中探索是指尝试新动作以发现更好的策略,而利用则是指利用已知的信息来获取最大的即时奖励。

强化学习算法可以分为基于策略的方法和基于价值的方法。基于策略的方法直接优化策略,使智能体能够在环境中获得最大化的长期回报。策略梯度方法是这类方法的典型代表,该方法通过直接学习一种策略,使智能体在每个状态下输出一个概率分布,从而决定选择哪个动作。

基于价值的方法则通过估计状态或状态-动作对的价值来指导决策过程。Q-Learning和 DQN 都是基于价值的方法,在给定的一个状态下,计算采取每个动作的价值,并选择具有最高 Q 值(在所有状态下最大的期望奖励)的动作,以此来指导决策。

强化学习在多个领域都有应用,如动态医疗决策,即在病人的治疗过程中,将病人的生理状态、疾病特征等作为环境状态,将治疗方案(如药物选择、剂量调整等)作为智能体的动作,定义合适的奖励函数,以反映治疗效果的好坏,如症状缓解程度、并发症发生率等。最终根据病人的实时病情变化和治疗效果,动态调整治疗方案。

2.2 深度学习

2.2.1 深度学习的核心思想

深度学习作为人工智能的核心技术之一，是一种基于人工神经网络的方法，它利用多层神经网络自动学习数据特征，从而在图像识别、自然语言处理、语音识别等领域取得突破性进展。深度学习的核心是多层神经网络，其主要结构包括输入层、隐藏层和输出层（见图2-2），每一层都包含多个神经元。这些神经元借助权重和偏置参数相互连接，形成复杂的网络结构。深度学习利用前向传播和反向传播算法来训练网络，其中，前向传播负责数据从输入层到输出层的计算，而反向传播则用于调整网络中的权重和偏置参数，以减小输出误差。

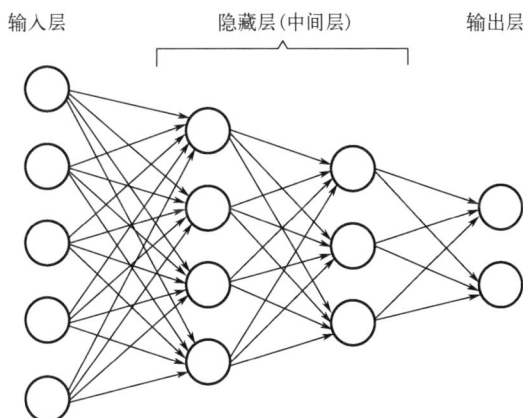

图 2-2　人工神经网络示例

2.2.2 卷积神经网络（医学影像分析）

卷积神经网络（Convolutional Neural Network，CNN）是深度学习领域的一种重要模型，在计算机视觉、自然语言处理等多个领域应用广泛。CNN 的核心在于通过卷积操作提取输入数据的局部特征，再借助多层结构逐步学习更高层次的特征。相比传统的全连接神经网络，CNN 尤其是在处理图像数据时具有更高的效率和准确性。

卷积神经网络由输入层、卷积层、池化层、全连接层和输出层构成。首先，卷积层对输入数据进行卷积操作，以提取局部特征；然后，利用池化层进行下采样，降低特征图的维度，以减少计算量并提高特征的稳定性；最后，全连接层根据前面提取的特征对数据完成最终的分类或回归等任务。

卷积神经网络作为深度学习的重要组成部分，凭借其强大的特征提取能力和广泛的应用范围，在多个领域取得了显著的成果。例如，在医学图像分析中，CNN 可处理 CT、MRI 等医学影像数据，能自动学习图像中的特征，在肺部病变检测、脑部肿瘤分类、皮肤癌诊断、肝癌病理图像诊断等方面成效显著，可辅助医生更准确地诊断疾病并制定治疗方案。

然而，卷积神经网络也面临一些挑战并存在一定的局限性。首先，CNN 通常依赖大量标记数据进行训练，这意味着在数据获取上可能会产生高成本，尤其是在数据集较小或标注困难的情况下；其次，训练深度 CNN 需耗费大量的计算资源和时间，这在计算能力有限的环境中会面临阻碍；最后，CNN 的复杂性使得其可解释性较差，模型的决策过程难以被用户理解，这在某些需要高透明度的应用中是一个重要问题。

2.2.3 循环神经网络（医学时序数据）

循环神经网络（Recurrent Neural Network，RNN）是一类具有内部环状连接的人工神经网络，在语音识别、机器翻译等自然语言处理领域应用广泛。其核心在于具有循环连接特性，能将前一时刻的状态信息传递到当前时刻，实现对时间序列数据的建模。它通过这种机制，捕捉序列中的时间依赖关系，使得网络在处理当前输入时，能结合之前的信息。

一个典型的 RNN 网络架构包含输入层、隐藏层和输出层。输入层接收序列数据的一个元素并将其传递到隐藏层，隐藏层根据当前输入和前一个时间步的隐藏状态更新自身状态，输出层则根据隐藏状态生成输出。

在医学时序数据中，RNN 可用于疾病预测、病情监测等。例如，在预测患者病情发展趋势时，将患者不同时间点的生理指标、检查报告等作为序列数据输入 RNN，它能结合患者过往的医疗信息，捕捉病情随时间变化的规律，从而预测病情走向，辅助医生制定治疗方案。

然而，RNN 计算效率相对较低，处理长序列时计算成本较高，这可能会影响任务性能。

2.3 自然语言处理

2.3.1 自然语言处理的概念

自然语言处理（Natural Language Processing，NLP）是一个计算机科学、人工智能与语言学交叉的领域，旨在实现计算机能理解、生成和处理人类用于交流的自然语言，如中文、英文等。自然语言语法、语义复杂，并且带有文化背景，NLP 的最终目标是让计算机能够像人类一样流畅、自然地与人交流。

NLP 的应用十分广泛，包括实现文本生成、机器翻译、语音识别、问答系统、情感分析等多领域的任务。利用这些技术，计算机不仅能从大量非结构化数据中提取信息，还能与用户智能互动。现代 NLP 依赖于大量的机器学习算法，特别是近年来深度学习的发展，为自然语言处理带来了显著的进展。

2.3.2　自然语言处理关键技术

自然语言处理(NLP)旨在让计算机理解和生成人类语言，其核心技术包括语言模型、语法与语义分析、词嵌入技术及基础 NLP 任务。

1. 语言模型

语言模型是 NLP 的基础工具，用于预测文本序列的概率分布。早期的 N-gram 模型基于词频统计，虽然简单直观，但难以捕捉长距离语义依赖。现代语言模型如 BERT 和 GPT 采用 Transformer 架构，通过大规模预训练实现更精准的语义理解。BERT 利用双向编码器同时分析上下文，适用于完成文本分类、问答等任务；而 GPT 采用自回归生成方式，擅长文本续写和对话生成。

2. 语法与语义分析

语法与语义分析是理解语言结构的关键。语法分析利用依存句法或短语结构树解析句子成分(如主谓宾关系)，确保生成的文本符合语法规则；语义分析则结合上下文理解词语的真实含义，例如，在多义词消歧或医学术语理解中发挥重要作用。两者相辅相成，为机器翻译、智能问答等任务提供支持。

3. 词嵌入技术

词嵌入技术将词语映射为实数向量，使计算机能计算词义相似性。常见的词嵌入方法包括 Word2Vec、GloVe 和 FastText。Word2Vec 通过预测上下文学习词向量，GloVe 利用全局词共现统计优化表示，而 FastText 则进一步引入子词信息，提升对未登录词的处理能力。这些技术显著提升了文本分类、信息检索等任务的效率。

4. 基础 NLP 任务

基础 NLP 任务包括词法分析(如中文分词、词性标注)、命名实体识别(提取人名、地名等)、情感分析(判断文本情感倾向)和机器翻译。其中，神经机器翻译基于端到端的深度学习模型(如 Transformer)，大幅提升了翻译的流畅度和准确性。这些技术广泛应用于智能客服、医疗文本分析和跨语言交流等领域，推动了 NLP 技术的持续进步。

2.3.3　自然语言处理医学应用案例

1. 智能医疗助手系统

智能医疗助手是自然语言处理技术在医疗健康领域的重要应用成果。这类系统能够准确理解患者的自然语言描述，并提供专业化的医疗咨询服务。在功能实现方面，系统首先通过语音识别或文本输入获取用户需求，然后运用语义分析技术提取关键医疗信息。例如，当患者描述"最近三天持续头痛并伴有恶心"时，系统能准确识别症状实体（头痛、恶心）和时间特征（三天），进而给出专业建议。

1）智能预约挂号

智能预约挂号通过自然语言交互采集患者主诉症状、持续时间、加重缓解因素等关键信息并基于多种症状组合的知识库，给患者推荐适合的就诊科室，如将"上腹痛伴反酸"推荐至消化内科；同时，系统实时对接医院 HIS 系统，综合考虑医生专长、号源余量、患者偏好等多维度因素，智能生成最优排班方案，以提升挂号效率。

2）在线健康咨询

在线健康咨询通过整合最新临床指南、药品说明书等权威医学知识库，涵盖不同种类疾病和相关用药建议。借助语义理解技术，可以识别多种常见症状组合，如区分普通头痛和危险头痛，并提供专业的分级建议。例如，对高危症状立即转接人工，中危建议24 小时内就诊，低危则提供详细的自我管理方案。

3）慢性病管理

针对糖尿病、高血压等慢性病患者，智能医疗助手系统提供全方位的智能管理服务。通过物联网设备自动采集血糖、血压等指标数据，以进行趋势预测和异常预警；用药管理模块具备药物相互作用检查功能；系统还可根据患者个体情况推送个性化的健康教育内容，如为新确诊糖尿病患者重点讲解饮食控制要点。

2．医学文本智能摘要系统

医学文本智能摘要技术采用先进的深度学习模型，特别是基于 Transformer 架构的预训练语言模型，能够从海量医疗文本中提取关键信息，生成专业准确的摘要内容，以提高医疗专业人员的信息处理效率。在技术实现层面，系统首先对原始文本进行语义解析，识别其中的医疗实体（如疾病名称、药物、检查指标等）和它们之间的关系；然后通过重要性评估算法，筛选出最具临床价值的信息片段，最后生成连贯、专业的摘要文本。

1）医学文献摘要

基于 Transformer 架构的深度学习模型，智能摘要系统可自动解析医学文献中的文本、表格等多模态信息。特别针对临床试验类文献，可提取研究设计、入组标准、主要终点等核心要素，并标注研究质量，帮助医生快速判断文献的参考价值。例如，对RCT（Randomized Controlled Trial，随机对照试验）研究，会特别关注随机化方法和盲法设计等关键质量指标。

2）电子病历摘要

智能摘要系统可识别电子病历中的关键诊疗信息，如诊断结果、用药方案、检查指标等，过滤日常护理记录等次要内容。此外，针对转科患者，系统可智能融合不同科室的记录，如将心内科的冠心病诊断与内分泌科的糖尿病记录关联呈现，以消除信息碎片化问题。

3. 智能医学信息检索平台

智能医学信息检索平台能够实现医疗信息的精准获取和智能推荐，与传统检索方式相比，能更好地理解医学专业查询的语义内涵，提供相关性更强的检索结果。不仅能够通过语义理解，使之解析复杂的医学查询语句，例如，将"治疗晚期非小细胞肺癌的靶向药物有哪些"拆解为疾病分期、病理类型和治疗方式等多个维度进行精准匹配，还能够借助个性化推荐算法，即根据用户专业背景和检索历史，智能调整结果排序，从而为临床医生优先显示指南推荐方案，以及为研究人员侧重展示最新研究进展。

1) 临床决策支持

可根据患者症状、体征、检查结果等多维度特征，在病例库中寻找最相似的参考病例；同时，由于整合了最新临床指南和真实世界证据，能够生成个性化的治疗建议，并标注各项建议的证据等级和专家共识度。例如，输入"EGFR突变阳性脑转移肺癌"，可综合展示靶向治疗选择、放疗方案和预后数据，帮助医生制定最佳治疗方案。

2) 科研文献检索

通过医学词向量技术实现语义扩展搜索，如搜索"心梗治疗"时自动包含"心肌梗死治疗"等相关表述；检索结果以图谱形式直观展示概念关联；此外，时间趋势分析功能可追踪特定研究方向（如"阿尔茨海默病生物标志物"）的年度变化趋势，帮助研究者把握领域发展动向。

可见，自然语言处理技术在医学中的应用前景十分广阔，每一项技术都在提升医疗工作的效率与质量。然而，医学NLP的应用仍面临诸多挑战，如数据的隐私保护、语言模型的准确性和对复杂医学语义的理解等。这些问题的解决将推动NLP技术在医学领域的进一步发展，帮助医疗行业更好地应对日益复杂的医疗需求。

2.4 知识图谱

2.4.1 知识图谱的概念与结构

知识图谱的发展源于知识表示与推理技术的演进。随着互联网时代信息量的爆炸式增长，传统知识管理方法在处理海量数据时显得力不从心。为应对这一挑战，知识图谱应运而生，它不仅能够以结构化的方式表示复杂的知识体系，还能利用推理机制从已有知识中推导出新的信息，极大地提升了知识的组织效率和利用价值。

从本质上看，知识图谱是一种基于图结构的语义网络。它以"实体—关系—实体"的三元组作为基本表示单元，通过节点和边的形式构建起知识间的关联网络。其中，实体作为知识图谱的基本构成要素，代表现实世界中可独立存在的具体或抽象对象，涵盖了人物、地点、机构、产品、事件等。每个实体都通过属性来描述其特征和状态，这些属性为实体提供了丰富的上下文信息，使知识图谱不仅能够识别实体，还能深入理解其特征。实体之间则通过各种关系相互连接，这些关系可以是单向的也可以是双向的，它们定义了实体间的各种互动模式和依赖关系。

在结构特点上，知识图谱采用图论中的节点-边模型进行知识建模（见图2-3）。其中节点对应实体，边则代表实体间的关系，这种结构既保持了知识的语义丰富性，又支持高效的关联查询和推理运算。通过这种组织方式，原本离散的知识片段被整合成相互关联的网络体系，形成了一个有机的知识生态系统。这种结构不仅使知识更易于理解和利用，还能支持复杂的语义推理和智能应用开发，为知识驱动的人工智能提供了坚实的基础架构。

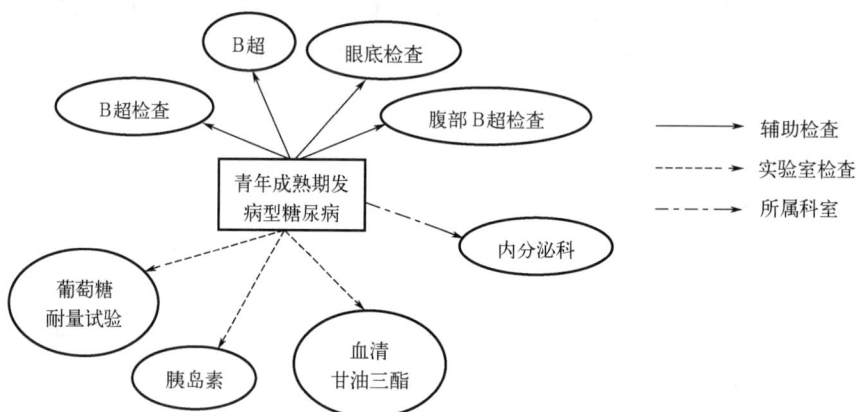

图 2-3 医学知识图谱示例

2.4.2 知识图谱的构建方法与技术

医学知识图谱作为一种结构化的知识表示方法，能够有效组织和表达医学领域复杂的知识关联。其构建过程是一个系统化的知识工程，主要包括以下关键环节：从多源异构数据的采集与整合开始，经过知识抽取、清洗与融合，最终实现知识的持续更新与维护。这一完整的知识处理流程确保了医学知识的准确性、完整性和时效性，为医疗决策和科研提供了可靠的知识基础。

1. 数据获取与预处理

知识图谱构建的首要环节是获取高质量的原始数据。在医学领域，数据来源极其丰富，包括结构化的电子健康记录（EHR）、半结构化的医学文献及非结构化的临床笔记等。这些数据通常分散在不同的系统和机构中，需要利用多种技术手段进行采集，如使用网络爬虫获取公开的医学文献，通过API接口对接医院信息系统，或者从专业医学数据库下载数据集。由于原始数据往往存在格式不统一、质量参差不齐等问题，因此必须进行严格的预处理工作。这包括数据清洗（去除重复记录、修正错误数据），格式标准化（统一日期格式、医学术语），缺失值处理等技术环节。例如，在药物数据预处理中，需要将商品名称、化学名称等不同命名方式统一为标准药物名称，以确保后续处理的一致性。

2．知识抽取

知识抽取是从原始数据提取有价值信息的重要环节。实体识别作为第一步，需要从文本中准确识别出医学实体，如疾病名称（糖尿病、高血压），药物（阿司匹林、胰岛素），症状（发热、疼痛）等；第二步关系提取则更进一步，通过分析句子结构和语义关系，建立实体间的关联，如"二甲双胍用于治疗 2 型糖尿病"这样的治疗关系；第三步事件提取则关注更复杂的临床事件，如"患者在服用某药物后出现不良反应"，需要提取事件类型、参与者、时间等多重要素。这些提取过程通常需要结合领域词典和机器学习模型，在保证准确率的同时处理具有特殊学科特性的医学文本。

3．知识融合与消歧

医学知识往往来自多个异构数据源，知识融合就是要解决这些数据之间的不一致性问题。实体匹配技术需要识别不同来源中指向同一实体的多个表述，如将"心梗""心肌梗死""MI"等术语映射到同一概念；关系融合则需要整合不同来源的关系信息，确保关系网络的准确性和完整性；消歧环节则会综合考虑上下文特征、概念层次结构及领域知识，确保每个实体和关系都能被准确理解和表示。例如，在处理"转移"这个术语时，需要根据上下文区分是癌症转移还是其他含义。

4．知识更新与维护

医学知识更新迭代速度极快，知识图谱必须具备动态更新能力，这就要求不断进行知识完善，将最新的医学研究成果、临床试验结果和诊疗指南等纳入知识图谱中。更新机制需要智能判断新知识与已有知识的关系——是补充、修正还是推翻现有知识。例如，当新研究发现某药物的新适应症时，需要及时更新治疗关系；当诊疗指南修订时，可能需要调整相关的治疗方案。同时，还需要建立知识验证机制，通过专家评审或共识算法，确保新增知识的可靠性。这种动态维护使知识图谱能够持续反映医学领域的最新进展。

5．知识存储与查询

知识图谱的存储需要专门的图数据库技术支持。Neo4j 等图数据库采用原生图存储模型，能够高效地表示和处理复杂的实体关系网络。在查询方面，除了支持基础的图遍历查询外，还需要实现复杂的语义查询功能。例如，医生可能需要查询"治疗糖尿病的一线口服药物及其常见副作用"，这就要求系统能够理解查询意图，在庞大的知识网络中快速定位相关信息。知识图谱系统还可提供可视化查询界面，让用户直观地探索知识关联，如通过交互式图形界面展示疾病—基因—药物之间的复杂关系网络。

6．知识表示

知识表示决定了知识图谱的表达能力和推理潜力。RDF 作为一种基础表示框架，使用简单的三元组结构，便于知识的标准化表示和数据交换；而 OWL 则提供了更丰富的表达能力，支持类、属性、约束等高级建模元素，能够表示复杂的医学知识体系。例如，可以用 OWL 定义"抗生素是能够抑制或杀灭细菌的药物"这样的类属关系，并在此基础上进行自动推理。这些表示方法共同构成了知识图谱的语义基础，使其不仅是一个数据仓库，更是一个可推理的知识系统。

医学知识图谱的构建是一项系统性工程，需要综合运用多种技术手段和工具来实现知识的高效整合与持续更新，以确保知识图谱的准确性、完整性和时效性，从而实现对医学领域复杂知识体系的科学组织和智能应用。

2.4.3 知识图谱医学应用案例

医学知识图谱作为医疗信息化建设的核心技术之一，正在深刻改变着传统医疗服务的模式。通过构建多维度、多层次的语义网络，知识图谱实现了对海量医疗数据的智能化组织与管理，为临床诊疗、医学研究、公共卫生等领域提供了全新的技术解决方案。

1．医疗辅助决策

在临床决策支持系统（CDSS）中，知识图谱通过整合医学文献、临床指南、电子病历等多源异构数据，构建以疾病、症状、药物、检查等实体为核心的关系网络，帮助医生在诊疗中做出更为准确的决策。例如，可基于语义关联快速检索疾病特征与治疗方案，辅助医生进行鉴别诊断；通过关联药物相互作用与禁忌信息，提供安全用药建议；结合患者个体数据与知识图谱推理，生成个性化诊疗路径。

2．医学信息检索

基于知识图谱的医学信息检索实现了从"信息检索"到"知识发现"的跨越式发展。例如，当用户检索"EGFR 突变型肺癌"时，系统不仅能够检索相关文献，还能依托知识图谱的语义关联能力，呈现靶向药物研发历程、临床试验进展、耐药机制研究等知识网络，为临床和科研提供结构化知识支撑。

3．公共卫生智能监测网络

在公共卫生领域，知识图谱技术显著提升了疾病监测和预警能力。系统通过实时整合医疗机构报告数据、社交媒体舆情信息和环境监测指标等多元数据，构建包含病原体、宿主、传播途径等要素的动态关联模型，以捕捉异常关联从而触发预警。此外，基于语义推理能力，可动态关联疾病特征与防控策略，为公共卫生决策提供结构化知识支撑。

通过系统化的知识组织和智能化的应用，医学知识图谱不仅提升了临床诊疗的精准度和效率，更为医学研究开辟了全新的知识发现路径。这种创新的知识管理范式不仅重构了医学信息的处理方式，也奠定了医疗智能化转型的基石。

2.5　计算机视觉

2.5.1　计算机视觉的概念

计算机视觉是人工智能领域的关键技术方向之一，其核心在于赋予机器感知和理解视觉信息的能力。本质上，计算机视觉系统模拟了人类视觉认知的过程，使得计算机不仅能检测图像中的物体，更能解析场景的深层含义，包括物体间的空间关系、行为模式等复杂信息。基于这种强大的视觉理解能力，计算机视觉技术得以在智能制造、智能安防、医疗影像等众多领域实现智能化应用，为各行业的数字化转型提供关键的视觉感知支持。

2.5.2　计算机视觉关键技术

1. 图像分类

图像分类技术是计算机视觉领域的重要研究方向之一，它通过算法自动识别和区分图像中的目标类别。这项技术的核心在于模拟人类的视觉认知过程，利用机器学习方法对图像内容进行智能分析和归类。在医学领域，图像分类技术应用于各种医学影像分析，如 MRI、CT 和 X 光等，通过帮助医生识别病变组织，提升诊断的准确性和效率。图像分类通常包含三个关键环节：特征提取、特征选择和分类建模。

1）特征提取

特征提取作为图像分类的关键步骤之一，旨在从原始图像中提取具有判别性的视觉特征。在具体实现上，主要采用三类特征描述方法：边缘特征提取，能够有效捕捉物体的几何轮廓信息；轮廓特征提取，即对闭合轮廓的全局几何特性进行建模；区域特征分析，可量化描述图像区域内的纹理细节和空间分布特性。这三类特征提取方法各具优势：边缘特征对形状轮廓变化敏感，轮廓特征适用于形变较大的物体识别，区域特征则擅长捕捉物体内部的结构特性。

2）特征选择

特征选择作为优化分类模型性能的重要环节，其主要作用是从提取的特征集中筛选最具判别力的特征子集。这一过程通过两种主要技术路径实现：基于特征变换的降维方法和基于特征重要性的筛选方法。在降维方法中，主成分分析（PCA）或线性判别分析（LDA）均能在保留主要信息的前提下显著降低特征维度；另外，基于统计检验或模型评估的特征选择方法，可以识别对分类贡献最大的关键特征以筛选出最佳特征。在医学影像分析领域，恰当的特征选择有助于突出病变的关键影像学特征，同时抑制图像噪声和无关解剖结构的干扰，从而显著提高诊断模型的准确性和鲁棒性。

3）分类建模

在图像分类流程中，分类模型的构建是重要的最终环节，其主要功能是将经过特征工程处理后的数据映射到相应的类别标签。根据不同的应用场景和数据特点，可以选择多种类型的分类算法：如传统机器学习方法，包括支持向量机（SVM）、K 近邻算法（KNN）及随机森林（Random Forest）等，这些传统方法在数据量适中、特征维度较低的场景中表现优异，具有计算效率高、模型解释性强的特点；而在处理大规模图像数据时，深度学习模型则展现出更强大的性能。

2. 目标检测与识别

目标检测与识别作为计算机视觉的核心技术之一，其核心任务是实现图像或视频中特定目标的定位与分类。相较于单纯的图像分类任务，该技术需要同时完成三个关键目标：目标类别的判定、空间位置的标定及实例数量的统计，这使得其技术复杂度显著提升，同时也带来了更广泛的应用前景。

在技术实现层面，主流的目标检测方法分为三类：基于传统特征工程的方法（如 Haar 特征和 HOG 特征），基于深度学习的方法（如卷积神经网络），以及二者的结合改进方法。这些技术路线在医学影像分析领域都展现出独特的价值：传统方法在小样本场景下表现稳健，深度学习方法则在大规模数据中识别精度更优。

3. 目标跟踪

目标跟踪技术是计算机视觉领域的重要研究方向之一，是指在连续视频帧中持续定位和追踪特定目标对象的位置与状态变化，适用于视频监控、无人驾驶等场景。该技术主要包含两个核心环节：首先对初始帧中的目标进行特征提取，建立目标表征模型；然后在后续帧中运用智能算法实现目标的持续定位与状态更新。目标跟踪在医学影像领域经过专门优化，能够满足手术导航等关键医疗场景的精度要求。

1）基于相关滤波的跟踪方法

基于相关滤波的目标跟踪方法通过建立目标模板与候选区域的相似性度量函数，实现目标位置的快速定位。

在医学影像应用场景中，这类算法展现出独特的适用性。以腹腔镜手术为例，相关滤波算法凭借其高效的运算特性可以实时追踪器官的位置变化，为外科医生提供稳定可靠的视觉引导。

2）基于粒子滤波的跟踪方法

粒子滤波算法是通过在目标区域构建概率分布来实现鲁棒跟踪。该算法的两大优势在于对非线性运动具有出色的建模能力，以及通过多假设检验有效应对复杂干扰。在实时手术视频中，粒子滤波能够处理由于光照变化或物体遮挡导致的跟踪困难。

4．语义分割与实例分割

语义分割技术实现了像素级的图像理解，其核心在于对图像中的每个像素点进行精确分类。与传统的目标检测相比，这项技术不仅能识别物体类别，还能精确勾勒出物体的轮廓边界，为图像分析提供更细致的空间信息。在医学影像领域，这种精细的分割能力尤为重要，例如，在脑部 MRI 分析中，它可以准确区分灰质、白质等不同脑组织区域。

实例分割技术将目标检测与语义分割的优势相结合，不仅能识别和分割不同类别的物体，还能区分同类物体的不同实例。这项技术主要解决两个关键问题：一是精确的像素级分割，二是独立的实例区分。

5．影像重建

医学影像重建技术是通过先进的算法处理提升原始影像质量的关键技术，在临床诊断和治疗决策中发挥着越来越重要的作用。该技术主要包含三大类方法体系：基于插值的方法——采用线性或非线性插值算法直接处理像素关系，可有效增强图像的可视性，常用于急诊 CT 的快速预览，但对复杂结构的重建效果有限；统计建模方法——基于 PCA、ICA 等降维技术提取影像本质特征，能够有效保留图像主成分并抑制噪声干扰，在功能 MRI 信号提取和动态 CT 序列增强等应用中表现突出；深度学习方法——以 CNN、GAN 为代表，通过学习大量数据来重构图像，在快速 MRI 扫描重建和显微图像超分辨率等场景中展现出显著的临床价值。

2.5.3 计算机视觉医学应用案例

1．医学影像分析与疾病诊断

通过深度学习算法，特别是卷积神经网络（CNN）的应用，现代医疗影像诊断实现了质的飞跃。在肺部疾病诊断方面，AI 系统可以自动分析 X 光片和 CT 影像，准确识别肺结节、肺炎病灶甚至早期肺癌特征，其诊断准确率已达到专业放射科医生水平；在神经系统疾病诊断中，MRI 影像的智能分析系统能够精确识别脑肿瘤边界，量化分析病灶体积变化，为阿尔茨海默病等神经退行性疾病的早期诊断提供客观依据；眼科领域同样受益于这项技术，视网膜图像分析系统可以自动检测糖尿病视网膜病变、青光眼等疾病，Google DeepMind 开发的视网膜 AI 诊断系统已在实际临床中取得显著成效。这些技术的应用不仅大幅提高了诊断效率，更能发现人眼难以察觉的细微病变特征，实现疾病的早期预警和干预。

2．手术导航与机器人辅助手术

以达芬奇手术机器人为代表的智能手术系统，利用实时影像分析和三维重建技术，为外科医生提供了超越人眼极限的手术视野和操作精度（见图 2-4）；在骨科手术中，基于计算机视觉的导航系统可以实时跟踪手术器械位置，确保植入物放置的定位误差控制在亚毫米级别；在内窥镜手术中，AI 辅助的实时影像分析能够自动标记病变组织，智能识别重要解剖结构，显著降低手术风险；最新研发的增强现实（AR）手术系统，更是将关键解剖信息直接叠加在术野中，使医生能够"透视"看到隐藏在组织下的重要结构。这些技术的应用不仅提高了手术精确度和安全性，还大幅减少了手术创伤和患者恢复时间。

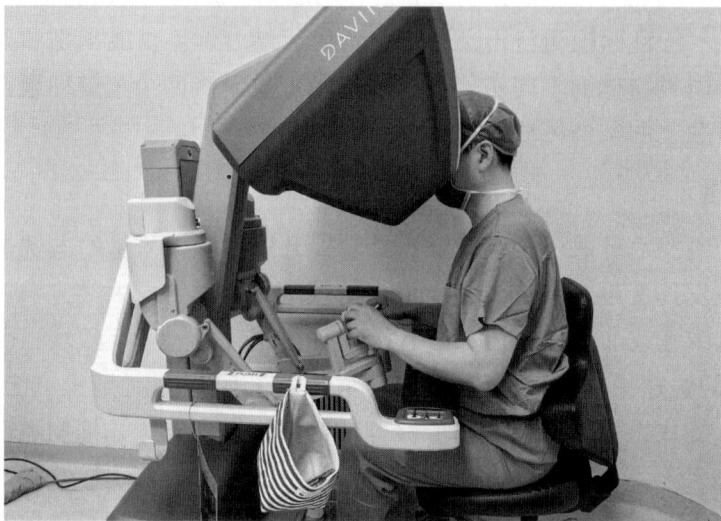

图 2-4　机器人辅助手术

3．病理学与细胞检测

数字病理切片结合 AI 分析技术，可以在数分钟内完成对整个切片的扫描和分析，其识别癌细胞的准确率已达到甚至超过资深病理专家水平；在乳腺癌诊断领域，AI 系统不仅能够识别恶性肿瘤细胞，还能量化分析肿瘤的恶性程度和分子特征，为个性化治疗方案的制定提供依据；在血液检测方面，智能显微镜系统实现了血细胞的自动分类计数，其检测速度和一致性远超传统人工方法。特别值得一提的是，这些系统能够识别出异常细胞形态特征，为白血病等血液疾病的早期诊断提供重要线索。随着技术的进步，计算机视觉正在推动病理诊断实现从主观经验判断向客观量化分析的转变。

4．智能监护与健康管理

在重症监护室（ICU），智能视频分析系统可以 24 小时不间断监测患者的生命体征、体位变化和异常行为，及时发现癫痫发作等危急情况；在老年护理机构，跌倒检测系统通过分析监控视频，能够在老人跌倒的第一时间发出警报，显著提高了应急响应速度；在皮肤科领域，基于智能手机的 AI 诊断应用让患者只需拍摄患处照片，就能获得初步的皮肤病诊断建议，极大改善了偏远地区的医疗可及性；在康复医学中，动作捕捉系统可以精确评估患者的运动功能恢复情况，为康复训练提供客观指导。这些创新应用正在构建更加智能、高效的医疗监护体系（见图2-5）。

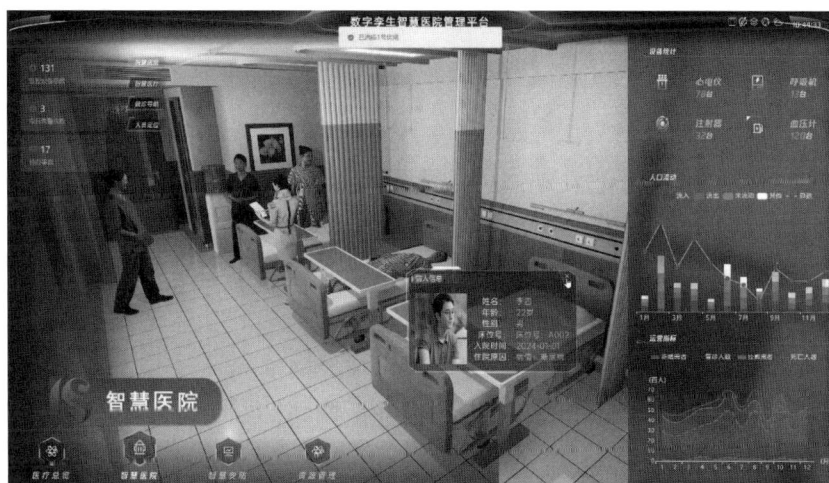

图 2-5 智能视频监护

5. 药物研发与医学研究

在高通量药物筛选中，AI 图像分析系统可以自动观察记录药物对细胞形态的影响，快速识别出有潜力的候选化合物；在临床前研究中，动物行为分析系统利用视频追踪技术，能够精确量化实验动物的各种行为指标，大大提高了实验数据的客观性和可重复性；在医学影像大数据分析方面，AI 算法可以从海量影像数据中发现人眼难以察觉的疾病特征和规律，为医学研究提供新的思路和证据。值得注意的是，这些技术正在推动医学研究实现从传统的假设驱动向数据驱动的范式转变。

可见，计算机视觉技术正在多方位地重塑现代医疗体系。从疾病诊断到手术治疗，从病理分析到健康管理，计算机视觉的应用不仅提高了医疗质量和效率，更在解决医疗资源分布不均、提升医疗服务可及性等方面展现出巨大潜力。随着 5G、AR/VR 等新技术的融合发展，计算机视觉将在精准医疗和个性化治疗领域发挥更加重要的作用。

本 章 小 结

本章围绕人工智能技术基础展开，系统介绍了机器学习、深度学习、自然语言处理、知识图谱和计算机视觉五大核心领域，不仅阐明其基本概念与核心思想，还结合医学场景，分别列举了各技术在医学分类、聚类分析、动态决策、影像处理、时序数据分析、信息处理及医学诊断辅助等方面的典型应用，凸显了人工智能技术在医学领域的多元价值与广阔前景。

习　题

一、选择题

1．以下哪种机器学习方法在动态医疗决策场景中应用较为广泛？（　　）

　　A．监督学习　　　　　　　　B．无监督学习

　　C．强化学习　　　　　　　　D．半监督学习

2．医学影像分析中，常使用的深度学习网络是（　　）。

　　A．决策树　　　　　　　　　B．卷积神经网络

　　C．支持向量机　　　　　　　D．贝叶斯网络

二、填空题

1．自然语言处理中，用于将文本转换为计算机能够处理的数值向量的技术是_____。

2．知识图谱通常由_____、属性和关系三部分构成。

三、问答题

1．说明"数据预处理"的作用，列举医学数据预处理的常见步骤并解释其目的。

2．说明"监督学习"与"无监督学习"的区别，并分别列举一个医学领域的应用案例。

3．说明知识图谱如何帮助 AI 理解医学领域的知识，并结合一个案例进行说明。

四、思考题

请结合本章所提及的两种人工智能技术，思考和分析可能产生的伦理与社会问题，并提出相应的解决建议。

第 3 章

大语言模型

大语言模型（Large Language Model，LLM）是人工智能自然语言处理（Natural Language Processing，NLP）领域的璀璨成果。它凭借深度学习算法与海量数据训练，拥有出色的语言理解与生成能力，能精准把握语义，流畅表达观点。从教育领域的智能辅导，到医疗行业的病历分析，再到金融领域的风险预测，LLM 都展现出非凡价值。市场上，ChatGPT、DeepSeek 等主流产品各具特色，不断推动着技术边界的拓展。

本章将深入剖析 LLM 的概念、分类、主流产品，并探讨其对人工智能发展的深远影响，揭开其背后的"神秘"面纱。

学习目标

1. 知识目标
(1)了解大语言模型的发展、主要产品及其在人工智能领域的作用。
(2)熟悉大语言模型的概念、分类和基本特征。
2. 能力目标
(1)培养批判性思维能力。
(2)培养技术伦理的决策能力。
3. 素养目标
(1)通过学习大语言模型的发展历程和应用，了解大模型的突破和进步，培养学生的创新素养。
(2)通过分析大语言模型技术发展带来的伦理问题，培养学生的伦理素养。

3.1 大语言模型的基本概念

3.1.1 认识大语言模型

大语言模型是指使用大量文本数据训练的深度学习模型，该模型可以生成自然语言文本或理解语言文本的含义。其核心思想是，利用海量文本数据大规模、无监督训练、学习自然语言的模式和结构，精准捕捉自然语言中的语法规则、语义关联、语境信息及语言模式等复杂特征，从而在一定程度上模拟人类的语言认知和生成过程。

大语言模型通过不断调整自身的参数，来最小化预测误差，从而在一定程度上模拟人类的语言认知和生成过程。这种模拟并非完全等同于人类的语言能力，但在文本生成、机器翻译、问答系统等多项自然语言处理任务上展现出卓越的性能，为自然语言处理领域带来了革命性的变革。

3.1.2 大语言模型的发展历程

大语言模型的起源可追溯至 20 世纪 50 年代，那时，人工智能领域的先驱们怀揣着让计算机理解并生成人类语言的宏伟梦想，开启了自然语言处理（NLP）的探索之旅。早期的自然语言处理主要依赖于规则驱动的方法，研究人员通过手动编写大量的语法规则和语义规则，试图让计算机按照这些规则来处理语言。然而，这种方法存在严重的局限性，难以应对语言中复杂的语法现象、丰富的语义表达及多样的语境变化，对于歧义问题的处理更是力不从心。

进入 21 世纪，随着神经网络语言模型的诞生，词嵌入技术被引入自然语言处理领域，为大语言模型的后续发展奠定了坚实基础。词嵌入技术将词语表示为高维向量，使得词语之间的语义相似性可以通过向量之间的距离来衡量，为模型更好地理解词语含义和上下文关系提供了有力支持。大语言模型的发展历程如图 3-1 所示，大语言模型概念的正式提出是从 2017 年的 Transformer 架构的 GPT 模型开始的，目前来说经历了萌芽、探索和爆发三个阶段。

在大语言模型的发展历程中，重要的里程碑包括 Transformer 架构、基于人类反馈的强化学习及思维链推理模型等，具体如下。

1．Transformer 革命（2017 年）

2017 年，Google 发布的论文 *Attention is all you need* 犹如一颗重磅炸弹，在自然语言处理领域引发了巨大轰动。该论文提出的 Attention 机制和基于此机制的 Transformer

架构，彻底改变了自然语言处理的研究范式。Transformer 架构摒弃了传统的循环神经网络（RNN）和卷积神经网络（CNN）结构，采用自注意力机制，使得模型能够并行处理序列数据，大大提高了训练效率和模型性能。这一创新为自然语言处理（NLP）领域的突破性进展铺平了道路，为构建大规模高效的语言模型奠定了基础，同时也开启了大语言模型的研究与发展时代。

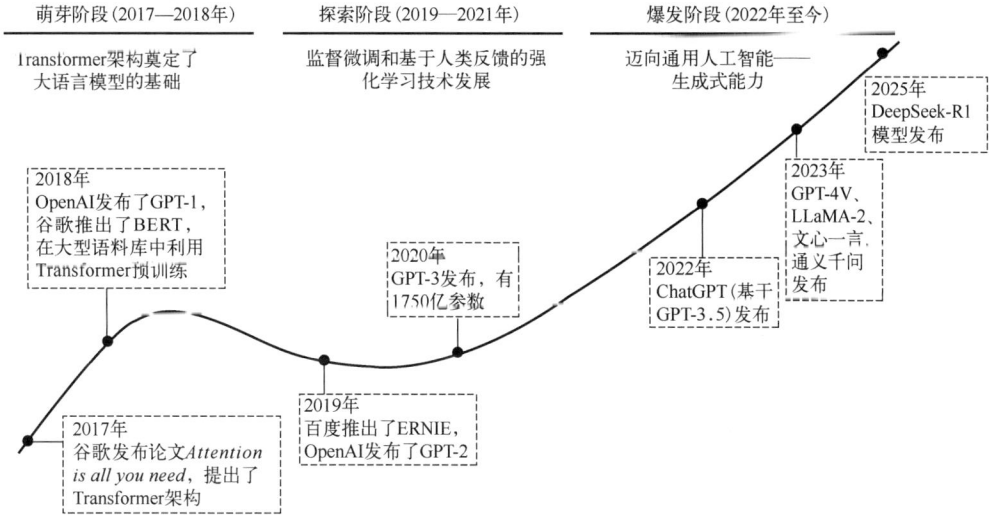

图 3-1 大语言模型的发展历程

2．预训练 Transformer 模型时代（2018—2020 年）

2018 年是预训练 Transformer 模型蓬勃发展的一年。谷歌推出的 BERT 模型采用双向训练方法，使其能够同时从两个方向捕获上下文信息，从而更准确地理解词语在句子中的含义。BERT-Base 版本参数量为 1.1 亿，BERT-Large 的参数量为 3.4 亿。同年，OpenAI 发布了 GPT 模型，专注于通过自回归预训练实现强大的生成能力。GPT-1 的参数量为 1.17 亿，相比其他深度神经网络，参数量有了数量级的提升。2019 年，OpenAI 又发布了 GPT-2，其参数量达到 15 亿，生成能力显著增强。此后，Google 也发布了参数规模为 110 亿的 T5 模型。2020 年，OpenAI 进一步将语言模型参数量扩展到 1750 亿，发布了具有里程碑意义的 GPT-3。这一时期，国内也相继推出了一系列大语言模型，包括清华大学的 ERNIE（THU）、百度的 ERNIE（Baidu）、华为的盘古等，标志着我国在大语言模型领域开始崭露头角。

3．后训练对齐（2021—2022 年）

GPT-3 的强大生成能力在引发广泛关注的同时，也引发了对 AI 生成内容真实性的担忧。为解决这一问题，研究人员开发了监督微调（SFT）和基于人类反馈的强化学习（RLHF）技术。2022 年 11 月，ChatGPT 及其底层大模型 GPT-3.5 横空出世，其用户增长速度令人瞠目结舌。第一天就吸引了 10 万人注册，五天后用户数量飙升到 100 万，仅仅两个月用户就突破了 1 亿，这让人们深刻意识到 AI 领域即将迎来重大变革。这些后训练对齐技术使得模型能够更好地遵循人类的价值观和指令，生成更符合人类期望的内容。

4．多模态模型（2023—2024 年）

多模态技术是当前人工智能领域的热门研究方向之一，它指的是通过整合来自不同模态的数据（如图像、文字、音频、视频等），从而增强模型的理解能力和推理能力。2023年，OpenAI 推出了 GPT-4V，将语言能力与计算机视觉相结合，能够解释图像、生成标题和回答视觉问题。例如，当用户上传一张图片并询问相关问题时，GPT-4V 可以准确识别图片中的内容并给出详细的回答。2024 年，GPT-4o 进一步整合了音频和视频输入，实现了更丰富的交互和复杂问题的解决。用户可以通过语音与模型进行实时对话，模型还能根据视频内容进行分析和推理。

5．推理模型（2024 年）

2024 年，OpenAI 发布了 o1 模型，该模型引入并利用思维链技术增强推理能力，使其能够将复杂问题分解为更小的步骤，逐步推理得出答案。这一模型在科学和数学领域表现出色，展示了 AI 在深度推理和问题解决方面的巨大潜力。例如，在解决复杂的数学问题时，o1 模型可以像人类一样进行逐步推导，给出详细的解题过程。

6．成本高效的推理模型（2025 年）

2025 年 1 月，我国深度求索公司发布了 DeepSeek-R1 模型，标志着成本效率的一大飞跃。该模型利用混合专家架构和优化算法，在达到同等推理效果的情况下，与许多美国模型相比，运营成本降低至对方的 1/50。DeepSeek 的成功追赶，使中美之间的大模型技术差距进一步缩小。DeepSeek 利用"低成本 + 高性能 + 开源"的组合策略，推动了AI 应用在各行业的快速渗透与商业化落地，助力各行业的创新发展。例如，在医疗、教育、金融等领域，DeepSeek-R1 模型可以以更低的成本提供更优质的服务，为行业的数字化转型注入强大动力。

3.1.3　大语言模型的特点

1．巨大的规模

大语言模型通常基于海量的文本数据进行训练，其参数规模极其庞大，可以达到数十亿甚至数千亿个。这种规模优势使得模型能够捕捉到更加丰富的语言知识和复杂的语法结构，为高水平的语言理解和生成能力奠定了基础。

2．强大的语言理解和生成能力

语言理解：大语言模型具备卓越的自然语言理解能力，能够精准解析语义、语法及上下文关系，包括复杂的句子结构、隐喻表达和语境依赖的语义。

语言生成：可生成高质量的流畅文本，涵盖文章、对话、代码等多种形式，生成内容不仅符合语言逻辑和语法规则，还具备较高的连贯性和创造性。

3．上下文感知能力强

大语言模型在处理文本时展现出强大的上下文理解能力，能够基于前文内容生成逻辑连贯的后续文本。这一特性使其在对话系统、长文生成和情境化任务中表现尤为出色，例如，支持多轮对话中的语义衔接和上下文依赖推理。

4．泛化能力强

跨任务迁移：依托迁移学习机制，大语言模型可将预训练阶段积累的知识有效应用于未见过的具体任务，例如，从通用语言理解迁移至专业领域问题求解。

多领域适配：模型能够适应多种语言风格(如学术写作、日常对话)和领域(如医疗、法律、技术文档)，展现出强大的领域适应性。

5．涌现能力

在模型规模达到临界阈值后，大语言模型会表现出令人瞩目的涌现能力，即某些高级语言处理能力(如复杂推理、跨领域知识迁移)在小型模型中难以实现，但在大规模模型中可以自发显现。这种能力使其能够处理传统模型难以应对的复杂任务。

6．多模态支持

部分先进的大语言模型已扩展至多模态领域，支持文本、图像、语音等跨模态数据的处理。例如，通过融合视觉和语言信息，模型可实现图像描述生成、图文问答等多样化应用，进一步拓展了其应用边界。

7．预训练和微调

预训练阶段：模型通过无监督学习从海量文本中自动提取语言模式和通用知识，形成强大的语言表征能力。

微调阶段：针对特定任务(如文本分类、对话生成)进行监督学习优化，显著提升任务相关性能，以实现通用能力与领域需求的平衡。

8．逐步推理

借助"思维链"(Chain of Thought，CoT)策略，大语言模型能够通过多步逻辑推导解决复杂问题，如数学证明、法律案例分析和逻辑谜题。这一能力依赖于模型对中间推理步骤的显式建模，使其在需要逐步推演任务中的表现超越传统模型。

9．多领域应用

大语言模型已广泛应用于多个领域，包括但不限于：

文本生成——自动化创作、内容润色；

自然语言处理——机器翻译、信息抽取、情感分析；

人机交互——智能客服、虚拟助手、教育辅导；

专业领域——医疗报告生成、法律合同审查、代码辅助编写。

这些应用显著提升了各行业的效率与智能化水平，深刻改变了人们的工作和生活方式。

3.2 大模型的分类

3.2.1 按应用领域划分

大模型按照应用领域可以分为通用语言模型、多模态模型和领域专用模型，如表3-1所示。

表 3-1 大模型按应用领域分类

序 号	模型分类	特 点	代 表 模 型	应 用 场 景
1	通用语言模型	具备跨领域的通用语言能力，适用于文本生成、翻译、问答、摘要、对话等广泛任务	DeepSeek、GPT-4、文心一言、LLaMA 等	日常对话系统、内容创作辅助、跨语言信息处理等
2	多模态模型	融合文本、图像、语音等多种数据类型，支持跨模态理解和生成	QwenVL、GPT-4.5、Gemini2.0、Stable Diffusion 等	图文搜索、虚拟形象生成、多模态内容创作等
3	领域专用模型	针对特定领域（如生物医学、法律、金融）进行优化，具备领域专业知识	生物医学：BioBERT、AlphaFold；法律：LegalBERT、CaseLawBERT；金融：FinBERT	医学文献分析、法律合同审查、金融风险预测等

3.2.2 按训练数据类型划分

大模型按照训练数据类型可以划分为纯文本模型、多模态数据模型和多语言模型，如表3-2所示。

表 3-2 大模型按训练数据类型分类

序 号	模型分类	特 点	代 表 模 型	应 用 场 景
1	纯文本模型	仅依赖文本数据（如网页、书籍、代码）进行训练，擅长语言建模	DeepSeek、GPT 系列、BERT、T5	文本创作、智能问答、总结分析等
2	多模态数据模型	支持文本与图像、视频、语音等模态的联合训练，实现跨模态推理	图像：Flamingo、CLIP；视频：VideoBERT；语音：Whisper	图文问答、视频理解、语音转文本等
3	多语言模型	支持多种语言的统一建模，具备跨语言迁移能力	mT5（101 种语言）、XLM-R（100 种语言）、BLOOMZ（多语言扩展）	多语言翻译、跨语言信息检索、多语言对话系统等

3.2.3 按技术路线划分

大模型按照技术路线可以划分为自回归（Autoregressive）模型、自编码（Autoencoder）模型和混合架构模型，如表3-3所示。

表3-3　大模型按技术路线分类

序　号	模型分类	特　点	代表模型	训练目标
1	自回归（Autoregressive）模型	从左到右逐词生成文本，擅长语言生成任务	DeepSeek、GPT 系列、PaLM	最大化下一个词的概率分布
2	自编码（Autoencoder）模型	通过掩码语言建模（MLM）理解上下文，适合文本分类、命名实体识别等任务	BERT、RoBERTa、ALBERT	预测被掩码的词
3	混合架构模型	结合生成与理解能力，统一文本到文本（Text-to-Text）框架	T5、UniLM、Flan-T5	同时支持文本生成与理解任务

随着模型的发展，模型的技术路线也在不断发展。例如，DeepSeek 的核心架构属于自回归技术路线，但是也结合了混合专家架构，通过动态选择最适合的专家网络来处理输入任务，提高了模型的灵活性和效率。

3.2.4 按开源程度划分

大模型按照开源的程度可以划分为开源模型、半开源模型和闭源模型，如表3-4所示。

表3-4　大模型按开源程度分类

序　号	模型分类	特　点	代表模型	训练目标
1	开源模型	公开模型权重、训练代码及技术细节，支持社区协作与二次开发	DeepSeek、LLaMA(Meta)、通义千问	透明度高、可定制性强、成本低
2	半开源模型	仅提供 API 接口或部分功能，限制商业使用	GPT-3 API、Claude API	易用性强，适合快速集成
3	闭源模型	技术细节保密，仅提供黑箱服务	GPT-4、Claude 3、Gemini(Google)	集成度高、服务稳定，但可控性低

为了方便查询和使用，表3-5列出了各领域目前常用的大模型或工具。

表3-5　常用大模型与工具汇总

文 本 写 作	图像/视频生成	音频生成/分析	PPT 制 作
DeepSeek	即梦	苏诺音乐	kimi+
文心一言	可灵	天谱乐	WPS AI
讯飞星火	通义万相	海螺音乐	通义千问 AI PPT
Kimi	Midjourney	豆包音乐生成	豆包 AI PPT

3.3 大语言模型产品

3.3.1 国内外主要的大语言模型

自 2022 年以来，大语言模型领域迎来爆发式发展，国内外科技巨头与创新企业竞相推出突破性产品，这些模型各具特色，不仅是技术创新的结晶，更是未来智能社会的重要基石。

1. 国内大语言模型产品

1) DeepSeek

所属公司：深度求索。

主要历程与产品特点：2024 年 12 月，发布 DeepSeek-V3；2025 年 1 月，推出 DeepSeek-R1。以高效低成本著称，使我们与国外之间的大模型技术差距进一步缩小。凭借超强的推理能力，刚上线就火爆全网。DeepSeek 开源免费，对开发者和研究人员极为友好，其开源策略推动了技术的快速扩散。海内外用户通过 API 和本地部署广泛采用，极大地促进了大语言模型在各个行业的创新应用，相关的结合与创新产品也大量涌现。

2) 文心一言

所属公司：百度。

主要历程与产品特点：2024 年推出 4.0 版本。支持多模态生成（文本、图像、音频），尤其在中文多模态应用方面表现出色，中文内容生成能力很强，能满足各种创作需求。作为国内最早的大语言模型之一，拥有庞大的用户规模，覆盖金融、医疗、教育等多个应用场景。

3) 通义千问

所属公司：阿里巴巴。

主要历程与产品特点：2023 年发布，2024 年推出 2.5 版本。作为开源模型，支持多模态任务，强调通用性与垂直场景适配，支持多语言任务。在电商、云计算领域深度集成，提供智能客服、数据分析等服务，助力企业提升运营效率和服务质量。

4) 讯飞星火

所属公司：科大讯飞。

主要历程与产品特点：2023 年发布，2024 年推出首个开源模型"星火开源 - 13B"。适配国产算力生态，技术自主可控。结合语音识别技术，语音交互能力超强，实现多模态交互。在教育、医疗领域应用广泛，如智能阅卷、辅助诊断等。此外，还推出了讯飞智能办公本、翻译机等硬件产品，进一步拓展了应用场景。

5）智谱清言

所属公司：清华大学。

主要历程与产品特点：2023 年发布 ChatGLM－6B，成为首个开源的中文大语言模型；2024 年推出 ChatGLM3-128K，支持 128K 超长文本输入。专注中文领域的对话和生成任务，在论文查重、数据分析等方面表现出色，在学术圈深受欢迎。其强大的文本处理能力为学术研究和教学提供了有力支持。

6）豆包

所属公司：字节跳动。

主要历程与产品特点：2025 年 3 月底上线了推理模型。支持视频生成和音乐模型，是很好的日常 AI 助手，能够轻松应对学习、工作、生活等各种场景。在 K12 教育领域有较为擅长的应用，为学生提供个性化的学习辅助。

7）盘古大模型

所属公司：华为。

主要历程与产品特点：2023 年发布，专注于工业场景，应用于生产质量优化、自动化系统接口开发等领域。强化行业定制化，适配制造业需求，在工业互联网领域占据优势，助力制造业企业实现智能化升级。

除了上述模型，国内还有腾讯的混元、月之暗面的 Kimi 等大语言模型产品，都有自己的特色和擅长的领域，拥有大量的用户。

这些国内的大语言模型各具特色，在技术创新、应用场景拓展等方面不断取得进展，为推动我国人工智能产业的发展和智能化社会的建设做出了重要贡献。随着技术的不断进步和应用场景的不断丰富，相信这些大语言模型将在未来发挥更加重要的作用。

2．国外大语言模型产品

1）GPT 系列

所属公司：OpenAI。

主要历程与产品特点：2022 年发布 GPT－3.5，并推出 ChatGPT，凭借其出色的对话能力和广泛的实用性，引发了全球大语言模型应用热潮，让大众深刻认识到大语言模型的潜力。2024 年发布 Sora（文生视频模型），展示了 OpenAI 在多模态生成领域的创新实力，为视频创作等提供了新的工具。支持文本和图像处理（GPT－4），多模态能力强大，广泛应用于对话、文案生成、代码开发、学术研究、内容创作等多个领域。GPT－4 是目前最先进的语言模型之一，被广泛应用于各种领域，推动了众多行业的智能化变革。

2）Llama 系列

所属公司：Meta（原 Facebook）。

主要历程与产品特点：2023 年推出开源模型 Llama 2，2025 年迭代至 Llama 3，在性能和功能上进一步提升。其开源特性使得开发者可以根据自身需求进行定制和优化，广泛应用于智能客服、内容生成、代码辅助、教育、科研等多个领域，为开发者提供了强大的工具和灵活的解决方案。

3）Gemini

所属公司：谷歌。

主要历程与产品特点：2023 年发布 Gemini 1.0，2024 年推出 Gemini 1.5 Pro，多模态能力突出，能够处理文本、图像、音频等多种信息类型，适用于复杂任务，如多语言翻译、跨模态信息检索等。面向企业推出 Vertex AI 平台，提供定制化模型服务，帮助企业根据自身业务需求构建专属的 AI 解决方案，在金融、医疗、零售等行业得到了广泛应用。

4）Claude

所属公司：Anthropic。

主要历程与产品特点：2024 年推出 Claude 3，支持分析长达 200K tokens（约合 15 万汉字）的上下文信息，长文本处理能力领先，能够处理大量的文本信息，进行深入的分析和理解。对安全性和稳健性高度优化，采用了先进的安全机制和算法，确保模型在处理复杂对话和大规模数据时的稳定性和可靠性。适合处理复杂对话和大规模数据，在法律、医疗、金融等对信息准确性和安全性要求较高的领域表现突出，为专业人士提供了有力的辅助工具。

注意事项：由于美国网络限制及相关政策法规的影响，国外的有些大语言模型在国内不能直接访问其官方网站进行使用。

3.3.2　GPT 介绍

GPT（Generative Pre-trained Transformer，生成式预训练转换器）是一种基于 Transformer 架构的预训练语言模型，由 OpenAI 开发，在自然语言处理（NLP）领域取得了令人瞩目的成果，深刻改变了 AI 技术的研发与应用格局。

1．GPT 的发展历史

1）GPT-1（2018 年）

OpenAI 于 2018 年推出首个 GPT 模型，该模型基于 Transformer 架构，拥有 1.17 亿参数，并基于 BooksCorpus（约 7000 本未出版书籍）进行训练。GPT-1 通过无监督预训练与有监督微调相结合的方式，能够完成文本生成、问答等任务。然而，受限于参数规模和数据量，其生成内容较短且逻辑性有限。尽管如此，GPT-1 初步验证了通过无监督预训练提升模型性能的可行性，为后续预训练语言模型的发展奠定了基础。

2）GPT-2（2019 年）

GPT-2 的参数量激增至 15 亿，模型规模较 GPT-1 扩大了 10 倍以上。其创新之处在于引入了零样本学习（Zero-shot Learning）能力，即无须微调便可直接执行多种任务，如翻译、摘要等。GPT-2 显著提升了文本生成能力，能够生成连贯的长文本。然而，由于担心其强大的生成能力可能被滥用，OpenAI 最初出于安全考虑并未完全开源该模型。

3）GPT-3（2020 年）

GPT-3 的参数量达到了惊人的 1750 亿，成为当时最大的语言模型之一。该版本创新性地推出了少样本学习（Few-shot Learning）能力，仅需少量示例即可完成新任务，进一步展现了"零样本学习"和"少样本学习"的潜力。GPT-3 能够在无须微调的情况下完成多种任务，支持对话、编程、数学推理等多领域应用，且准确率显著提升。通过 API 开放商用，GPT-3 催生了 ChatGPT 的前身，为后续 AI 对话系统的发展奠定了基础。

4）GPT-3.5（2022 年）

GPT-3.5 提出了基于人类反馈强化学习（RLHF）的优化方向，增强了对话的安全性和实用性。基于 GPT-3.5 的 ChatGPT 于 2022 年发布，迅速成为里程碑性的产品，引爆了全球 AI 应用热潮，用户破亿速度创下纪录。ChatGPT 的成功引发了全球用户对 AI 对话系统的广泛关注，推动了 AI 技术的普及和应用。

5）GPT-4 及后续版本（2023 年至今）

GPT-4 及后续版本支持多模态输入（文本、图像），参数规模和性能进一步提升。这些模型在复杂推理、跨学科任务中表现出色，成为企业和开发者的核心工具。OpenAI 不断推出新功能，推动 AI 技术在教育、医疗、金融等领域的落地应用，进一步拓展了 AI 技术的边界。

2．GPT 的特征

1）技术架构

GPT 采用 Transformer 模型架构，基于自注意力机制捕捉长距离语义依赖。其自回归生成方式逐词预测文本，适合生成连贯的长文本。这种架构使得 GPT 在处理长序列数据时具有显著优势。

2）训练范式

GPT 采取"预训练+微调"的模式，通过大规模无监督预训练学习语言模式，再通过微调适应特定任务。这种训练范式降低了任务定制成本，提升了模型的泛化能力。此外，GPT 还支持提示工程（Prompt Engineering），用户可以通过设计输入提示来激发模型的能力，实现更加灵活和多样化的应用。

3）强大的语言生成能力

GPT 模型能够生成自然流畅的文本，它通过学习大量的文本数据，掌握了语言的模式和结构。因此，GPT 可以生成符合语法和逻辑的连贯文本，包括故事、文章、对话等各种形式。这种强大的语言生成能力使得 GPT 在文本创作、对话系统等领域具有广泛应用前景。

4）泛化能力强

GPT 模型具有强大的泛化能力，能够适应多任务而无须重新训练。它能够在各种语言任务上实现高效、准确的文本生成与理解，为 AI 技术的广泛应用提供了有力支持。

3．GPT 的历史地位与影响

1）技术突破的里程碑

GPT 系列模型是自然语言处理（NLP）领域的重要技术突破。从 GPT-1 到 GPT-4，模型规模和性能不断提升，尤其是 GPT-3 的发布，展示了超大规模预训练模型的强大能力，引发了全球对 AI 技术潜力的重新审视与评估。GPT 系列模型的成功证明了通过无监督预训练和大规模数据训练可以构建出具有强大泛化能力的语言模型，为 AI 技术的发展开辟了新的道路。

2）技术范式的革新者

GPT 系列模型推动了"预训练+微调"范式的普及。尤其是 GPT-2 和 GPT-3，首次验证了大规模无监督预训练+少量任务微调的有效性，彻底改变了传统 NLP 任务须针对每个任务单独训练模型的模式。这一范式成为后续许多 AI 模型（如 BERT、T5 等）的基础，推动了整个自然语言处理领域的技术进步。

3）产业变革的催化剂

GPT 系列模型推进了 AI 平民化进程。GPT-3 API 的开放极大降低了 AI 应用开发门槛，使得非技术用户也可以通过自然语言交互调用 AI 能力。ChatGPT 的爆火直接催生了数百亿美元规模的生成式 AI 市场，推动了 Jasper、Copy.ai 等初创企业的崛起。GPT 系列模型的成功应用不仅改变了人们的生活方式和工作方式，还为企业创造了巨大的商业价值和社会价值。

3.3.3　DeepSeek 介绍

DeepSeek 作为中国 AI 领域的代表性企业，自 2023 年成立以来，凭借开源战略、技术创新和低成本优势迅速崛起，成为全球 AI 市场的重要竞争者，重塑了全球 AI 格局，推动了 AI 技术的普惠化进程。

1．DeepSeek 的发展历史

1）起步阶段（2023 年 11 月—2024 年 11 月）

DeepSeek Coder（2023 年 11 月）：作为首款开源代码大模型，DeepSeek Coder 支持多语言生成与调试，性能超越 Code Llama，为开源社区奠定了坚实基础。

DeepSeek LLM（2023 年 11 月）：推出 670 亿参数的通用语言模型，涵盖对话与文本生成任务，并提供了在线体验平台，使开发者能够直观感受其性能。

DeepSeek-V2（2024 年 5 月）：第二代混合专家模型（MoE），性能接近 GPT-4 Turbo，但成本仅为后者的 1%，迅速吸引了全球开发者的关注。

2）技术跃升阶段（2024 年 12 月—2025 年 1 月）

DeepSeek-V3（2024 年 12 月）：参数规模再创新高，采用无辅助损失负载均衡和多词元预测（MTP）技术，生成速度显著提升，进一步巩固了其在 AI 领域的领先地位。

DeepSeek-R1（2025 年 1 月）：开源推理模型，通过强化学习框架与蒸馏技术相结合，训练成本仅为 OpenAI 同类模型的 1/20，性能对标 o1 模型，打破了国际对 AI 研发"高投入、长周期"的认知，引发了全球下载热潮。

3）生态扩张阶段（2025 年 2 月至今）

"开源周"技术爆发：连续发布五项核心工具（如 FlashMLA 加速引擎、DeepGEMM 矩阵计算库等），优化了训练与推理效率，为开发者提供了更加便捷、高效的开发环境。

产业合作深化：与三大运营商、华为云、微软、亚马逊等合作，接入国家超算互联网平台，覆盖云服务与智能终端，进一步拓展了 DeepSeek 的应用场景和市场份额。

2．DeepSeek 的特征

1）开源战略

DeepSeek 坚持升源策略，将其模型和训练细节公开，允许全球开发者自由使用、修改和共享。这一策略促进了围绕 DeepSeek 模型的活跃社区的形成，推动了技术的迅速进步，也降低了 AI 开发的门槛，使更多中小企业、学术机构和个人研究者能够以低成本接入前沿技术。例如，DeepSeek-R1 开源后用户激增 1.25 亿，80%来自发布当周。

2）技术突破

高效训练与优化：采用多种先进技术，如混合专家模型（MoE）、多头潜在注意力机制（MLA）、多 token 预测（MTP）等，在保持模型性能的同时，显著降低了训练成本并缩短了训练时间。

强大的推理能力：DeepSeek-R1 等模型在数学、代码、自然语言推理等任务上表现出色，能够与 OpenAI 的先进模型相媲美，为用户提供了高效、准确的 AI 解决方案。

多模态融合：DeepSeek 在多模态领域也取得了显著进展，如发布的 DeepSeek-VL、DeepSeek-VL2 等视觉-语言模型，以及 Janus-Pro 等多模态大模型，能够处理图像、文本等多种类型的数据，实现更丰富的应用场景。

3）成本与效率优势

DeepSeek 的训练成本仅为国际竞品的 1/20～1/10，例如，DeepSeek-V3 的训练成本仅为 557.6 万美元，而 OpenAI 的同类模型训练成本往往高达数亿甚至数十亿美元。这种成本优势使得 DeepSeek 在市场竞争中更具竞争力。

4）全栈国产化适配

DeepSeek 实现了全栈国产化适配，降低了对高端 GPU 的依赖，这对于提高中国 AI 技术的自主可控性、减少对外部硬件的依赖具有重要意义，也为国产 AI 产业的发展提供了有力支持。

3．DeepSeek 的历史地位与影响

1）全球 AI 格局重塑

DeepSeek 的崛起对全球 AI 行业的竞争格局产生了深远影响。它打破了美国在 AI

领域的垄断地位，给美国科技巨头带来了巨大冲击，如英伟达等芯片巨头因市场对高端 GPU 需求预期下降而股价暴跌。同时，DeepSeek 也促使其他科技企业加大在 AI 研发方面的投入，加速了全球 AI 行业的发展和竞争。

2）推动 AI 普惠化

通过开源策略和高性价比的产品服务，DeepSeek 使更多中小企业、学术机构和个人开发者能够使用先进的 AI 技术，降低了 AI 应用的门槛，推动了生成式 AI 的快速普及。这有助于实现 AI 技术的民主化，让更多人能够受益于 AI 带来的发展机遇。非洲、东南亚等地区科技从业者将其视为技术普惠的契机。

3）竞争力全球领先地位

2025 年 2 月，DeepSeek 月访问量达 5.25 亿次，超越 ChatGPT（5 亿次），市场份额占 6.58%，位居全球第三。在生成式 AI 消费级应用排行榜中位列第二，仅次于 ChatGPT，被誉为"最大黑马"。这一成绩充分展示了 DeepSeek 在全球 AI 市场的竞争力和影响力。

4）国家战略意义

在中美技术竞争和芯片出口限制等背景下，DeepSeek 的发展壮大满足了国内市场对中文语境下 AI 的需求，为国产大模型产业树立了标杆。这对于提升中国在 AI 领域的国际竞争力、保障国家信息安全和科技安全具有重要的战略意义。DeepSeek 的成功不仅是中国 AI 技术发展的一个里程碑，也是中国在全球科技竞争中取得的重要突破。

3.4　大语言模型与人工智能的关系

大语言模型（LLM）是人工智能（AI）的一个具体技术分支，属于人工智能的子集，它专注于自然语言处理与生成。大语言模型的突破，显著推动了人工智能整体的发展进程。

3.4.1　从属关系

大语言模型是人工智能的子领域。人工智能是研究如何让机器模拟人类智能的学科，涵盖机器学习、计算机视觉、自然语言处理（NLP）、机器人学、知识推理等多个方向，目标是通过算法赋予机器感知、学习、决策和交互能力。LLM 属于 AI 中的自然语言处理（NLP）领域，是 NLP 技术发展到深度学习阶段的核心成果之一。随着深度学习技术的成熟，特别是 Transformer 架构的提出，LLM 得以快速崛起，成为 AI 领域的一个重要分支。

3.4.2 技术实现层面的联系

LLM 是基于 AI 技术框架深化发展而来的，是以大量的 AI 技术为基础的，LLM 与人工智能在技术上的层级关系为人工智能（AI）→ 机器学习（ML）→ 深度学习（DL）→ 大语言模型（LLM），如图 3-2 所示。

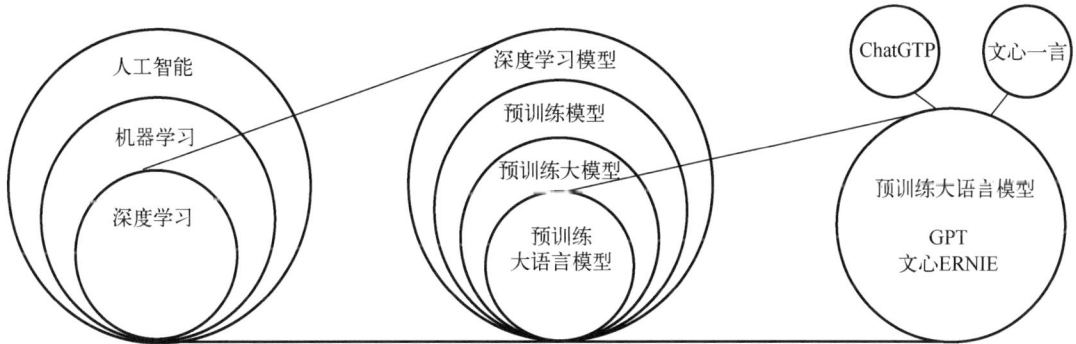

图 3-2　大语言模型与人工智能在技术上的层级关系

深度学习是基石，LLM 基于深度神经网络（如 Transformer 架构），通过多层神经元模拟语言模式，实现复杂的语言理解和生成任务。LLM 基于多种机器学习范式协同进行训练，包括监督学习、自监督学习（如掩码语言建模、自回归生成）等训练方法，不断优化模型性能。LLM 通过基于人类反馈的强化学习优化生成结果，如 DeepSeek、ChatGPT 的训练流程中都融入了 RLHF 技术，使得模型输出更加符合人类期望。

3.4.3 大语言模型对 AI 发展的推动作用

LLM 是当前 AI 技术的高光体现，它通过语言智能的突破，显著扩展了 AI 的应用边界和社会影响力，LLM 将作为 AI 系统的"语言中枢"，与视觉模型、机器人控制模块等相结合，向多模态、具身化方向发展。

1. 技术突破

LLM 的发展为 AI 技术发展带来了新的突破点和发展领域，主要包括参数规模效应和多模态扩展。大模型参数量从亿级（如 BERT）跃升至万亿级（如 GPT-4），规模化效应显著，验证了"规模即智能"的假设，即通过增加模型参数数量，可以显著提升模型性能。大模型从纯文本向图像、音频、视频融合（如 GPT-4o、Gemini）发展，这种多模态扩展推动了通用人工智能（Artificial General Intelligence，AGI）的探索，使得 AI 系统能够处理和理解多种类型的数据。

2．应用场景扩展

大模型的技术突破正以润物细无声的方式重构人类生产生活的底层逻辑，其应用场景的扩展不是简单功能叠加，而是通过深度技术融合与场景化创新实现的范式跃迁。这种扩展过程蕴含着三重技术驱动逻辑，在生产力工具、行业赋能和日常交互三个维度形成相互支撑的变革网络。

1）推动生产力工具发展

大模型正在重塑知识工作者的创作范式。以代码生成工具 GitHub Copilot 为例，其核心技术突破在于将自然语言理解与代码语义解析深度耦合。这种生成过程不是简单的模板填充，而是基于上下文感知的动态组合，甚至能自动补全复杂算法逻辑。此外，在广告文案、小说写作等方面，集成了大模型后，都大幅提高了工作效率和创作质量，而且 AI 工具的创新与拓展仍在日新月异的发展中。

2）推动为各个行业赋能

行业赋能层面展现的是大模型与垂直领域知识工程的深度融合。如在医疗场景中，辅助诊断系统采用双模态融合架构：视觉分支通过卷积神经网络解析医学影像特征，语言分支利用 Transformer 处理电子病历文本，多模态融合层通过交叉注意力机制建立影像异常与临床描述的关联。这种设计使得 AI 辅助诊疗可以达到放射科医师水平的准确率，同时还可以生成结构化诊断报告，包含解剖定位、恶性程度评估等关键信息。目前，在法律文书分析、教育个性化辅导等行业都有了深度融合，为各行业带来了智能化升级的机会。

3）对日常工作的影响

日常工作方式的变革体现为大模型对信息处理范式的重构。智能体能够按照个性化需求完成各种任务，如会议纪要生成、邮件草拟等。重塑搜索引擎，如 New Bing，其突破关键词匹配局限，采用语义图谱构建技术，将用户查询解析为包含实体、属性、关系的结构化表示，在知识图谱中执行多跳推理，返回结果包含事实核查、观点聚合等增值信息，这种检索方式使信息获取效率提升了 3～5 倍。通过改变知识获取方式（如 AI 导师），AI 对日常工作带来的变化在不断渗透和普及。

3．引发 AI 研究范式转变

1）技术路线从"任务专用模型"转向"通用基座模型+垂直微调"

通用基座模型如同一个具有深厚知识储备和强大适应能力的基础架构，它拥有广泛的适用性，能够在多种不同领域和任务背景下提供有力支持。其强大的迁移能力使得经过训练的模型参数和知识可以灵活地应用于其他相关任务。通过垂直微调，即针对特定任务需求对通用基座模型进行进一步的精细化调整，能够快速适应特定任务的复杂要求和独特特点。这就好比在一个通用的汽车底盘基础上，根据不同用途（如越野、城市通勤、货运等）进行车身和部件的定制化改装，以满足各种特殊需求。

2）推动 AI 开发从"算法设计"转向"数据工程、算力优化、对齐（Alignment）"的

全链条研究

数据工程在这一转变过程中扮演着至关重要的角色，它不只是关注数据的简单收集，而是更加注重数据的质量和多样性。高质量的数据能够为模型训练提供精准的"养料"，使模型能够学习到更准确、更全面的特征和模式。而多样性的数据则有助于模型避免过拟合，增强其在不同场景下的泛化能力。算力优化关注如何高效利用计算资源，这涉及对硬件架构的合理利用、算法的并行化处理及计算任务的智能调度等多个方面。通过优化算力，可以大幅缩短模型训练和推理的时间，提高 AI 系统的整体运行效率。对齐研究则聚焦如何使模型输出更加符合人类价值观和期望，这包括对模型生成内容的伦理审查、偏见检测与纠正等方面。通过对齐研究，可以确保 AI 模型在各种应用场景中均能够产生有益、可靠、符合社会规范的输出结果，避免出现对人类社会和价值观产生负面影响的情况。

3.4.4 大语言模型的问题与挑战

尽管大语言模型（LLM）取得了显著进展，但仍存在一些问题和挑战。

1. 与"强人工智能"的差距

LLM 与"强人工智能"相比，主要在模型解释性和"幻觉"两方面存在差距。LLM 本质上是统计模式匹配，而非具备意识或意图，因此其决策过程往往难以解释和理解；此外，LLM 在复杂推理（如数学证明）中可能产生"幻觉"（Hallucination），即输出错误但看似合理的结果，这限制了 LLM 在需要高度准确性和可靠性的场景中的应用。

2. 技术挑战

随着 LLM 的发展，很多问题也暴露出来，包括数据的问题、算力的问题，以及伦理问题。

数据依赖性高：模型性能高度依赖训练数据的质量和多样性，数据的不足或偏差会影响大模型的性能和泛化能力。

算力瓶颈：大模型的训练和使用对算力要求很高，千亿级参数模型的训练需消耗数百万美元算力资源，这制约了 LLM 的普及和应用。

伦理风险：LLM 可能存在生成虚假信息、放大偏见、引发版权争议等问题，其广泛应用需要解决偏见和安全等 AI 伦理问题，以确保技术的合理和负责任使用。

本 章 小 结

本章系统介绍了大语言模型的基本概念、分类、产品实例及其与人工智能的关系。通过本章学习，可以构建一个全面清晰的大语言模型知识框架，为后续章节（如场景应用、工具使用等)的学习奠定基础。通过理解大语言模型的分类逻辑、了解主流产品，读者可更清晰地选择适合特定场景的模型架构与工具。

习　题

一、选择题

1. 大语言模型的主要特征不包括以下哪一项? (　　)
   A. 具备多语言支持功能　　　　　　B. 能够通过模仿学习生成语言文本
   C. 擅长处理结构化数据　　　　　　D. 能够进行语义理解和推理

2. 下列哪个模型不是开源的大语言模型? (　　)
   A. DeepSeek　　　　　　　　　　　B. GPT-4
   C. LLaMA　　　　　　　　　　　　D. 通义千问

3. 大语言模型主要通过什么方式进行预训练? (　　)
   A. 有监督学习　　　　　　　　　　B. 无监督学习
   C. 强化学习　　　　　　　　　　　D. 半监督学习

二、填空题

1. 在大语言模型中，最著名的产品之一是_____，它采用了 Transformer 架构进行高效的语言处理。

2. 在大语言模型中，_____大幅降低了模型的训练成本，仅为国际竞品的 1/20～1/10，同时采取开源模式，推动了大语言模型的普惠化。

三、问答题

1. 简述大语言模型的发展历程，并列举其重要里程碑。
2. 简单介绍一下大语言模型和人工智能的关系。

四、思考题

结合大语言模型的发展趋势，思考其在未来可能带来的社会影响，并提出你的观点。

第 4 章

医疗大模型

医疗大模型的研究进展十分迅猛，各家医院与企业也都在争相部署最新的医疗大模型。那么，医疗大模型究竟是什么？它与通用大模型有什么关系？它有哪些应用场景？我们能用它做什么？为了回答这些问题，本章将分两节，用医学思维解构医疗大模型的技术内核与应用边界：在 4.1 节，我们将介绍医疗大模型的基础概念与核心技术；在 4.2 节，我们将介绍医疗大模型的 6 个应用场景——智能预问诊、健康管理、智能医学教育、智能医学科研、药物研发、医学影像智能辅助诊断，以帮助读者理解医疗大模型当前及未来的潜在应用方向。

学习目标

1. 知识目标

(1) 掌握医疗大模型的定义与特征，了解医疗大模型的核心技术，如预训练技术/自监督学习方法、微调技术、提示词技术和多模态技术等，了解医疗大模型的核心概念，如医疗领域行为对齐、人类价值观对齐等。

(2) 了解医疗大模型的六大核心应用场景及其技术实现路径，学会使用相关工具与方法。

(3) 了解医疗大模型应用过程中面临的主要风险、管控风险的基本原则及应对风险的主要策略。

2. 能力目标

(1) 培养跨学科沟通能力——搭建技术-临床的沟通桥梁。

(2) 培养批判性思维能力——识别技术局限性与伦理挑战。

3. 素养目标

(1) 培养医学伦理意识与社会责任担当。

(2) 培养终身学习能力与职业规划能力。

4.1 医疗大模型概述

大语言模型（Large Language Model，LLM）是一类基于 Transformer 神经网络架构的人工智能系统，它使用了来自文章、书籍和其他基于 Internet 的内容进行训练，其参数规模可达上千亿。正是由于大语言模型采用了超大参数规模架构与海量文本训练资料，使其在理解人类语言、生成文本、总结摘要、进行自然语言问答和知识推理等任务上展现出了极其强大的能力，从而快速从自然语言处理领域脱颖而出，转向为各行各业提供基础服务。

本章所述的医疗大模型是医疗大语言模型（Medical Large Language Models，Med-LLMs）的简称，是通用大语言模型在医疗领域的垂直应用。与通用大语言模型相比，医疗大模型的医学专业能力更胜一筹，其在改善临床结果、诊断罕见病、解读复杂的患者叙述、规划个性化治疗方案、节约医疗资源和加强患者护理等医疗场景中都取得了重大进步。

4.1.1 认识医疗大模型

2023 年，中国进入了"医疗大模型元年"，其发展从一开始就进入了快速上升期。这一年有京东健康"京医千询"、医联"MedGPT"等超 60 个医疗大模型发布，覆盖诊疗、药物研发等场景。2024 年医疗大模型的发展则以多模态融合为主流，如联影智能的影像-文本混合模型、神州医疗的多模态精准医学大模型，都支持跨模态数据分析。2025 年大模型性能显著提升，医学知识问答的平均准确率达 82%。随着 DeepSeek 的问世，基于 DeepSeek 大模型的医疗场景应用如雨后春笋般涌现，目前已有超过 300 家医院接入 DeepSeek 大模型。首批接入 DeepSeek 大模型的医院在使用场景上多以减轻行政负担的医院管理和科研辅助为主，如行政审批、排班管理、文件流转、门诊预问诊、报告解读、病历辅助书写、病历质控、病情分析、文献问答等事务。可以预见，未来医院将继续深化医疗大模型技术的应用。

目前主流的医疗大模型可分为两类：一类是通过预训练技术从头开始训练的、基于 Transformer 架构的大语言模型，另一类则是通过微调技术在通用大语言模型的基础上构建的医学领域专用模型。本节将简要介绍与医疗大模型相关的预训练技术、微调技术、提示词技术和多模态技术等的基本技术原理，并以主要的医疗大模型为例，阐述这些技术在构建医疗大模型过程中的作用。

从大语言模型训练过程来看，目前大多数医疗大模型使用的技术主要分为三类。

1．预训练技术

预训练技术是指在一个随机初始化权重参数的 Transformer 架构的深度神经网络模

型上，通过大规模数据从头开始训练其参数，从而得到大语言模型的方法。由于预训练技术需要学习的参数量十分巨大，因而需要用到大量的计算能力。这类医疗大模型数量较少，其代表主要有 GatorTron 模型、BioMedLM 模型和 MedFound 模型等。

2．微调技术

微调技术是指基于现有的通用大模型的架构及其参数值，通过参数高效微调等方式向模型注入医学领域知识，以得到一个适用于医疗领域的大模型。这类模型由于只需训练较少的参数而降低了构建模型的成本，其在医学任务上的表现通常要优于所用到的基座大模型，但计算量却大大减少。基于微调技术的医疗大模型主要有 Med-PaLM 2 模型、Med-Gemini 模型、华佗 GPT、扁鹊中文医疗大模型等。

3．提示词技术

提示词技术/工程的主要目的是通过设计适用于医学任务的提示词模板，将现有通用大模型的行为表现与医学领域进行对齐，而无须训练任何模型参数。这类模型在医疗领域的能力表现与基座大模型的能力直接相关，主要代表有 DR. KNOWS、MedPrompt 等模型。

上述分类仅是从技术角度进行分类，大多数医疗大模型都会综合采用多项技术以适应广泛的医疗场景。如果将大语言模型的训练过程与房屋建造过程相类比，则预训练技术可看作地基的建造过程，微调技术是装修过程，提示词技术则是家具摆放的方式——这三者共同决定了大语言模型的最终表现。不同技术的特点可总结为表 4-1 所示，这些技术在核心目标、典型方法、数据需求、计算成本等多方面具有不同的特点。

表 4-1　预训练技术、微调技术与提示词技术的特点比较

技术类型	预训练技术	微调技术	提示词技术
核心目标	通过海量无标注/通用标注数据学习语言的通用表示（语法、语义、知识等）	在预训练模型基础上，用特定任务数据调整参数，以适配下游任务（任务特异性优化）	通过设计或优化输入提示词，引导模型输出，不更新或仅轻量更新模型参数
典型方法	自监督学习、对比学习	监督微调、指令微调、基于人类反馈的强化学习等	提示词工程
数据需求	海量无标注/通用标注数据	高质量标注/偏好数据（任务相关）	少量示例或无须数据（人工设计时）
计算成本	极高（需千亿级 token 训练，多卡 GPU/TPU 集群）	中高（需 GPU 微调，但远低于预训练技术）	低
参数更新	全部参数从头训练	全部或部分参数更新	通常不更新参数（工程）或仅优化提示向量（Soft Prompt）
灵活性	一次性训练，通用性强	需针对每个任务重新微调	即时调整，适配灵活
可解释性	低（黑箱表征学习）	中（任务相关参数可分析）	高（人工设计时透明）

4.1.2　预训练技术

预训练技术是自然语言处理领域中的一项关键技术，即在大规模数据集上预先训练

一个能够学习通用特征的模型。预训练采用的学习方式主要是自监督学习方法。自监督学习的数据集没有经过人工标注类别或标签，但是通过构造合适的训练目标可以建立类似于标注的监督信号，自然语言处理领域常用的自监督学习方法有掩码语言建模（Masked Language Modeling，MLM）与句子顺序预测（Sentence Order Prediction，SOP）等。

掩码语言建模的核心机制是通过随机遮盖输入文本的部分词元，并让大模型基于上下文预测被遮盖的内容，从而让大模型学习到医学文本中的复杂语义依赖关系，这一训练模式类似于英语考试中的完形填空题型。例如，在模型训练阶段，向模型输入以下内容：

众所周知，糖尿病的典型症状是"三<Mask1>—<Mask2>"。

我们会期望大模型能根据上下文推测出上述文本中两个被遮蔽的单词<Mask1>和<Mask2>分别是"多"和"少"，从而期望大模型输出以下结果：

众所周知，糖尿病的典型症状是"三多一少"。

掩码语言建模的总体思想是通过遮蔽和增强策略构建上下文不完整的序列，作为模型的输入，模型的输出部分则聚焦于恢复被遮蔽信息的概率分布。这种设计使模型能够学习语言（或跨模态）的深层语义和结构关系，为下游任务提供通用表征基础。

句子顺序预测也是一类重要的自监督学习方法。该方法要求模型判断两个句子的自然语序是否正确。例如，当输入是一对句子（A, B）时，模型需要预测这对句子在真实语境中的自然顺序是（A, B）还是（B, A）。句子顺序预测任务有助于评估语言模型在理解句子间逻辑、因果、时间等关系上的能力。这种能力对于生成连贯的文本、对话系统、文档摘要等下游任务至关重要。

一个经过预训练的语言模型，后续结合微调技术可以适配许多不同的任务，如名称实体识别、关系提取、句子相似性计算、自然语言推理等。预训练技术结合微调技术的两阶段训练范式是目前包括大语言模型在内的许多深度学习模型的常用范式。

在医疗领域，医疗大模型的预训练则是指基于大规模医疗语料库，通过自监督学习方法让模型掌握医学知识的表示与通用特征提取能力的过程。与通用大模型的预训练相比，医疗大模型在预训练阶段需要加大医学知识的数据集比例，从而将医学术语、疾病关联、诊疗逻辑等知识编码到模型参数中，让医疗大模型具备医学领域基础知识的表征能力，为后续的微调与临床应用奠定基础，从而更好地为医学领域提供服务。

4.1.3　预训练医疗大模型的案例分析

本节以 2022 年由佛罗里达大学和 NVIDIA 合作开发的 GatorTron 模型为例介绍其预训练的过程。GatorTron 模型旨在解决医疗领域对大量非结构化电子健康记录（EHR）数据进行建模处理的难题。在 GatorTron 开发的时候，传统通用模型（如 BERT、GPT-3）在医学场景下存在对医学术语理解不足、上下文关联弱等问题，而 GatorTron 通过大规模医学语料训练，显著提升了临床自然语言处理任务的性能。GatorTron 模型的训练过程主要包括数据准备与预处理、模型架构设计与初始化、设计训练目标与优化策略、验证模型效果四部分，各部分的技术细节与相关参数总结如表 4-2 所示。

表 4-2　GatorTron 模型的技术参数总结

模型建立过程	主 要 内 容	技术细节与相关参数
1. 数据准备与预处理	1. 基础清洗：删除空/重复记录，统一 UTF-8 编码，过滤非法字符； 2. 特殊字符归一化(如 & → &，\xa0 → 空格)； 3. 分词与句子边界检测； 4. 去标识化(符合 HIPAA)	主要数据：UF Health IDR 的临床记录(2011—2021年)，覆盖 126 个科室、约 200 万患者、5000 万次就诊(住院、门诊、急诊)。 补充数据： 1. MIMIC-Ⅲ 临床语料(5 亿词)； 2. PubMed(生物医学文献，60 亿词)； 3. 维基百科(通用文本，25 亿词)
2. 模型架构设计与初始化	基于 Megatron-LM 的 BERT(双向 Transformer)架构	GatorTron-base：3.45 亿参数； GatorTron-medium：39 亿参数； GatorTron-large：89 亿参数
3. 设计训练目标与优化策略	1. 掩码语言建模(MLM)， 2. 句子顺序预测(SOP)	MLM：掩码与真实标签的交义熵损失； SOP：二分类交叉熵损失
4. 验证模型效果	在以下任务上进行微调： 1. 临床概念抽取； 2. 关系抽取； 3. 语义文本相似性； 4. 自然语言推理； 5. 医学问答	分类任务：交叉熵损失； 回归任务：均方误差损失

GatorTron-large 发布时是当时医学领域里最大的基于 Transformer 架构的大语言模型了，其在所有五项临床任务(临床概念提取、临床概念关系提取、语义文本相似性、自然语言推理、医学问答)中都优于同时代的生物医学类的大语言模型。例如，GatorTron 模型在语义文本相似性和自然语言推理任务上的最高准确率分别达到了 0.8903 和 0.9020，高于 BioBERT 和 ClinicalBERT 约 2～10 个百分点。尽管 GatorTron 在医疗领域多项任务中取得了显著的评估成绩，但 GatorTron 本身也存在很多局限性，例如，其无法从复杂长文本中识别关键信息。此外，预训练过程需要消耗大量计算能力，预训练一个 8.9 亿参数版本的 GatorTron 需要 992 块 A100 GPU 运行 6 天时间，这已经超过大多数医疗机构和实验室的现有设备能力。随着近年来模型架构的不断增大，如果对照 GPT-3.5 的 1750 亿参数重新预训练同规模的 GatorTron，其训练时间将增加 4 万倍！Gatortron 模型也不具备跨模态的能力，该模型只能处理文本数据，而不能处理影像学资料。

4.1.4　微调技术(Fine-Tuning)

由于从头预训练一个医疗大模型既昂贵又耗时，因此研究人员提出了用医学数据对通用大模型的权重参数进行微调的技术，利用该技术可以在不改变通用大模型的主体结构与通用能力的基础上，学习到医学领域的专业知识，从而建立一个医疗大模型。使用微调技术需要先选择一个通用大模型，这类模型称为基座大模型。中小型机构和实验室由于算力有限，多选择在开源基座大模型上进行微调，而拥有巨量算力的公司则可在自家开发的闭源基座大模型上进行微调。

根据微调技术所需要更新的参数量规模分类，可以将微调技术分为全参数微调（Full Parameter Fine-Tuning，FPFT）和参数高效微调（Parameter-Efficient Fine-Tuning，PEFT）。FPFT 和 PEFT 都使用基座大模型的权重参数值作为初始化参数值，FPFT 技术在特定领域如医学领域的大量无标记或有标记数据集上继续训练，更新基座大模型的全部参数；而 PEFT 技术则是期望用更少的资源完成模型参数的更新，其策略包括只选择性更新一部分参数（如只训练最后一层神经网络的参数或某几个特定层神经网络的参数），或通过某种结构化约束如稀疏化约束或低秩近似约束来减少微调的参数数量。

根据微调技术的优化目标来分类，则常用的微调技术可分为有监督微调（Supervised Fine-Tuning，SFT）、指令微调（Instruction Fine-Tuning，IFT）、直接偏好优化（Direct Preference Optimization，DPO）技术、基于人类反馈的强化学习（Reinforcement Learning from Human Feedback，RLHF）技术、基于 AI 反馈的强化学习（Reinforcement Learning from AI Feedback，RLAIF）技术等。不同的医疗大模型可能会使用上述方法中的一项或多项微调技术。当前多数医疗大模型都是在通用大模型上进行微调得到的。表 4-3 总结了不同微调技术的主要特点，这些技术在监督信号来源、核心目标、数据需求、复杂度和典型应用场景等方面各有特点。

表 4-3　不同微调技术的特点比较

技术类型	SFT	IFT	DPO	RLHF	RLAIF
监督信号来源	人工标注输入-输出对	人工标注指令-响应对	人类/AI 标注偏好对	人类标注偏好+奖励模型	AI 生成的偏好数据
核心目标	任务特异性能力	泛化指令遵循能力	直接对齐人类偏好	复杂价值观对齐	自动化价值观对齐
数据需求	高质量标注数据	多样化指令数据	成对偏好数据	大量偏好数据+奖励模型训练	AI 标注的偏好数据
复杂度	低	中	中	高	高
典型应用场景	领域适配（如医疗问答）	通用对话模型初步微调	替代 RLHF 的简化方案	安全敏感的对话模型	低成本规模化对齐

本节主要介绍有监督微调、指令微调和基于强化学习的微调等技术。

1. 有监督微调（Supervised Fine-Tuning，SFT）

有监督微调可以看作一种持续预训练（Continual Pre-Training，CPT）技术，即使用大规模高质量的医学语料库，如医患对话、医学问答、临床文献等数据集，在基座大模型上按照原有的训练目标对模型的参数进行微调。根据所使用的训练数据集的规模大小，有监督微调技术既可以调整模型的全部参数，也可以结合 PEFT 技术，只调整模型的部分参数。通过有监督微调技术可以让基座大模型学习到丰富的医学知识，从而将其转变为专业的医疗大模型。

2. 指令微调（Instruction Fine-Tuning，IFT）

指令微调技术是一种以训练通用大语言模型服从人类指令为主要训练目标的技术。指令微调技术可以被视为有监督微调技术的一种特殊形式，但它们在数据构造和训练优化目标上依然有差别。在数据构造上，指令微调在有监督微调的二元数据结构（输入，输出）上增加了包含详细说明和要求的指令，从而构成三元数据结构（指令，输入，输出）。该指令数据集需要有较高的质量和较广泛的多样性，例如，在指令中包含详细的医疗说明、广泛的医疗场景描述等。在训练优化目标上，有监督微调侧重于通过持续的预训练将医学知识注入通用大模型，提高模型理解医学文本和准确预测下一个词元的能力。而指令微调技术则旨在提高模型的指令跟随能力（即让模型遵循人类命令，将大模型的行为与领域相关的行为和价值观对齐），这不仅能提高模型的多轮对话能力，还能提高模型响应人类复杂指令的能力。例如，让模型针对特定医疗场景的指令如"将临床报告改写为患者易懂版本"，做出合适的回答。由于有监督微调技术和指令微调技术都能够提高模型性能，因此许多研究工作也将它们结合起来以获得更加稳健的医疗大模型。指令微调训练数据集中的"指令"代表模型需要，"输入"代表模型可以学习的内容，"输出"则代表模型遵循指令所给出的期望输出。

3. 基于强化学习的微调（Reinforcement Learning-based Fine-Tuning）

基于强化学习的微调技术是一种基于强化学习算法的微调方法，其目标是通过人类反馈来优化大语言模型的生成质量。基于强化学习的微调的核心在于引入奖励模型（Reward Model）以评估生成结果的合理性，并通过强化学习策略（如 PPO 算法）调整模型参数，使大语言模型的生成内容更符合人类偏好。基于强化学习的微调要求的微调数据集与 SFT 相比，需要在二元数据结构（输入，输出）的基础上增加一个奖励评分的数据维度，即构成三元数据结构（输入，输出，奖励评分）。RLHF 和 RLAIF 都是基于强化学习的微调技术的变种，前者依赖人类专家标注回答的奖励评分，而后者则是由 AI 模型自动生成奖励评分。RLHF 的训练过程一般经历三个阶段：首先通过 SFT 对基座大模型进行微调，然后根据强化学习微调数据集训练一个奖励模型，最后通过强化学习的优化算法如 PPO 算法优化大模型的回答策略。

4.1.5 基于参数微调技术的医疗大模型案例分析

2023 年 5 月，Google Research 的 Med-PaLM 2 模型成为第一个达到人类专家水平的医疗大模型。在 Med-PaLM 2 模型的构建过程中，Google Research 聘请了多位人类医生，基于多个医学问答数据集构建了一套覆盖医师执照考试和临床专家会诊等多个医疗场景的指令数据集，在该数据集上基于指令微调技术、结合提示词策略（Prompting Strategy）对 PaLM 2 模型进行参数微调，建立了 Med-PaLM 2 模型。Med-PaLM 2 能够正确回答 USMLE 的多项选择题和开放式问题，并对答案进行推理，准确率高达 86.5%，大幅超越了 Med-PaLM 及 GPT-3.5。

2023 年，由深圳大数据研究院联合香港中文大学共同开发的华佗 GPT，采用了有监督微调技术、结合基于人类和 AI 的混合反馈强化学习（RLMF）微调技术，在国产基座大模型 Baichuan-7B 上进行了微调，在多个数据集上的评估分数都高于同时期的其他大模型，如 ChatGPT。华佗 GPT 优化了与用户的医学问答对话流程，例如，ChatGPT 在用户提出医学问题后会直接给出回答，而华佗 GPT 则会继续询问用户是否有其他症状。华佗 GPT 的后继版本第二代华佗 GPT 则成功通过了包括中国国家执业药师考试在内的几乎所有的医疗资格考试。最新版本的华佗 GPT-o1 还增加了医学推理功能。

4.1.6　提示词微调（Prompt-Tuning）

提示词微调在部分文献中与提示词工程（Prompt Engineering）是同义词，指通过调整输入文本中的提示词（Prompt）模板以引导大模型生成期望的输出，通常不修改模型参数，不需要标注数据，适合于小样本/零样本场景。由于提示词微调不修改模型参数，对计算能力要求不高，因此常被中小型机构和个人用来测试通用大模型在各个垂直领域的应用能力。

医疗领域中存在大量的医学术语和独特的语言表述，因此通过提示词工程来设计、优化提示词模板，引导通用大模型从复杂的医学文本中生成符合医疗场景的输出，可以为建立医疗大模型直接应用提供一个新的方法。例如，有研究表明，不同的提示词模板在不同模型中具有不同的效果，而适当的提示词模板可以提高对专业医学问题回答的准确性。

2023 年 11 月，微软研究院在预印本网站上的论文中指出：无须专门使用领域专业知识，无须专家策划的内容，使用根据几种提示策略的组合而构造的 Medprompt 提示词工程，即可增强 GPT-4 的性能。Medprompt 提示词工程增强的 GPT-4 在 MultiMedQA 数据集中的所有 9 个基准数据集上均取得了当时最先进的结果，性能优于 Med-PaLM 2 等医疗大模型，对模型的调用减少了一个数量级；使用 Medprompt 指导 GPT-4 在 MedQA 数据集（USMLE 考试）上的错误率降低了 27%，并首次超过 90%的分数。

医疗提示词工程是一个新兴领域，在增强临床应用方面具有巨大潜力，通过构建合适的提示词模板，可应用于多个医疗场景，如医学文本分类、医学命名实体的识别和关系提取、生成固定格式的文本如电子病历和办公文档等。目前，国内多家接入 DeepSeek 本地部署的医院大多采用了"DeepSeek + 本地医学数据 + 公共医学知识图谱 + 提示词工程"的融合方案。此外，提示词微调在利用通用大模型合成数据方面与建立不同类型的 Agents 方面也都有所应用。

4.1.7　多模态技术

多模态大语言模型（Multimodal Large Language Models，MLLM）是结合了大语言模

型和视觉模型的新兴技术，旨在处理和理解多种模态的数据，如文本、图像、音频等。当前的医疗数据本身就包含了多种模态数据，如医疗影像的图片数据、电子病历的文本数据、听诊过程产生的音频数据等。因此，将多模态大语言模型应用到医学领域，构建一个能灵活编码、整合和解读各种类型数据的通用型人工智能系统，能更好地实现从科学发现到医疗服务交付等适应各类场景的应用。

多模态大语言模型中最重要的问题是多模态对齐问题，即通过各种技术手段，实现不同模态数据（如图像、文本、音频等）在特征、语义、时间维度、空间维度或最终表示层面上的匹配与对应。在构建多模态医疗大语言模型的过程中至少需要三个关键模块：基座大模型模块、视觉编码器模块和模态对齐模块。

多模态大语言模型通过集成视觉编码器（Vision Encoder）或音频编码器（Audio Encoder）等编码器模块来扩展大模型的输入数据类型，从而为基于文本的大语言模型配备视觉或语音功能。简单来说，视觉编码器可以看作一个经过合理设计的非线性函数转化器，用于有效地提取原始图片的特征信息。模态对齐模块用于将视觉特征与其他模态（如文本）映射到同一语义空间，实现跨模态交互。常用的视觉编码器有 ResNet 编码器、ViT 编码器和 CLIP-ViT 编码器等。常用的模态对齐技术有投影对齐技术、嵌入对齐技术、提示增强技术等。在构建多模态医疗大语言模型时，优化编码器模块和模态对齐模块是一种比扩大模型参数规模更具成本效益的策略，尤其是在计算资源受限的情况下。

2024 年 5 月，谷歌发布的基于 Gemini 构建的 Med-Gemini 就是一个典型的多模态医疗大语言模型。Med-Gemini 模型的微调流程、基本架构与应用方向如图 4-1 所示。该模型可接收多种类型的数据，如影像检查图片、病理组织检查报告、基因组学测序数据等，不同模态的数据映射到一个统一的向量空间中，经过 Med-Gemini 处理后，可应用于医学文本分类、视觉问题问答、病理报告生成、多基因风险预测等任务中。

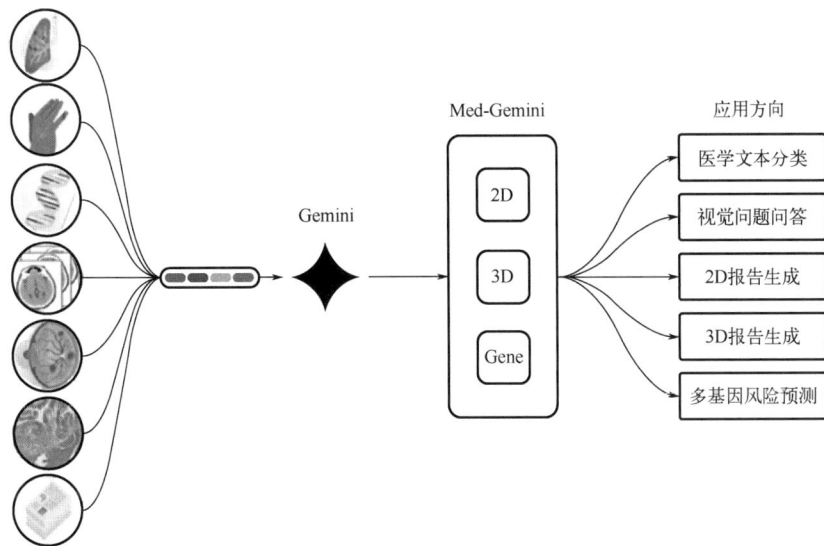

图 4-1　Med-Gemini 模型的微调流程、基本架构与应用方向

4.2 医疗大模型应用场景

为了积极推进卫生健康行业"人工智能+"的应用创新发展，2024 年 11 月，中国国家卫生健康委、国家中医药局、国家疾控局三部门联合印发了《卫生健康行业人工智能应用场景参考指引》，该指引将医疗领域的人工智能应用场景划分为 4 个主要行业和 13 个子领域。如图 4-2 所示，这 4 个主要行业包括医疗服务管理、基层公卫服务、健康产业发展和医学教学科研，13 个子领域则包括医疗服务、医药服务、医保服务、中医药管理服务、医用机器人、药物研发和中医药产业等。本节将选择其中 6 个场景进行详细介绍，这些场景包括智能预问诊、健康管理、智能医学教育、智能医学科研、药物研发和医学影像智能辅助诊断。

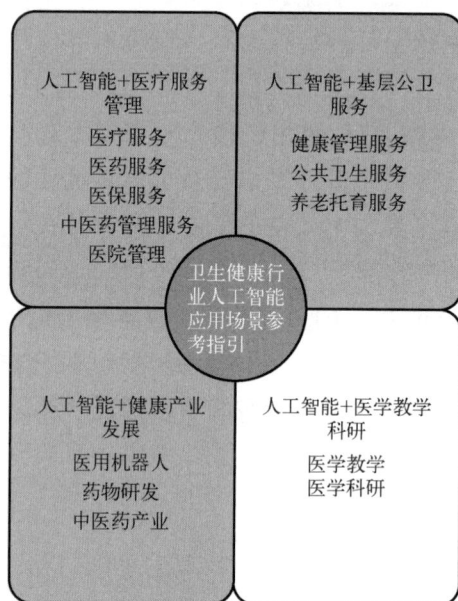

图 4-2 卫生健康行业人工智能应用场景参考指引

4.2.1 智能预问诊

当前我国的医疗资源分布极不均衡，在一些综合性大医院由于病患多而医生少，经常出现患者"排队 1 小时，问诊 2 分钟"的现象。智能预问诊(Intelligent Pre-Consultation，IPC)能利用患者在候诊室等待的时间，根据不同临床专科问诊要求，利用语音识别、自然语言理解、图像识别等人工智能技术，通过人机交互引导患者完成症状、现病史、既往史、辅助检查结果等临床信息采集，帮助患者提前梳理症状，生成格式标准、内容准确的病史文书，形成初步诊断报告推送给医生，供医生在书写病历时参考和引用，帮助医生快速了解患者基本病情，减少电子病历录入时间，增加与患者交流病情的时间，从而达到提高诊疗效率、提升医疗质量的目的。

图 4-3 显示了某智能预问诊产品的工作流程，其服务内容可以覆盖综合医院的全部常见科室，提供针对绝大部分常见疾病和症状的预问诊服务。智能预问诊的工作流程如下：患者可以在该产品的合作医院门诊处挂号后追加预问诊服务，或者在候诊厅等待过程中通过扫码/触屏方式进行预问诊。预问诊时，聊天机器人将模拟医生问诊思路主动采集患者病症信息并生成智能电子病历，该病历可同步至医生端 HIS 系统，由医生进行手动干预和编辑。智能预问诊服务除提供线下合作医院外还提供互联网医院进行在线问诊，使得患者可足不出户地针对一些常见病症进行问诊和治疗。

① 医院门诊　　　　　　　　　　　　② 互联网医院在线问诊

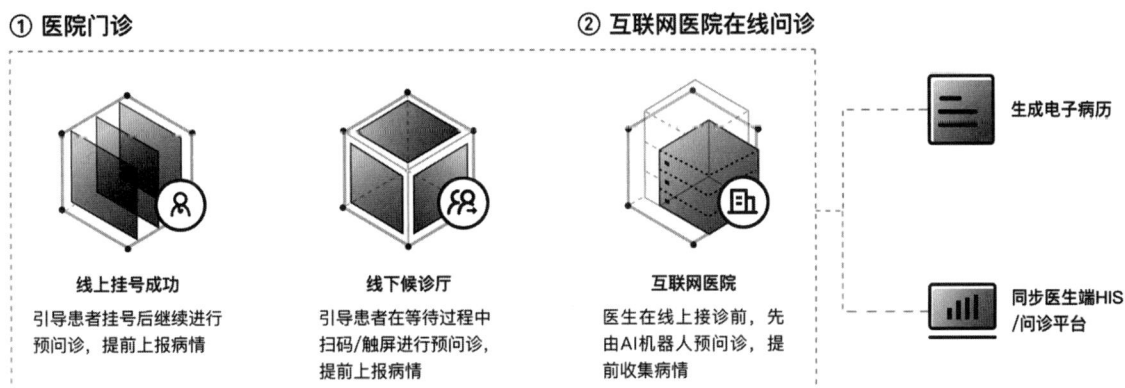

线上挂号成功
引导患者挂号后继续进行预问诊，提前上报病情

线下候诊厅
引导患者在等待过程中扫码/触屏进行预问诊，提前上报病情

互联网医院
医生在线上接诊前，先由AI机器人预问诊，提前收集病情

生成电子病历

同步医生端HIS/问诊平台

图 4-3　某智能预问诊产品的工作流程

目前有不少大型综合性医院基于开源大模型建立了自己的预问诊系统，并将其应用范围延伸到包括智能导诊、问诊、病历生成等在内的多个医疗场景。以南京鼓楼医院为例，鼓楼医院部署了 DeepSeek-671B 和 DeepSeek-32B 版本，研发了自适应调用的智能体（Agent），可应用于智能问诊、病历生成、数据治理等场景（如图 4-4 所示）。运用 AI 智能导诊功能，患者只需简单单击人体模型图，手动或语音输入基本症状，系统即可迅速分析并精准推荐合适的科室与医生，患者可自主选择，实现"一键挂号"。AI 智能导诊功能上线后新增用户 10.2 万人次，累计访问达 32.6 万人次，共计 7.2 万人次导诊，导诊准确率达 86%，人均使用时长 1.065 分钟。此外，智能客服的引入则突破了传统客服的时空局限，实现 7×24 小时智能响应。智能客服可支持语音、文字、图片多模态交互，对于常见就医问题智能客服都能精准响应，尤其适用于视障人士及不便使用文字的特殊群体，这类人群可通过语音完成全流程咨询，为患者带来了极大便利。

4.2.2　健康管理

健康管理大模型是基于大模型技术的医疗健康管理系统，通过整合多来源的健康数据、大模型算法和医学知识库，为个体及群体提供全周期、个性化、智能化的健康管理服务。健康管理的核心目标是通过数据驱动的方式优化健康决策，实现从疾病预防到康复管理的闭环服务。健康管理的范围非常广泛，如根据人群分类，可分为老年人健康管理、孕妇健康管理、儿童健康管理等；根据管理的要素进行分类，可分为生活方式健康管理、心理健康健康管理等；根据疾病专项分类，则可分为慢性病健康管理、重大疾病健康管理等。

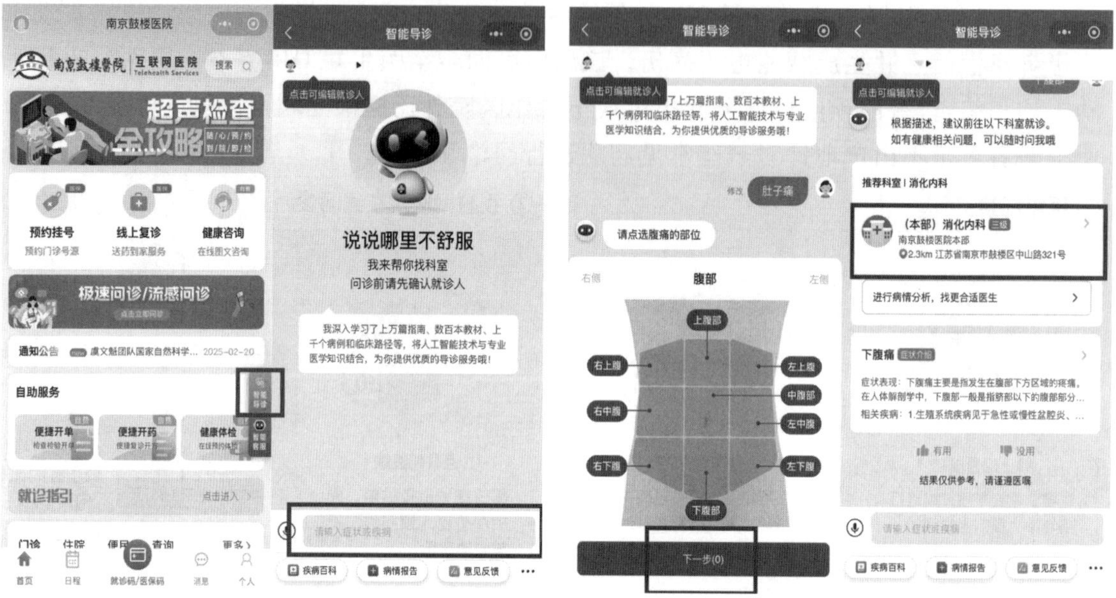

图 4-4　南京鼓楼医院大模型 Agent 的工作流程与智能导诊服务示意图

2025 年 2 月 21 日，国家儿童健康与疾病临床医学研究中心、国家儿童区域医疗中心、浙江大学医学院附属儿童医院，正式发布全国首个出生健康管理大模型 CHANGE（Committed to Healing and Nurturing Growth for Every Newborn）。图 4-5 显示了 CHANGE 大模型的对话界面。CHANGE 大模型是国内首个针对儿童的涵盖结构畸形、功能异常、新生儿罕见遗传性疾病等的 AI 预测模型。CHANGE 大模型基于 DeepSeek 模型，整合了基因、代谢、心音等多模态数据，以降低出生缺陷发生率为主要健康管理目标，构建了出生缺陷防控"精准筛查—智能诊断—全程管理"的闭环系统。CHANGE 大模型所使用的数据来自于浙大儿院自 1999 年开始积累的新生儿筛查病例数据库。研究人员介绍，CHANGE 大模型的应用，可以让基层筛查准确率提升 60%，复杂先心病诊断准确率提升至 95.3%，诊断周期缩短 70%。

4.2.3　智能医学教育

智能医学教育是人工智能技术与医学教育深度融合的新型教育模式，旨在利用智能化工具重构医学人才培养体系，实现教育资源的精准匹配，教学过程的个性化适配及临床实践的无风险模拟。智能医学教育的目标主要是解决传统医学教育的资源不均、实践不足、知识更新滞后等痛点。广义上的医学教育除了面向医学生外，还应当包括面向非医学生的医疗从业人员的医学专业知识教育和面向一般人群的医学科普知识教育等内容。

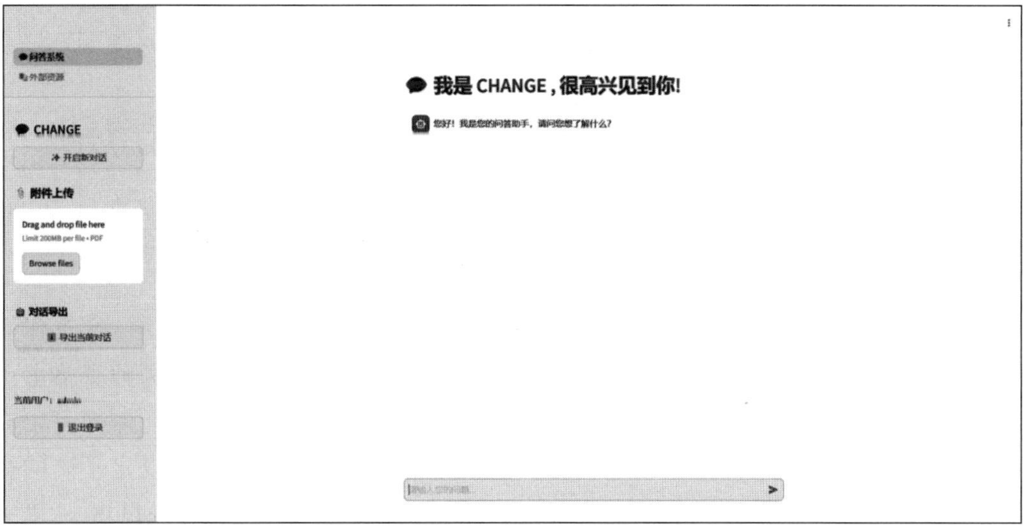

图 4-5　CHANGE 大模型的对话界面

将医疗大模型应用于智能医学教育，可提升医学教育质量与教学效率，为学生个性化学习提供指导。医疗大模型可根据医学课程的需求，生成与之匹配的教材、讲义和案例分析等材料，从而极大地丰富了教学资源库并降低了教师的工作量；医疗大模型也可通过提供智能答疑、学生个性化学习推荐等服务，显著提升教学效率与效果，加速教学进程；此外，医疗大模型还能生成医学测试评估题库，辅助教师进行作业批改与意见反馈，为学生提供客观全面的评价及量身打造的学习建议。

医疗大模型不仅可以进行教学模式的创新，还可以推动提高医学教育的公平性，推进医学教育的持久化。医疗大模型有助于缓解医学教育资源在不同省份之间、城市与乡村之间、不同院校之间的不均衡问题，通过网络化、数字化的方式，医疗大模型可将优质医学教育资源推广到边远地区和基层医学教育机构，提升医学教育的普惠性和公平性；而医学生在毕业成为医生之后，也可以利用医疗大模型打造个人的终身学习工具，以弥补学校教育与实际医学工作之间的知识更新差距。

这里我们以"厚道（MedSeek）医学教育大模型"为例讲解其如何助推医学生的学习。图 4-6 显示了 MedSeek 的 AI 智能体广场，MedSeek 是 2025 年 2 月由北大医学-超星数智教育联合实验室发布的一款医学教育大模型，其基座大模型是 DeepSeek 模型。MedSeek 包括"通用"和"医学"两个版本，均提供多模态模型选择。目前 MedSeek 已经构建了基于多个医学教育场景的 AI 智能体，如临床医学思维训练助手、执业医师资格考试陪练、模拟问诊机器人、SP 培训-腹痛等。MedSeek 在全国医学教育发展中心平台上向全国医学院校的师生开放接口，读者可通过手机号码进行注册并使用。

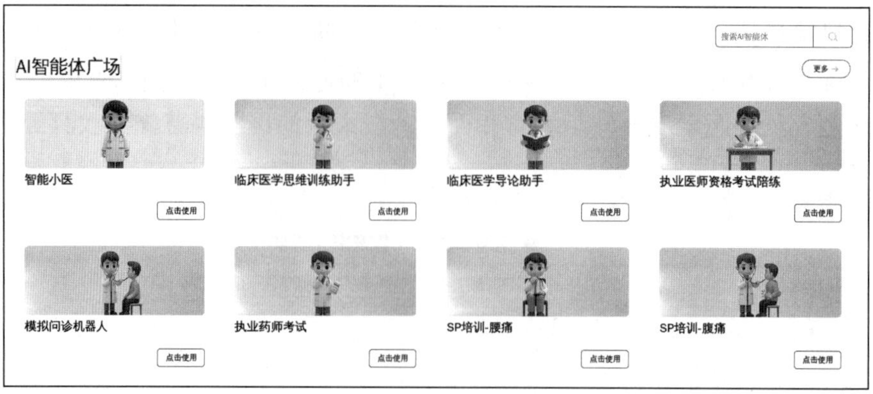

图 4-6 MedSeek 的 AI 智能体广场

MedSeek"执业医师资格考试陪练"智能体是一个可以生成模拟试卷、批改作业、提供参考答案与解析过程的教学辅助助理，它可用于辅助用户备考执业医师资格考试。当用户输入命令"生成模拟试卷"之后，"执业医师资格考试陪练"智能体即可生成一份难度和范围大致相当于执业医师资格考试的模拟试题，用户也可通过设定不同的提示词模板来有针对性地选择自己的薄弱环节设计相关试题。表 4-4 显示了 MedSeek"执业医师资格考试陪练"智能体所生成的模拟试题及参考答案解析（采用默认提示词，每个类型随机选取了一个试题用于展示）。

表 4-4   MedSeek"执业医师资格考试陪练"智能体所生成的模拟试题与参考答案解析

题 目 类 型	题 目 内 容	参 考 答 案 解 析
一、选择题	患者男性，55 岁，因持续胸痛、呼吸困难 2 小时入院。查体：血压 90/60mmHg，心率 120 次/分，双肺可闻及湿啰音。心电图示：ST 段明显抬高。该患者最可能的诊断是： A. 心绞痛 B. 急性心肌梗死 C. 心力衰竭 D. 心律失常 E. 心肌炎	B（急性心肌梗死） 解析：患者持续胸痛、呼吸困难，血压下降，心率增快，双肺湿啰音，心电图示 ST 段明显抬高，为急性心肌梗死的典型表现。 知识点回顾：急性心肌梗死的临床表现和心电图特点
二、简答题	简述心绞痛的疼痛特点	解析：心绞痛常表现为发作性胸痛，多位于胸骨体中上段之后，可波及心前区，常放射至左肩左臂内侧，疼痛性质常为压迫、发闷或紧缩性，也可为烧灼感，但不像针刺或刀扎样锐性痛，偶伴濒死感，疼痛常发生于劳力负荷增加时，持续数分钟至十余分钟，多为 3～5 分钟，休息或用硝酸酯类制剂后疼痛可缓解。 知识点回顾：心绞痛的疼痛特点
三、病例分析题	患者男性，60 岁，因活动后气短、双下肢水肿 1 个月就诊。查体：血压 150/90mmHg，心率 90 次/分，律齐，双肺底可闻及湿啰音，双下肢中度凹陷性水肿。心电图示：窦性心律，ST-T 改变。请分析该患者的诊断及可能的治疗方案	治疗方案：控制血压，利尿，减轻心脏负荷，改善心功能。具体药物可选用 ACEI 或 ARB 类药物降压，利尿剂减轻水肿，β 受体阻滞剂改善心功能。 解析：患者高血压，活动后气短、双下肢水肿，双肺底湿啰音，心电图 ST-T 改变，提示高血压合并心力衰竭。 知识点回顾：高血压和心力衰竭的诊断及治疗方案

目前 MedSeek 所给出的试题中，选择题的干扰项容易识别，简答题侧重于单一知识点的复现，病例分析题的临床情景结合较为简单，给出的参考答案和解析基本正确且完整，对于题目所考查的知识点也给出了回顾与总结。需要注意的是，执业医师考试的部分试题更注重临床应用和综合分析能力，对于这一部分试题的模拟生成，仍需对 MedSeek 进行一些调试工作。

MedSeek "临床医学思维训练助手" 智能体是一个医学案例生成助手，可以根据用户输入的疾病类型和难度（住院医-简单，主治-中等，主任-困难，专家-疑难杂症）生成相关病例。用户需要根据 MedSeek 生成的病例选择合适的检查方案或治疗方案，每一次选择都会促使 MedSeek 生成一段新的文本以描述患者的治疗进展，用户需要根据新文本做出相关治疗方案的调整，这一过程可能持续数个回合，直到患者完成治疗。表 4-5 显示了 MedSeek "临床医学思维训练助手" 智能体所生成的一段案例分析（节选部分对话）。

表 4-5　MedSeek "临床医学思维训练助手" 智能体所生成的案例分析（节选）

对 话 主 体	输入/输出文本
MedSeek	嗨，你好！我是医学案例生成助手，我会根据你输入的疾病难度和种类，生成相关病例，您将扮演急诊室医生救死扶伤。其中难度分为：住院医（简单）-主治（中等）-主任（困难）-专家（疑难杂症）。 如果你想结束问答过程，请输入：结束并进行总结。 如果你想重新开始，请输入：重新开始。 请输入疾病种类和难度
用户	十二指肠溃疡，主治
MedSeek	患者背景： 姓名：林×× 年龄：38 岁 职业：广告公司文案策划 过往病史：有慢性胃炎病史 3 年 家族史：父亲曾患胃溃疡 性格特质：急躁易怒 患者自述：近半个月反复出现上腹部疼痛，多在空腹时发作，疼痛呈钝痛、胀痛，有时还伴有反酸、嗳气，今天疼痛格外剧烈，实在受不了就来医院了。在初步了解了林××的症状后，你需要决定首先进行哪项检查来快速定位问题。请选择： 　A. 胃镜检查及活检，可直接观察胃和十二指肠内部情况，确定病变位置、性质，并可取组织做病理检查明确病因。 　B. X 线钡餐检查，通过口服硫酸钡造影剂，利用 X 线检查胃肠道形态，有助于发现溃疡龛影等病变。 　C. 幽门螺杆菌检测，因为很多消化性溃疡与幽门螺杆菌感染密切相关，明确是否存在该菌感染对治疗方案制定很关键。 　D. 腹部超声检查，可观察肝脏、胆囊、胰腺等腹部脏器情况，排查是否存在其他腹部疾病引发类似症状。 　你的选择是：
用户	B
MedSeek	选择 X 线钡餐检查这个思路有一定道理哦。X 线钡餐检查对于一些无法耐受胃镜或者不愿意接受胃镜检查的患者来说，是一种可以辅助诊断十二指肠溃疡的手段，它能够显示出十二指肠部位的充盈缺损等间接影像来提示溃疡的存在。 　不过呢，目前虽然它能从一定程度上反映十二指肠的形态，但相比之下，胃镜检查更为直观准确，可以直接看到溃疡的大小、位置、深度及表面情况，并且能取组织做病理检查排除恶性病变。所以在现代临床诊断十二指肠溃疡方面，胃镜检查是更优先推荐的方式。

对话主体	输入/输出文本
MedSeek	现在新的问题来了：若 X 线钡餐检查显示十二指肠球部有一龛影，接下来为进一步明确溃疡的良恶性，你应该怎么做？ 　A. 再次进行 X 线钡餐复查，对比前后变化。 　B. 进行腹部 CT 平扫加增强扫描，看周围组织情况。 　C. 还是改为进行胃镜检查并取组织活检。 　D. 先按常规溃疡治疗一段时间后再评估。 　你的选择是：
用户	C
MedSeek	非常棒！你的选择十分正确。的确，虽然 X 线钡餐检查能发现十二指肠球部的龛影，但要确切判断溃疡的良恶性，胃镜检查并取组织活检才是"金标准"。通过胃镜不仅能清晰直视溃疡病灶的具体特征，而且获取的组织样本进行病理检查可以精准鉴别病变是良性还是恶性，这对于后续制定恰当的治疗方案至关重要。 　接下来新的问题出现啦：在给患者进行胃镜检查过程中，发现十二指肠球部前壁有一直径约 1.2cm 的溃疡灶，周边黏膜充血水肿明显，此时你考虑下一步最应关注的是什么？ 　A. 溃疡底部血管情况，警惕出血风险。 　B. 测量溃疡深度，预估穿孔可能性。 　C. 查看胃内其他部位有无并发溃疡。 　D. 观察幽门情况，判断有无梗阻迹象。 　你的选择是：
用户	A
MedSeek	你的选择很准确！十二指肠溃疡容易侵犯血管引起出血，尤其是溃疡底部的血管情况确实需要重点关注。当溃疡周边黏膜充血水肿明显时，局部组织比较脆弱，血管更容易受到侵蚀破裂而导致大出血，这是十二指肠溃疡较为常见且严重的并发症之一，提前做好评估和防范意义重大。 　下面进入下一个问题：假设经过检查确诊为十二指肠溃疡伴少量渗血，在给予常规抑酸护胃治疗后，患者仍间断有黑便现象，此时你认为首要采取的措施是什么？ 　A. 加大抑酸药物剂量。 　B. 立即安排输血治疗。 　C. 进行内镜下止血操作。 　D. 调整饮食结构，给予流食。 　你的选择是：
用户	D
MedSeek	选择 D 相对来说不是当前最为关键的举措哦。虽然调整饮食结构，给予流食在一定程度上有助于减少胃肠道负担，但面对患者在常规治疗后仍间断有黑便这种持续出血的情况，单纯调整饮食难以有效解决根本问题。 　在这种情况下，我们需要积极采取措施控制出血。加大抑酸药物剂量（A 选项）有可能通过提高胃内 pH 值促进凝血，但效果可能有限；立即安排输血治疗（B 选项），前提是患者存在明显的失血性贫血甚至休克等需要紧急输血纠正的情况，题干未提及这些严重状况；而进行内镜下止血操作（C 选项）是比较合适的做法，在内镜下可以直接找到出血点，并采用多种方法如喷洒止血药物、电凝止血等迅速有效地止住出血，从而缓解患者的症状。 　现在新的问题来了：经过内镜下止血成功后，为防止十二指肠溃疡复发，针对该患者，以下哪种治疗策略最为重要？ 　A. 长期服用胃黏膜保护剂。 　B. 根除幽门螺杆菌治疗（若检测结果为阳性）。 　C. 定期复查胃镜。 　D. 保持规律作息和清淡饮食。 　你的选择是：

对 话 主 体	输入/输出文本
用户	B
MedSeek	你的选择完全正确！大量研究表明，幽门螺杆菌感染是十二指肠溃疡发病的重要原因之一。如果检测结果显示患者幽门螺杆菌阳性，根据幽门螺杆菌治疗对于预防溃疡复发起着关键作用。许多十二指肠溃疡患者在成功根除幽门螺杆菌后，溃疡复发率显著降低。 疾病介绍： 十二指肠溃疡是指发生在十二指肠部位的消化道溃疡，主要由胃酸分泌过多、幽门螺杆菌感染和胃黏膜保护作用减弱等因素引起。典型症状为上腹部疼痛，具有节律性，常常在空腹时发作，疼痛性质多样，包括钝痛、胀痛、灼痛等，还可能伴有反酸、嗳气、恶心、呕吐等消化不良症状。若不及时治疗，可能引发出血、穿孔、幽门梗阻等严重并发症。 急诊复盘： 患者因反复上腹部疼痛前来就诊，最初选择 X 线钡餐检查虽未能直接确诊但提示了十二指肠病变方向，随后明智地改为胃镜检查明确了溃疡灶及少量渗血情况。在治疗过程中，面对持续黑便果断采取内镜下止血措施，最后又正确认识到根除幽门螺杆菌(若阳性)对预防复发的重要性，整个急诊处理过程逐步深入，决策基本正确。 过程中的失误： 前期选择 X 线钡餐检查作为首选检查并非最佳方案，可能会耽误一定诊断时间，增加患者痛苦和潜在风险。胃镜检查凭借其直观性和能取组织活检的优势，应作为诊断十二指肠溃疡的第一选择。 正确流程： 对于疑似十二指肠溃疡患者，首先应建议进行胃镜检查及活检以明确诊断，同时进行幽门螺杆菌检测。若发现溃疡合并出血，根据出血情况采取相应措施，少量出血可先加强抑酸护胃治疗，若持续出血则应尽早进行内镜下止血。对于幽门螺杆菌阳性患者，须进行规范的根除治疗。 病情注意事项： 患者在日常生活中要注意规律饮食，避免食用辛辣、刺激性食物，戒烟戒酒，尽量避免使用非甾体类抗炎药等损伤胃黏膜的药物。保持心情舒畅，避免精神紧张和焦虑，因为情绪波动也可能影响胃肠功能诱发溃疡发作。 如何预防： 养成良好的饮食习惯，定时定量进餐，避免暴饮暴食。注意饮食卫生，不吃不洁食物，提倡公筷、公勺和分餐制，减少幽门螺杆菌传播机会。适当运动，增强体质，保持良好心态，规律作息，避免熬夜。 如何发现： 关注自身症状，若经常出现空腹时上腹部疼痛，尤其疼痛呈现周期性、节律性发作，同时伴有反酸、嗳气等消化不良症状，应高度怀疑十二指肠溃疡可能，须及时就医进行相关检查。 发作后如何应对： 发作时应立即休息，避免剧烈活动。可适量饮用温水或吃些易消化食物缓解疼痛。若疼痛持续不缓解或加重，出现呕血、黑便、头晕乏力等症状，提示可能出现严重并发症，须尽快前往医院急诊科或消化内科就诊

在表 4-5 中，用户在第一次选择检查方案时采用了 X 射线钡餐检查，而非此时最佳方案的胃镜检查，MedSeek 在复盘时给出了用户该选择的失误提醒与解释。MedSeek "临床医学思维训练助手"智能体可帮助医学院校学生学习到从简单疾病到疑难杂症的丰富案例，这对全科医生和偏远地区教育资源不够丰富的医学生尤其重要，他们可能在学习和工作中难以遇到多样化的案例资料。

通过使用合适的提示词模板，用户也可以利用其他通用大模型如 DeepSeek、ChatGPT 等进行个性化定制，生成难度和内容上适合自己学习的材料。智能医学教育正从工具辅助转向体系重构，其本质是利用技术赋能实现医学教育的精准化、普惠化与终身化。未来的医学教育将从教师向学生灌输知识的教育模式，转变为以学生为中心的自主学习模式，医学生需要学会掌握合适的 AI 工具生成个性化学习资料，建立个人的终身学习计划。

4.2.4　智能医学科研

北京时间 2024 年 10 月 9 日下午，瑞典皇家科学院正式揭晓了 2024 年诺贝尔化学奖获奖名单，其中一半授予 David Baker，以表彰其对计算蛋白质设计的贡献，另一半则共同授予 Demis Hassabis 和 John M. Jumper，以表彰其对蛋白质结构预测的贡献。Demis Hassabis 和 John M. Jumper 的主要工作是开发了蛋白质结构预测算法 AlphaFold，这是一个基于深度神经网络的人工智能算法，其中 AlphaFold 2 通过结合图网络与注意力机制（Transformer 架构的基础）实现了性能上的突破，在第 14 届蛋白质结构预测关键评估（CASP 14）中，GDT 得分达到 92.4 分，与 X 射线晶体学和冷冻电镜等试验技术相当。此后，AlphaFold 2 预测出超过 2 亿个蛋白质结构，被全球超过 190 个国家的 200 多万学者使用。

AI 算法两夺诺贝尔奖桂冠，不仅是对 AI 领域研究人员的认可，也是对 AI 工具在科学研究中占据愈发重要地位的认可。目前发展起来的众多 AI 工具或许会从根本上改变我们从事科学研究的方式。那么我们如何应用包括医疗大模型在内的工具来加速与临床相关的科学研究与试验呢？由于 AI 技术的快速发展，我们无法给出统一通用的实践框架，但是通过灵活组合不同工具与技术，可以在临床试验的各个环节如科学假设的提出、试验设计、患者招募、数据分析、结果汇总、论文撰写与投稿等，利用 AI 技术加速我们的研究过程。

例如，医疗大模型可用于自动提取试验结果。美国一家名为 IMO 健康的公司开发了一套 SEETrials 系统，该系统建立在 GPT-4 模型基础上，通过预处理—提示词工程—后处理三个步骤，实现了从肿瘤学临床试验摘要里提取试验结果中与安全性和有效性相关的信息，并转变为可计算的表格，从而实现自动化处理流程。这使得试验设计者能够快速了解其他研究人员如何设计试验及结果如何，并能定期更新结果从而为临床决策提供实时支持。

医疗大模型可用于帮助医生招募患者参加临床试验。美国纽约市哥伦比亚大学开发了 Criteria2Query 系统，可用于帮助医生找到符合参与临床试验项目要求的潜在患者。Criteria2Query 3.0 系统集成了三个 GPT-4 提示，分别用于概念提取、SQL 查询生成和推理，并建立了基于 Web 的界面，医生可用自然语言通过 Criteria2Query 系统输入纳入试验和排除试验的标准，或输入试验的识别号，Criteria2Query 系统在 GPT-4 的帮助下查询患者数据库以匹配潜在的候选者。另外，美国国立卫生研究院则开发了 TrialGPT 系统，通过大语言模型帮助患者匹配合适的临床试验。人类医生的对照试验结果表明，TrialGPT 可以将患者匹配的筛选时间缩短 42.6%。

当我们在使用 AI 工具辅助医学研究时，也应对所使用工具保持一定的警惕性，要通过多种手段验证 AI 工具给出的结果，避免生成虚假试验数据或错误引用。我们需要结合自己的专业知识判断医疗大模型所给出的科学假设和试验方案的可行性，避免陷入大模型的"幻觉"陷阱中。

医疗大模型正在重构科研范式，从"人工试错"转向"机器假设-人类验证"的新模式。研究者需掌握提示词工程（如细化约束条件、多模态输入）、结果可信度验证（对抗样本检测）等核心技能，方能在大语言模型时代保持科研竞争力。

4.2.5　药物研发

在药物研发领域，一种新药从最初的实验室发现到最终进入市场往往需要耗费 10 年以上时间和上亿美元的投入。因此，药物重定位（Drug Repurposing）工作，即寻找已上市药物的新适应证，成为近年来的一种新的药物研发策略。药物重定位的研发工作一般从庞大的药物库筛选开始，通过将药物化学结构、疾病基因表达谱、蛋白质互作网络、生物信号通路等众多数据库进行关联分析，筛选潜在的药物靶点。而药物库中巨大的药物数量和生物信号通路的复杂性使得单纯依靠人力难以高效筛选和验证，现有的算法往往也只能针对某几种药物有效，缺乏一个通用的分析框架。

基于此，Google 团队联合推出了 AI co-scientist，即 AI 联合科学家，这是一个基于 Gemini 2.0 构建的多智能体系统。图 4-7 显示了科学家与 AI 联合科学家的合作过程。在整个合作过程中，科学家都可以通过自然语言向 AI 联合科学家输入研究目标、限制条件和自己的想法，AI 联合科学家可以帮助发现新的、原创的知识，根据先前的证据及科学家提供的研究目标和指导，提出可验证的新颖研究假设和试验设计方案的建议。AI 联合科学家还可以通过自我进化持续优化科研假设与试验方案，从而推动整个科研项目的进展。

Google 团队通过与 AI 联合科学家进行合作，筛选出了急性髓系白血病的候选药物。在科学家输入了"希望发现对急性髓系白血病有效的现成药物"这一研究目标后，AI 联合科学家快速检索并整合了大量公开文献、分子机制资料、信号通路知识等，生成了多条假设，包括既有预临床证据的候选药物，也包括完全新颖的药物组合。其中有两款药物引起了科学家的注意：KIRA6 和 Leflunomide。KIRA6 是一款靶向 IRE1α 的小分子抑制剂，尚未被研究用于 AML；而 Leflunomide 是一款原本用于类风湿关节炎的药物，可能干预肿瘤免疫通路。科学家在经过多种候选药物筛选后，在多种 AML 细胞系中进行了体外试验。其中，KIRA6 在多个细胞系中展现出显著的抑制作用，IC_{50} 可低至 13nM。利用 AI 联合科学家进行科研辅助工作，谷歌团队大大加快了从科学假说到试验验证的转化速度。

当前不仅是信息极度丰富的时代，也是信息流通速度极快的时代。科学家不仅要掌握最前沿知识，还要能在浩瀚的文献中挖掘灵感、构建思路，并最终设计出可验证的试验。一个科研项目从科研假设开始到执行试验验证并得到有效结果为止，不仅时间上很漫长,中间的资金耗费也很昂贵,这使得大量研究项目都因为"缺乏科研理论依据""科研假设的验证成本高""科研假设的优先级混乱"等问题而夭折。合理有效地利用医疗大模型为我们提出新的科研假设和实验设计建议,则可在一定程度上缓解上述问题带来的负面影响。

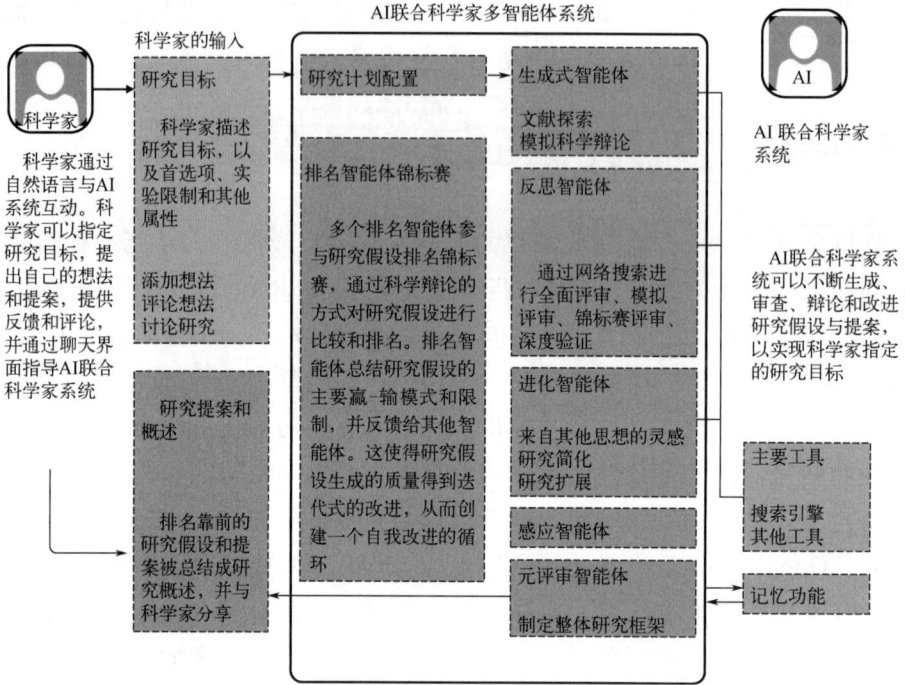

图 4-7　科学家与 AI 联合科学家的合作过程

4.2.6　医学影像智能辅助诊断

根据 2021 年国家药监局正式发布的《人工智能医用软件产品分类界定指导原则》,基于医疗器械数据,采用人工智能技术实现医疗用途的独立人工智能医用软件都纳入第Ⅱ、Ⅲ类医疗器械进行管理。目前已注册的医疗大模型仍较少,多数智能辅助诊断系统仍是基于小规模参数模型的 AI 系统,如下消化道内镜实时辅助诊断系统、肺结节 CT 图像辅助诊断软件、糖尿病视网膜病变眼底图像辅助诊断软件、甲状腺结节超声影像辅助诊断软件、宫颈细胞数字病理图像辅助诊断软件等。

以国内多家医院已经开始应用的肺结节 CT 影像辅助检测软件 uAI-ChestCare 为例,该系统在国家药品监督管理局的注册信息显示,uAI-ChestCare 的浏览器端包括患者管理模块、图像处理模块和服务模块等,服务器端则由数据访问和存储模块、数据同步模块及深度学习算法模块组成。uAI-ChestCare 可用于胸部 CT 影像的显示、处理、测量和分析,可对 4mm 及以上肺结节进行自动识别,供培训合格的医师使用,但不能单独用作临床诊疗决策依据。

图 4-8 显示了 uAI-ChestCare 自动量化分析血管旁结节、磨玻璃结节的大小、体积、密度、成分等多维信息的过程。目前，uAI-ChestCare 可应用于放射科辅助医师的 CT 阅片过程，以提高血管旁、磨玻璃等易漏结节的识别率。uAI-ChestCare 具备一键归档 PACS、胶片打印及结构化报告生成功能，可以优化临床工作流程。在上海交通大学医学院附属瑞金医院和上海长征医院实际应用过程中，uAI-ChestCare 的诊断准确率和 AUC 分别达到 74.5%和 79.5%，与放射科医生的 CT 阅片诊断平均准确率（72.4%～81.0%）相当。

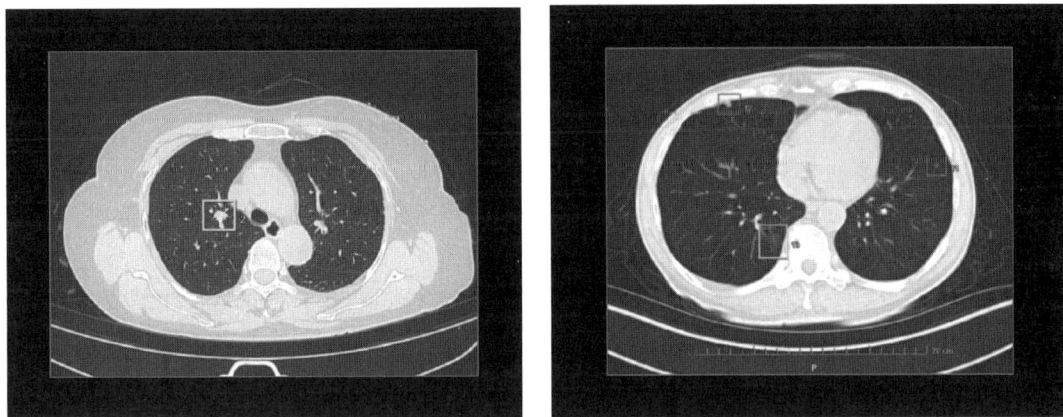

(a)血管旁结节检出   (b)高灵敏检出恶性磨玻璃结节

图 4-8   uAI-ChestCare 可辅助医师进行 CT 阅片诊断

随着通用大模型和医疗大模型在各类医学任务中的能力不断提升，未来预计将有更多的诊断系统接入医疗大模型接口以实现智能诊断功能。

本 章 小 结

医疗大模型是基于大语言模型进行复杂医疗数据处理的综合性系统，可以为智慧医疗提供决策支持。医学生应当学会系统分析医疗大模型技术及其应用情况，了解医疗大模型的发展方向与面临的发展挑战。由于医疗大模型的发展十分迅速，技术迭代速度较快，应用场景不断拓展，本章第一节只能重点介绍医疗大模型的核心技术原理，即通过预训练技术结合微调技术建立通用/医疗大模型，并辅以提示词工程优化医疗任务。本章第二节重点介绍了医疗大模型的 6 个应用场景：智能预问诊、健康管理、智能医学教育、智能医学科研、药物研发、医学影像智能辅助诊断，以帮助读者理解医疗大模型当前及未来的潜在应用方向。对于医疗大模型在应用过程中存在的诸如数据安全、技术风险、责任划分、伦理道德等方面的挑战，本节虽未做相关介绍，但读者应当时刻保持警惕。

习 题

一、选择题

1．医疗大模型的核心训练目标是什么？（　　）

　　A．提升通用语言生成能力

　　B．降低模型参数量以适应移动端部署

　　C．精准理解医学知识并提供安全可靠的决策支持

　　D．实现多语种医疗术语互译

2．针对方言患者的预问诊系统，医疗大模型的关键技术是（　　）。

　　A．增加模型参数量至百亿级

　　B．方言语音识别 + 领域适配微调

　　C．全量使用普通话训练数据

　　D．关闭语音交互功能

3．在预问诊场景中，医疗大模型最核心的价值是（　　）。

　　A．替代医生完成最终诊断

　　B．自动生成结构化病历并实现精准分诊

　　C．提供药物处方建议

　　D．连接医保支付系统

4．医疗大模型抑制"幻觉"的常用技术是（　　）。

　　A．增大模型参数量

　　B．引入更多对话轮次

　　C．检索增强生成（RAG）

　　D．延长训练周期

5．多模态医疗大模型可处理的数据类型是（　　）。

　　A．仅文本和表格

　　B．文本 + 影像 + 语音 + 结构化数据

　　C．仅基因序列数据

　　D．仅电子健康记录（EHR）

二、填空题

未经人类价值观对齐的大模型常常会生成有害内容，存在安全性方面的隐患，直接影响大模型的应用。实现人类价值观对齐的大模型至少需要满足三个条件：_____，_____，_____。

三、问答题

1．什么是预训练技术？

2．什么是微调技术？

3．什么是多模态技术？

4．请简述医疗大模型的定义与特征，分析其与通用大模型的区别。

四．思考题

1．医疗大模型的训练过程中涉及许多技术，本章仅挑选了部分技术进行讲解，请查阅相关资料，阐述思维链(Chain of Thought，CoT)技术如何帮助医疗大模型进行医学推理。

2．请查阅《卫生健康行业人工智能应用场景参考指引》，选择一个本章未涉及的应用场景，检索目前国内外该应用场景的相关产品。

3．医疗大模型比通用大模型更容易遇到数据隐私的问题。请查阅相关资料，阐述什么是联邦学习，以及联邦学习如何帮助医疗大模型保护患者隐私数据。

4．目前国内医疗资源分布极不均衡，请论述医疗大模型在提升基层医疗水平中的可能作用，并分析其面临的现实挑战。

第 5 章

AI 文本生成应用

　　AI 文本生成是基于人工智能技术，尤其是自然语言处理和深度学习算法，使计算机能够根据输入的提示词、数据或其他文本信息，自动生成具有一定语义连贯性、符合语法规范且符合特定需求的文本内容的应用程序或工具。它并非简单地复制粘贴已有文本，而是通过模型对大量文本数据的学习和理解，创造出全新的文本。

　　本章将介绍提示词的使用、AI 文档生成及 AI 医学数据分析等方面的内容，旨在帮助读者全面了解 AI 文本生成技术在医学中的实际应用及其价值。

📚 学习目标

1. 知识目标

(1) 了解 AI 文本的生成过程。

(2) 掌握语言模式和语义关系。

2. 能力目标

(1) 具备将 AI 文本生成技术应用于医学数据分析的能力。

(2) 培养提出问题、解决问题的能力。

3. 素养目标

(1) 认识到 AI 文本生成技术在医学领域的潜力和价值，对医学人工智能发展的积极推动作用。

(2) 保持批判性思维，对 AI 文本生成结果进行评估和验证，不盲目接受。

5.1　文本生成大模型

文本生成大模型根据核心能力可分为两类：语言大模型和推理大模型。两者在技术架构与应用场景上存在显著差异。

5.1.1　语言大模型

语言大模型以生成流畅、连贯的自然语言为核心目标，基于 Transformer 架构，通过海量非结构化文本（如网页、书籍）进行训练。

1．技术特点与核心能力

（1）生成多样性：可模拟不同文体风格（如新闻、诗歌、对话），支持多轮交互与上下文语义追踪。

（2）语义理解：擅长捕捉语境中的隐含信息，如情感倾向与文化背景适配。

（3）应用场景：适用于内容创作（如营销文案、小说）、智能客服、翻译与摘要等语言主导型任务。

2．国内外主流模型

1）GPT-4o

GPT-4o 是 OpenAI 开发的多模态语言模型，于 2024 年 5 月发布。它采用 Transformer 架构，支持文本、图像、音频等多种输入/输出形式，具备强大的实时推理能力。其平均响应时间仅 320 毫秒，最快可达 232 毫秒。GPT-4o 支持 50 多种语言，能理解情绪并做出合适回应。它在多模态交互、图像生成、编程辅助等方面表现出色，能够精准遵循复杂指令生成高质量内容。例如，它可将文本无缝整合到图像中，支持多种艺术风格，还能通过多轮对话进行创作优化。GPT-4o 的所有功能都对用户免费开放，但免费账号有使用次数限制。GPT-4o 的 API 接口可通过 OpenAI 官网调用，图 5-1 是 GPT-4o 的运行页面。

2）DeepSeek-V3

DeepSeek-V3 是一款基于混合专家架构的大型语言模型，总参数规模达 6710 亿，每次推理仅激活 370 亿参数，显著降低了计算成本。它采用多头潜在注意力机制，通过低秩压缩 Key-Value 缓存，进一步提升推理效率。此外，DeepSeek-V3 引入了多令牌预测技术，单次预测未来 4 个 token，提高了吞吐量。模型在 14.8 万亿高质量 token 上进行预训练，支持多种自然语言处理任务，如文本生成、多轮对话和知识问答等。其训练过程稳定，仅需 278.8 万 H800 GPU 小时完成训练，成本效益高。DeepSeek-V3 在数学推理、代码生成和知识理解等任务中表现优异，是目前性能卓越的开源模型之一，适用于高性价比专业文档的生产需求。可通过深度求索官网获取其试用接口。图 5-2 是 DeepSeek 的运行页面。

图 5-1　GPT-4o 的运行页面

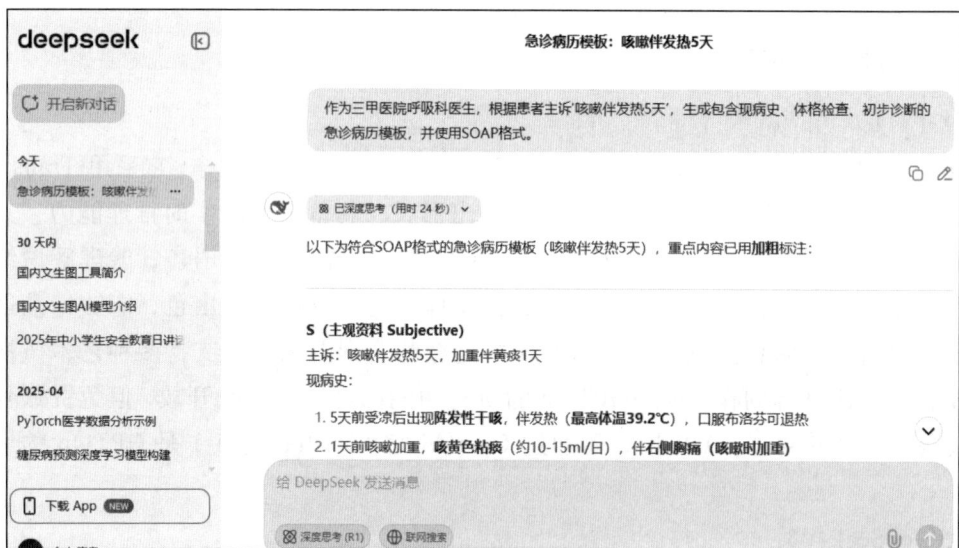

图 5-2　DeepSeek 的运行页面

3）文心一言

文心一言是百度推出的人工智能大语言模型，具备强大的自然语言处理能力。它能够完成智能问答、文本创作、知识推理、数学计算、代码编写、AI 绘画、翻译等多种任务，支持中文、英文等多种语言的交互。文心一言在文学创作、商业文案撰写、数理逻辑推算、中文理解、多模态生成等方面表现出色，尤其擅长中文语境下的语言处理和内容创作。此外，它还具备深度搜索功能，能够结合联网信息提供更精准的答案，适用于中文语境下的文化传播与综合交互需求。公众体验可通过百度官方平台访问。图 5-3 是文心一言的运行页面。

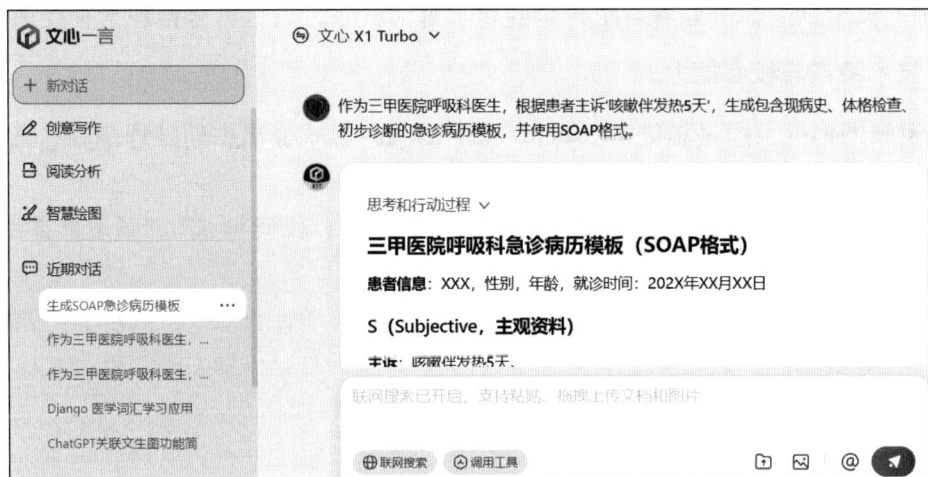

图 5-3　文心一言的运行页面

4）通义千问

通义千问是阿里云自主研发的超大规模语言模型，参数规模达 1.8 万亿，训练数据涵盖 45 种语言及 10TB 跨模态内容。它基于 Transformer 架构，采用开源大语言模型训练方法 LLaMA，具备强大的自然语言处理能力，支持文本、图像、音频、视频等多种输入/输出方式。通义千问可应用于文字创作、编程辅助、翻译服务、对话模拟、数据可视化等多个领域，还推出了通义灵码、通义智文等八大行业模型，为企业和个人提供定制化解决方案。其开源模型降低了开发者的应用门槛，推动了人工智能技术的普及。企业用户可通过阿里云官网接入服务，将其应用于电商营销文案生成、跨语言商务邮件撰写及自动化报告生成等场景。图 5-4 是通义千问的运行页面。

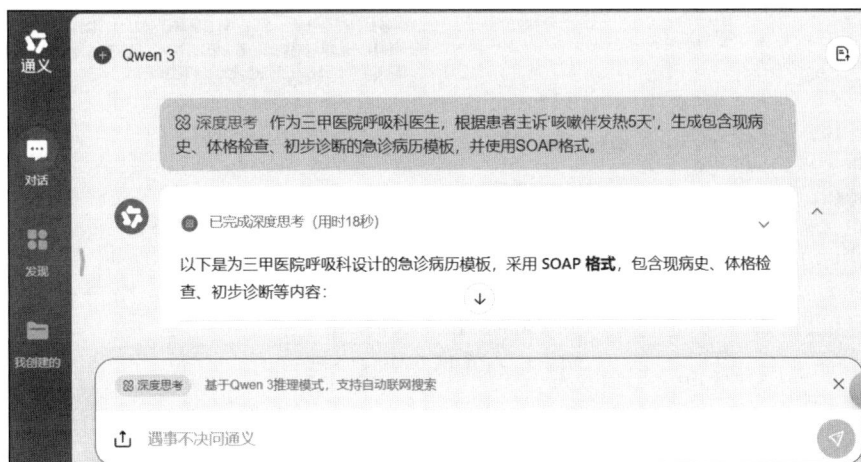

图 5-4　通义千问的运行页面

推理大模型以逻辑链分解与结构化问题求解为核心，融合符号推理与神经网络。

1．技术特点与核心能力

（1）逻辑严谨性：通过思维链（Chain of Thought）显式输出中间推理步骤，确保答案可验证。

（2）多步骤分析：支持复杂问题拆解（如数学证明、代码调试），调用外部工具（如 Python 解释器）验证结果。

（3）应用场景：适用于代码生成、金融风险评估、科学计算（如分子动力学模拟）等高精度推理任务的实施。

2．国内外主流模型

1）OpenAI o1

OpenAI o1 是 OpenAI 于 2024 年 9 月推出的新一代推理型大语言模型，旨在通过强化学习提升处理复杂任务的能力。o1 模型引入了类似人类"思维链"的推理方式，能够在回答问题前进行更长时间的思考，逐步分解问题并优化解决方案。它在数学、编程和科学等领域的推理能力显著增强。此外，o1 还支持多模态输入，能够处理图像和文件上传，进一步拓展了其应用场景。o1 的正式版相比预览版在推理速度和准确性上都有大幅提升，错误率降低了 34%，思考速度提升了 50%。其 Pro 版本则提供了更高的算力支持，能够更深入地思考复杂问题。o1 的推出标志着 OpenAI 在推理能力上的重大突破，为解决更复杂的现实问题提供了更强大的工具。图 5-5 是 OpenAI o1 的运行页面。

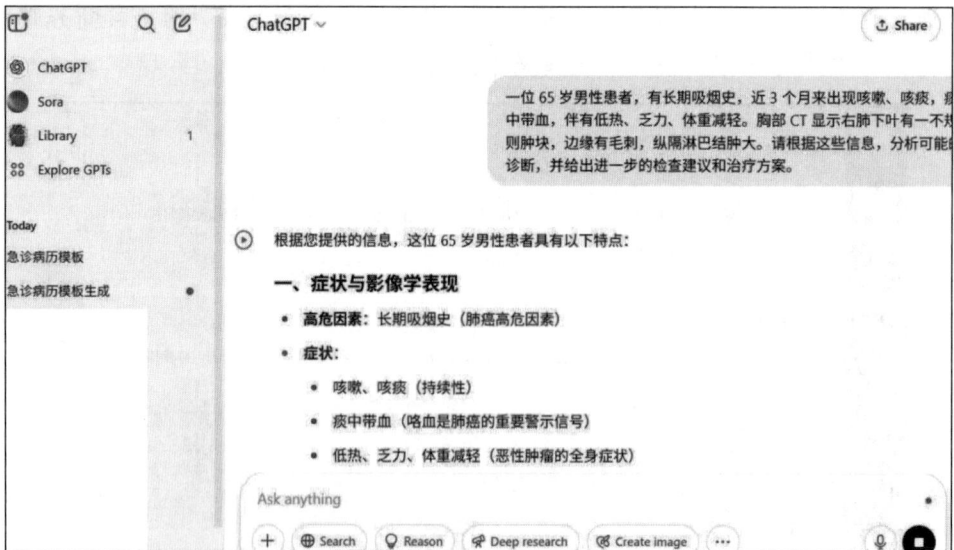

图 5-5　OpenAI o1 的运行页面

2）DeepSeek-R1

DeepSeek-R1 是深度求索公司开发的推理大模型，基于纯强化学习训练框架与符号逻辑融合架构，内置 Z3 定理证明器，可解决几何证明与数学竞赛级题目。该模型在 AIME 2024 数学竞赛测试中得分率达 79.8%，超越 OpenAI o1，同时通过多路径推理探索降低幻觉率至 0.8%。其应用场景覆盖教育领域的分步解题辅导、科研中的数学建模及金融风险评估等，适用于需高精度逻辑推导的学术与工程场景。开发者可通过深度求索官网获取 API 接口。图 5-6 是 DeepSeek-R1 的运行页面。

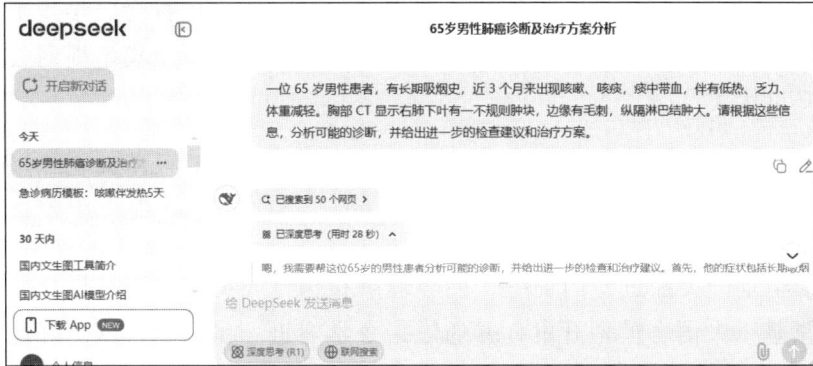

图 5-6　DeepSeek-R1 的运行页面

3）通义千问 Qwen3

通义千问 Qwen3 是阿里巴巴达摩院发布的最新一代大语言模型，采用混合专家（MoE）架构，参数量达 2350 亿，激活参数仅 22 亿，显著降低算力成本。它支持 119 种语言及方言，具备多模态处理能力，可处理文本、图像、音频等多种输入/输出形式。Qwen3 的核心创新在于混合推理模式，能够根据任务复杂度动态切换"快思考"与"慢思考"模式：简单任务秒级响应，复杂任务则进行多步骤深度推理，在节省算力的同时保证了精度。其在数学推理、代码生成、多语言翻译等任务中表现出色，尤其是在中文方言和文化隐喻的理解上优于国际竞品。图 5-7 是通义千问 Qwen3 的运行页面。

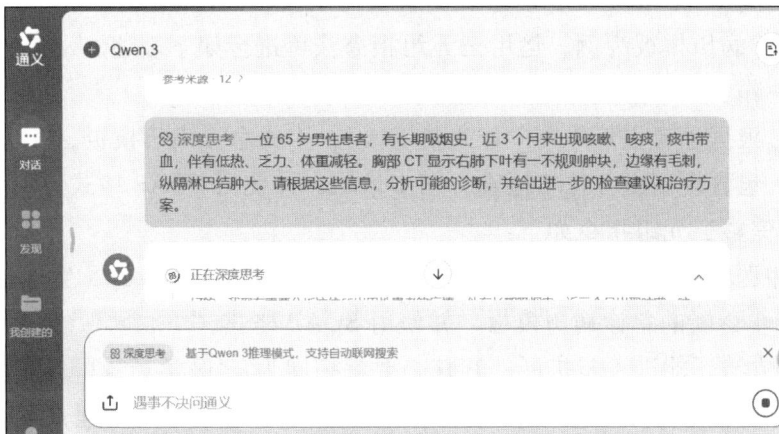

图 5-7　通义千问 Qwen3 的运行页面

5.2 提示词的使用

随着 AI 技术尤其是自然语言处理的发展，人们发现通过向 AI 模型提供精准的指令或问题，可以有效地激发模型的潜能，生成用户所需的信息或执行特定任务。这种指令或问题，就是所谓的"提示词"。在 AI 文本生成过程中，提示词的质量直接影响生成文本的专业性和准确性。高质量的提示词能够有效引导模型输出符合医学规范、逻辑严谨的医学文本。根据模型功能特点，提示词的使用可归纳为指令型模型提问技巧与推理型模型提问技巧两大类。

5.2.1 指令型模型提问技巧

指令型模型是一类经过专门训练，能够理解和执行人类自然语言指令的人工智能模型。它们通常基于大语言模型开发，并通过指令学习进一步优化，以更好地完成各种任务。常见的指令型模型有 Claude、GPT-4、DeepSeek-V3 和 LLaMA 等。为了更好地利用指令型模型生成高质量的文本或执行任务，掌握有效的提问技巧至关重要。

1. 三元组指令法

三元组指令法是一种旨在提升指令清晰度与准确性的方法，其核心在于将指令拆解为主体、动作、对象这三个关键元素。通过这种方式，能够助力指令型模型更精准地理解任务需求，进而生成更契合预期的文本内容。

三元组指令法的结构如下所示。

（1）主体（Subject）：用于明确指令的执行者或目标对象。

（2）动作（Action）：主要描述需要执行的具体操作或任务。

（3）对象（Object）：指定动作所涉及的直接对象或相关内容。

以生成急诊病历模板为例，运用三元组指令法可进行如下表述。

● 主体：作为三甲医院呼吸科医生。

● 动作：根据患者主诉"咳嗽伴发热 5 天"，生成急诊病历模板。

● 对象：包含现病史、体格检查、初步诊断，并使用 SOAP 格式。

整合后的完整三元组指令如下：

"作为三甲医院呼吸科医生，根据患者主诉'咳嗽伴发热 5 天'，生成包含现病史、体格检查、初步诊断的急诊病历模板，并使用 SOAP 格式。"

此外，该方法还能进一步扩展，其核心要素拓展为：[医学场景]＋[专业身份]＋[具体任务]＋[合规要求]＋[输出标准]。例如，在生成某种心脏疾病处理方案时，可使用这样的提示词：

"在急诊胸痛中心场景下，作为心内科规培医生，针对 45 岁男性患者（持续胸痛 2 小时，心电图 V1-V4 导联 ST 段抬高），生成符合 ACLS 指南的初步处理方案，要求包含鉴别诊断、紧急处置流程、转运监护要点，并标注关键时间节点。"

2．关键词约束法

关键词约束法是通过在提示词中精准设定关键词或关键信息，以此引导和规范内容生成的方法。该方法有助于指令型模型更准确地把握任务要求，从而输出更贴合预期的文本。其核心逻辑在于，借助明确的关键词划定内容生成的边界与方向，有效规避歧义并减少无关信息产生。在实际应用中，需着重关注以下要点。

（1）关键词库：优先嵌入标准化医学术语，如 ICD-11 疾病编码、特定检查指标等，确保内容的专业性与规范性。

（2）动态词库：依据最新医学指南及时更新术语表达，例如，将"心肌酶谱"替换为更精准的"心肌损伤标志物"，保持内容的时效性。

（3）否定词库：建立医学禁忌症清单，明确禁忌内容，如针对活动性溃疡患者标注"禁用 NSAIDs"，避免错误引导。

以生成 2 型糖尿病患者饮食建议为例，可使用以下提示词：

"生成 2 型糖尿病患者的饮食建议，要求严格限制 GL>20 的食物，剔除红枣、蜂蜜等高 GI 选项，并标注每餐碳水化合物交换份数。"

3．任务分解的医学范式

任务分解的医学范式旨在通过将复杂医学任务拆解为多个子任务，使生成的文本更具逻辑性与条理性，具体可从以下三个维度展开。

1）分步执行复杂任务

对于复杂医学任务，将其拆解为多个步骤，依次生成对应内容，以此提升文本的条理性。以生成髋关节置换术报告为例，可将任务分解为以下三个子任务，并分别构建提示词：

（1）描述本次髋关节置换术的术前检查结果及准备工作；

（2）详述髋关节置换术的具体操作步骤；

（3）记录髋关节置换术后患者的生命体征及康复建议。

2）按临床路径拆分

依据临床诊疗路径，将任务划分为不同阶段，针对性地生成各阶段内容。例如，在生成急性心梗处理方案时，可按照临床诊疗流程拆分为以下三项子任务：

（1）急诊评估，包括 TIMI 评分计算；

（2）再灌注策略选择，对比 PCI 与溶栓方案；

（3）二级预防方案，制订双联抗血小板与他汀用药计划。

3）新增衔接指令

在生成各步骤文本时，通过在提示词中添加衔接指令，要求模型自动生成过渡语句，增强文本连贯性。如使用"基于上述评估结果，下一步需……"等表述，实现不同步骤内容间的自然衔接。

4. 提供背景信息

在与模型交互时，提供必要的背景信息能够助力生成更贴合实际需求的针对性文本。以生成药物治疗方案为例，除了明确病症，还需补充患者年龄、性别、过敏史、基础疾病等关键信息，从而让模型输出更精准的内容。例如，为引导模型综合多维度信息生成适配方案，可以使用以下提示词：

"为一名 60 岁男性冠心病患者生成药物治疗方案，该患者对磺胺类药物过敏，且患有高血脂。"

5.2.2 推理型模型提问技巧

推理型模型是一类聚焦于逻辑推理、数学计算、知识推断等任务的人工智能模型。这类模型通过对输入信息的深度分析，运用逻辑规则、数学公式或知识库中的知识，推导出确定性的结论或解决方案。其通常基于深度学习技术，特别是自然语言处理和知识图谱技术，能够胜任复杂的推理任务。若想充分发挥推理型模型的效能，在构建提示词时，可采用以下策略。

1. 开放式问题设计原则

(1) 多维度引导：使用"如何/为什么/哪些因素"等提问方式，引导模型进行多层级思考。例如，将原问题"如何提高基层心血管诊断率？"优化为：

"从设备配置、人员培训和患者教育三个维度，分析提升社区医院心血管疾病早期识别能力的关键干预点。"

(2) 情景嵌入技术：通过设置具体的场景参数，让问题更贴近实际需求。例如，为帮助模型结合特定情境进行推理，可以使用以下提示词：

"在医疗资源有限的中西部农村地区，如何设计低成本的心血管筛查方案？"

2. 提供相关案例与数据

向推理型模型提供实际案例或数据，能辅助其更好地理解问题，并基于真实信息进行推理。以研究疾病治疗方案为例，提供包含症状、检查结果、治疗过程及效果等详细资料的多个病例，可促使模型据此分析并给出更合理的治疗建议。

3. 引导模型对比分析

要求模型对不同医学观点、治疗方法或技术进行对比分析，有助于培养其批判性思维。例如，为了让模型全面剖析两种治疗方式，可以使用以下提示词：

"对比传统化疗与靶向治疗在肺癌治疗中的应用，分析疗效、副作用、治疗周期和成本效益。"

5.3 AI 文档生成

AI 文档生成技术在医学领域具有广泛的应用前景，能够显著提高文档创作的效率和质量，为医学工作者提供强大的辅助工具。本节将详细介绍 AI 文档生成的基本功能及其在医学领域的多种应用案例。

5.3.1 基本功能介绍

AI 文档生成工具的核心功能是将用户输入的简单指令或基础信息转化为结构完整、内容丰富的文档。其基本功能包括以下内容。

（1）文本生成与编辑：根据用户提供的关键词或描述，快速生成文本内容，并支持续写、润色、语法校对等功能。

（2）格式规范与排版：自动应用标准化的文档格式，包括字体、段落、标题等，确保文档的专业性和一致性。

（3）多模态输入支持：结合文本、语音等多种输入方式，支持语音转写和智能识别。

（4）智能纠错与优化：自动检测并纠正文本中的错误，优化语言表达。

（5）模板驱动生成：对于结构化较强的文档，如病历、报告等，提供预定义的模板，填充数据后即可生成完整文档。

5.3.2 应用案例——健康宣教科普文章生成

健康宣教科普文章在普及医学知识、提升公众健康素养方面发挥着重要作用，将专业医学指南转化为适合大众阅读的科普文章，需平衡科学严谨性与可读性。例如，根据《中国糖尿病防治指南（2024 版）》内容，生成一篇科普文章，我们首先将《中国糖尿病防治指南（2024 版）》的 Word 文档上传给 AI 模型，然后输入"提示词"为：

"请根据上传文档，提取核心诊疗建议，生成 1000 字的科普文章，目标受众为糖尿病患者，科普深度为初级，将专业术语转化为比喻表达。"

其生成的部分输出结果如图 5-8 所示。

5.3.3 应用案例——标准化病历生成

AI 在病历生成中的应用极大地提高了医生的工作效率，减少了手动输入的时间和错误。可以通过语音识别技术，将医生与患者的对话实时转写为文字。内置医学术语库，自动纠正和建议适当的医学术语，确保病历的专业性和准确性。根据病历内容，智能推荐可能的诊断和治疗方案。图 5-9 为一段医生与患者对话录音转换的文字稿部分内容。

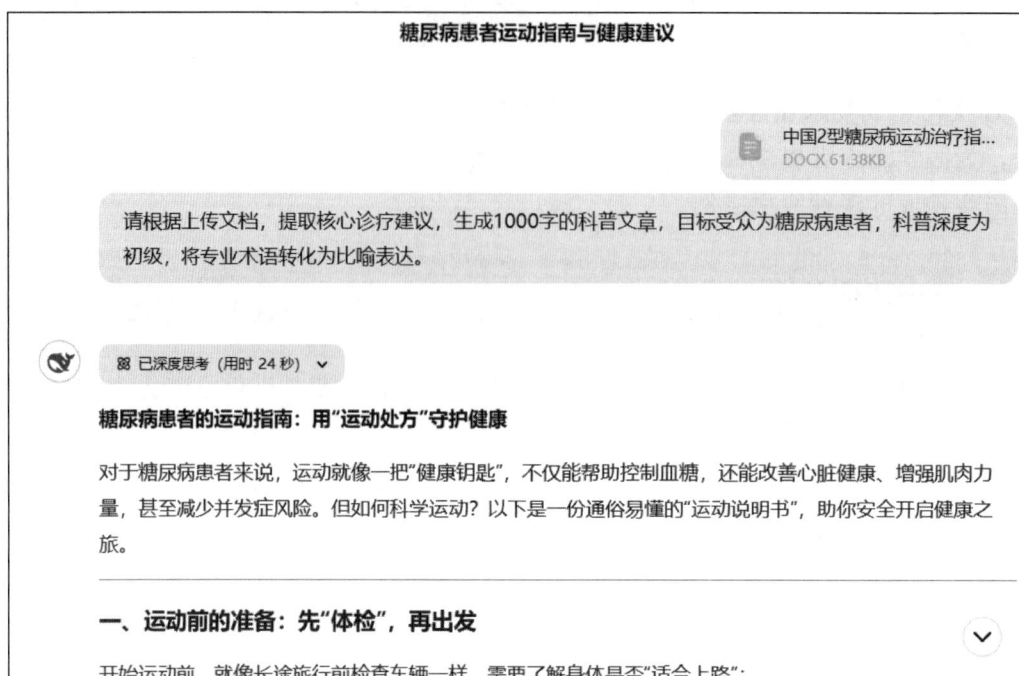

图 5-8　生成科普文章的部分输出结果

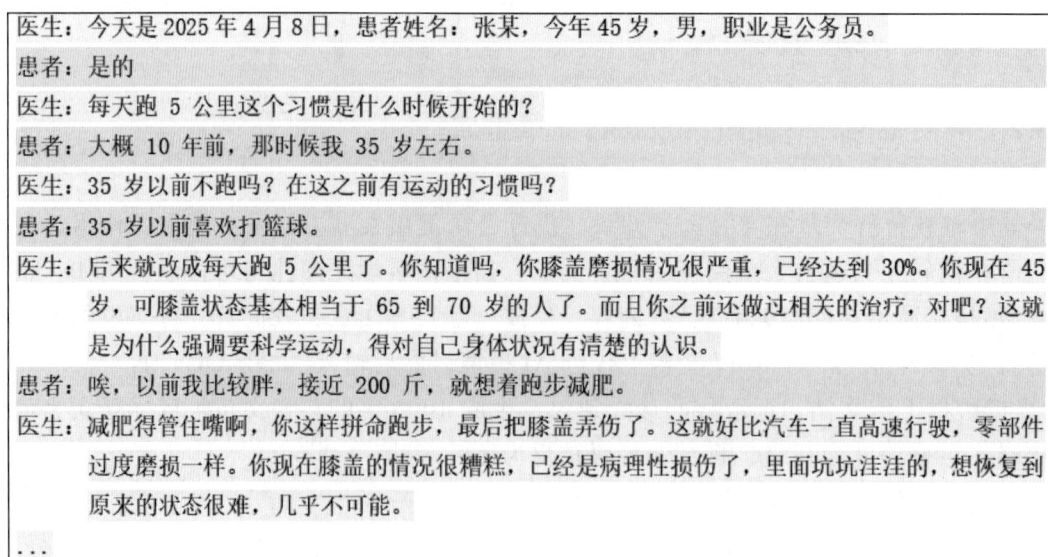

医生：今天是 2025 年 4 月 8 日，患者姓名：张某，今年 45 岁，男，职业是公务员。
患者：是的
医生：每天跑 5 公里这个习惯是什么时候开始的？
患者：大概 10 年前，那时候我 35 岁左右。
医生：35 岁以前不跑吗？在这之前有运动的习惯吗？
患者：35 岁以前喜欢打篮球。
医生：后来就改成每天跑 5 公里了。你知道吗，你膝盖磨损情况很严重，已经达到 30%。你现在 45 岁，可膝盖状态基本相当于 65 到 70 岁的人了。而且你之前还做过相关的治疗，对吧？这就是为什么强调要科学运动，得对自己身体状况有清楚的认识。
患者：唉，以前我比较胖，接近 200 斤，就想着跑步减肥。
医生：减肥得管住嘴啊，你这样拼命跑步，最后把膝盖弄伤了。这就好比汽车一直高速行驶，零部件过度磨损一样。你现在膝盖的情况很糟糕，已经是病理性损伤了，里面坑坑洼洼的，想恢复到原来的状态很难，几乎不可能。
……

图 5-9　医生与患者对话录音转换的文字稿部分内容

将该 Word 文档上传给 AI 模型，并输入"提示词"为：

"请生成一个标准化病历，将自然语言描述映射到 SNOMED CT 标准术语库。"

其生成的电子病历部分内容如图 5-10 所示。

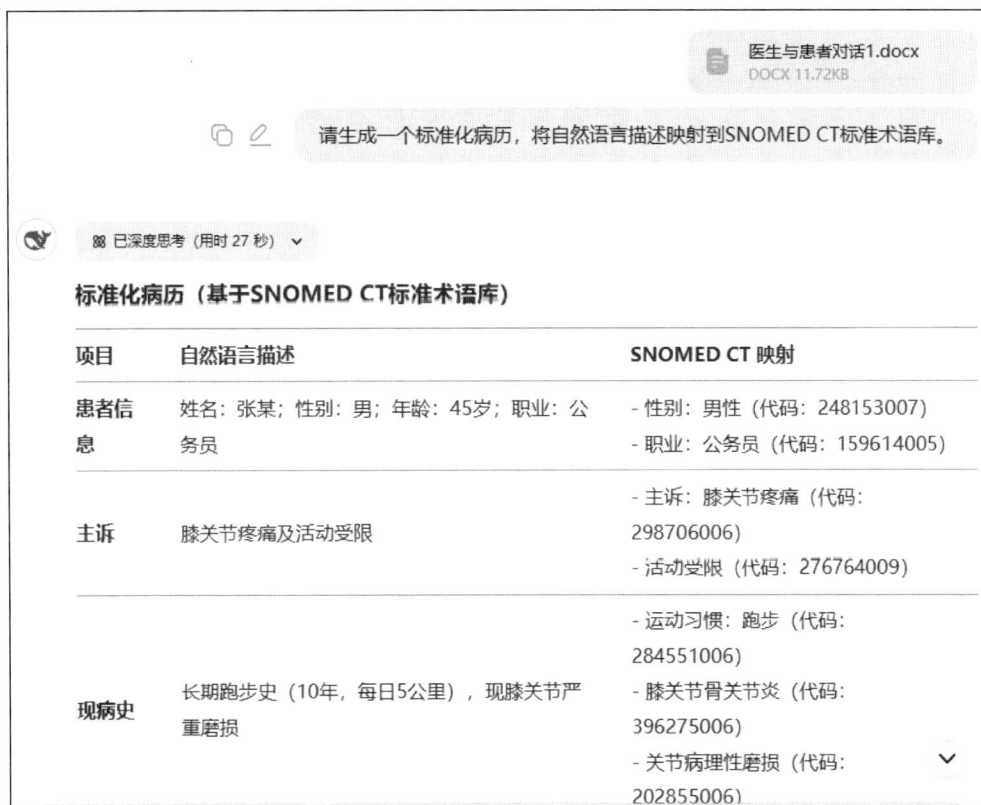

图 5-10　生成标准化病历的部分输出结果

5.3.4　应用案例——智能纠错与格式规范

AI 文档生成工具在文档纠错和格式规范方面表现出色，能够显著提升文档质量。如图 5-11 所示为一段包含语法错误和拼写错误的某患者病历描述文字。

患者孙某，姓别女，61 岁，因"持续性胸痛伴呼吸急促 3 小时"于 2025-4-12 急诊入院。既往有高血压病史 10 年（未规律服葯），糖尿病史 5 年。查体：BP 160/95 mmHg, HR 105 次/分，呼吸频率 22 次/分，SPO2 92%（未吸氧）。心电图显示：ST 段在 V1-V4 导联抬高＞1mm。初步诊断为"急性心肌梗死（AMI）"。紧急行冠脉造影显示：前降支（LAD）狭窄 90%，植入药物支架 1 枚。术后患者胸痛缓解，转入 CCU 观察。实验室检查：CK-MB 120 U/L（↑），Troponin I 15 ng/mL（↑↑），NT-proBNP 1800 pg/ml↑。

图 5-11　包含语法错误和拼写错误的某患者病历描述文字

将该 Word 文档上传给 AI 模型，并输入"提示词"为：

"生成一个标准化病历，进行智能纠错与格式规范，并列出修正要点。"

其部分输出结果如图 5-12 所示。

修正的要点如表 5-1 所示。

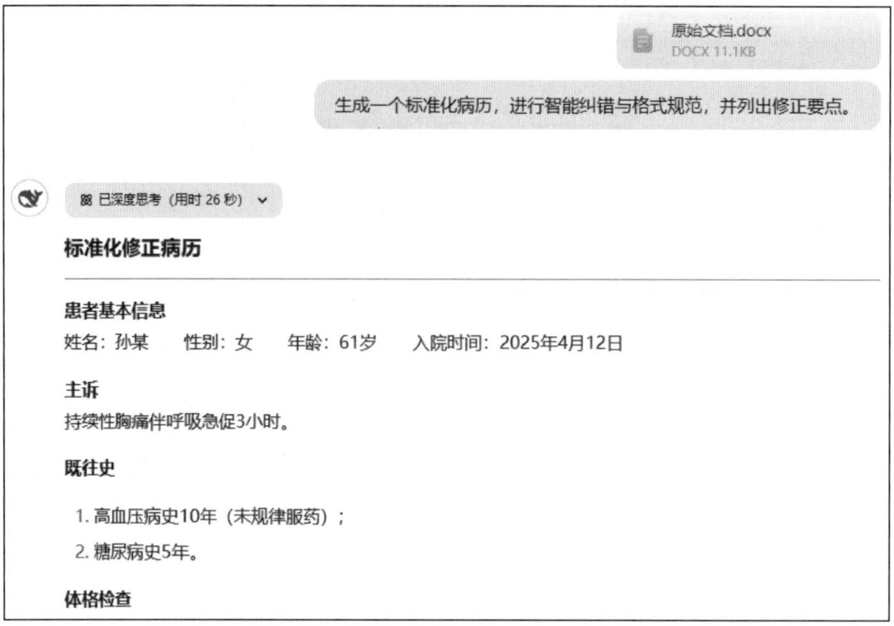

图 5-12　使用 AI 模型进行智能纠错和格式修正的部分输出结果

表 5-1　修正要点说明

修 正 类 别	原 文 内 容	修正后内容	修 正 原 因
错别字	姓别	性别	纠正错别字，符合标准术语
单位符号规范	SPO2	SpO$_2$	血氧饱和度符号标准化（使用下标格式）
数值与单位格式	1mm	1 mm	数值与单位间需加空格，符合科学书写规范
药物术语	葯	药	纠正非标准用字
日期格式	2025-4-12	2025 年 4 月 12 日	符合中文病历日期格式标准
缩写标注	AMI	AMI（急性心肌梗死）	首次出现缩写时需补充全称
实验室值标注	↑ / ↑↑	标注参考值范围	补充参考值范围（如"参考值：<25 U/L"），明确异常程度
术语标准化	pg/ml	pg/mL	单位符号大写化，符合国际标准（如"mL"代替"ml"）

5.3.5　应用案例——门诊排班表生成

　　门诊排班表的制定需考虑医生的专业特长、工作负荷、患者流量等诸多因素，是一项复杂的任务。AI 文档生成工具通过输入医生信息、门诊科室、排班周期等参数，结合智能算法，生成合理的门诊排班表，既可以提高排班效率，又能优化资源配置，为患者提供更好的医疗服务。如图 5-13 所示为门诊排班表的具体要求。

　　将该 Word 文档上传给 AI 模型，并输入"提示词"为：

　　"请按文档要求生成一个排班表，日期为 2025 年 4 月 7 日至 2025 年 4 月 13 日，以整体一张表格形式输出（上午和下午分成单独两列）。"

门诊排班表要求

1. 基础信息设定
   1) 科室范围：内科、外科、儿科、妇产科、口腔科、眼科、耳鼻喉科。
   2) 医生名单：
      内科：张楠、李万芳、王楷
      外科：赵富东、孙杨
      儿科：周苏杭、吴莉
      妇产科：郑永春、冯亚楠
      口腔科：陈举、褚晋
      眼科：卫欢、蒋自休
      耳鼻喉科：沈放、韩卫强
   3) 排班周期：2025年4月1日—2025年4月30日（按周循环）。
   4) 班次规则：
      上午班：08:00—12:00
      下午班：14:00—18:00
      专家门诊：每周固定2天（如周三、周五上午）。
2. 排班逻辑
   1) 医生工作量平衡：
      每位医生每周出诊≤5天，每日最多1个班次。
   2) 专家门诊与普通门诊交替安排，避免过度疲劳。
   3) 科室覆盖要求：
      每日各科室至少1名医生在岗，周末至少2个科室开放。
3. 特殊规则：
   1) 儿科医生周医生每周三下午固定参加学术会议，不排班。
   2) 妇产科郑医生每月第一周周五下午休假。

图 5-13　门诊排班表的具体要求

将生成的表格进行格式调整后，其结果如图 5-14 所示。

门诊值班表

科室	4月7日（周一）		4月8日（周二）		4月9日（周三）		4月10日（周四）		4月11日（周五）		4月12日（周六）		4月13日（周日）	
	上午	下午	上午	下午	上午	下午	上午	下午	上午	下午	上午	下午	上午	下午
内科	张楠	李万芳	李万芳	王楷	王楷	张楠	张楠	李万芳	李万芳	王楷	王楷	张楠	李万芳	王楷
外科	赵富东	孙杨	孙杨	赵富东	赵富东	孙杨	孙杨	赵富东	孙杨	赵富东	赵富东	孙杨	孙杨	赵富东
儿科	周苏杭	吴莉	吴莉	周苏杭	周苏杭	吴莉	周苏杭	吴莉	吴莉	周苏杭	周苏杭	吴莉	吴莉	周苏杭
妇产科	郑永春	冯亚楠	冯亚楠	郑永春	郑永春	冯亚楠	冯亚楠	郑永春	郑永春	冯亚楠	冯亚楠	郑永春	郑永春	冯亚楠
口腔科	陈举	褚晋	褚晋	陈举	陈举	褚晋	褚晋	陈举	褚晋	陈举	陈举	褚晋	褚晋	陈举
眼科	卫欢	蒋自休	蒋自休	卫欢	卫欢	蒋自休	蒋自休	卫欢	卫欢	蒋自休	卫欢	卫欢	蒋自休	卫欢
耳鼻喉科	沈放	韩卫强	韩卫强	沈放	沈放	韩卫强	韩卫强	沈放	韩卫强	沈放	沈放	韩卫强	韩卫强	沈放

图 5-14　"豆包"AI 生成的表格进行格式调整后效果

5.3.6　应用案例——文献阅读

AI 文档生成工具在文献阅读方面也具有显著优势，能够帮助医学工作者快速获取和整理关键信息。其功能包括以下方面。

（1）关键信息提取：快速提取文献中的关键信息，生成摘要。

（2）智能提问与回答：根据文献内容生成相关问题，并提供精准的答案。

（3）多文献整合：整合多篇文献的关键信息，生成综合性的报告。

将 4 篇有关"2 型糖尿病的中医治疗文献"上传给"文心一言"X1 模型，并输入"提示词"为"请整合上传文献的关键信息，生成综合性 2000 字的报告"，其生成的部分输出结果如图 5-15 所示。

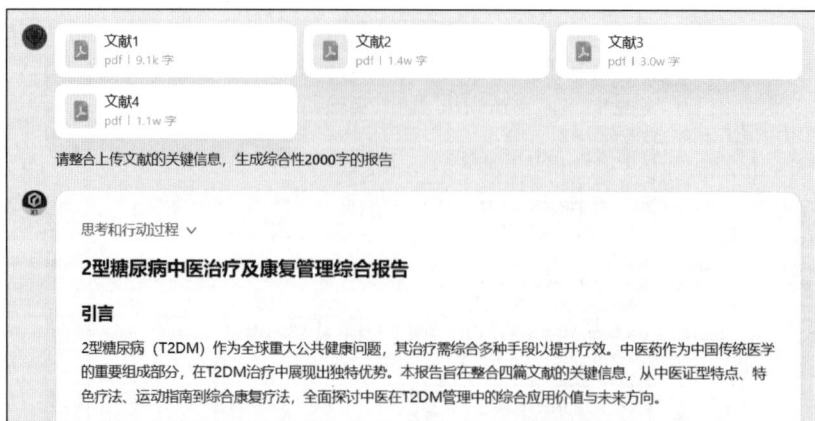

图 5-15 "文心一言"生成的部分结果

5.4 AI 医学数据分析

AI 医学数据分析是指利用人工智能技术对医学数据进行处理、分析和挖掘，以辅助医疗决策、优化治疗方案、提高医疗效率和质量。本节将介绍 AI 数据分析工具及其在医学领域的应用案例。

5.4.1 AI 数据分析工具

1. 深度学习框架

基于深度学习框架的常用工具如表 5-2 所示。

表 5-2 常用的医学数据分析平台

平 台 名 称	核心特点/应用描述
TensorFlow	广泛应用于医学图像分析和疾病预测，支持多种深度学习模型的构建与训练
PyTorch	以其灵活性和易用性受到医学研究者的青睐，适用于医学数据的复杂模型开发
Keras	基于 TensorFlow 的高级 API，简化了深度学习模型的开发流程，适合快速原型开发

2. 机器学习工具

基于机器学习的常用工具如表 5-3 所示。

表 5-3 基于机器学习的常用工具

工 具 名 称	核心特点/应用描述
Scikit-learn	提供了一整套机器学习算法，适用于医学数据的分类、回归和聚类分析
Weka	一个开源的机器学习工具，提供了多种数据预处理、分类和聚类算法，适合医学数据的初步分析

3．数据分析平台

常用的医学数据分析平台如表 5-4 所示。

表 5-4　常用的医学数据分析平台

平台名称	核心特点/应用描述
Jupyter Notebook	支持交互式编程和数据分析，方便医学研究者进行数据探索和模型验证
RStudio	基于 R 语言的数据分析平台，提供了丰富的统计分析和可视化工具，适合医学数据的统计分析

5.4.2　应用案例——疾病预测

（1）使用 Scikit-learn 机器学习框架的线性回归算法，来设计预测血糖水平的模型，表 5-5 是糖尿病的部分样本数据。

表 5-5　糖尿病的部分样本数据

Age	Sex	BMI	BP	s1	s2	s3	s4	s5	s6	Target
0.038	0.051	0.062	0.022	−0.044	−0.035	−0.043	−0.003	0.020	−0.018	151
−0.002	−0.045	−0.051	−0.026	−0.008	−0.019	0.074	−0.039	−0.068	−0.092	75
0.085	0.051	0.044	−0.006	−0.046	−0.034	−0.032	−0.003	0.003	−0.026	141
...	...	...	...	...	...	...	...	...	...	...

表 5-5 中数据的医学相关特征分别是：年龄（Age）、性别（Sex）、体重指数（BMI）、平均血压（BP）、血液中不同血清成分的测量值（s1~s6）和糖尿病在一年后的病情进展情况（Target）。将存放样本数据的 xlsx 文件上传给"豆包"AI 模型，并输入提示词：

"请根据上传数据，使用 Scikit-learn 的线性回归算法来预测血糖水平，并给出可视化训练过程。"

其生成的部分输出结果如图 5-16 所示。

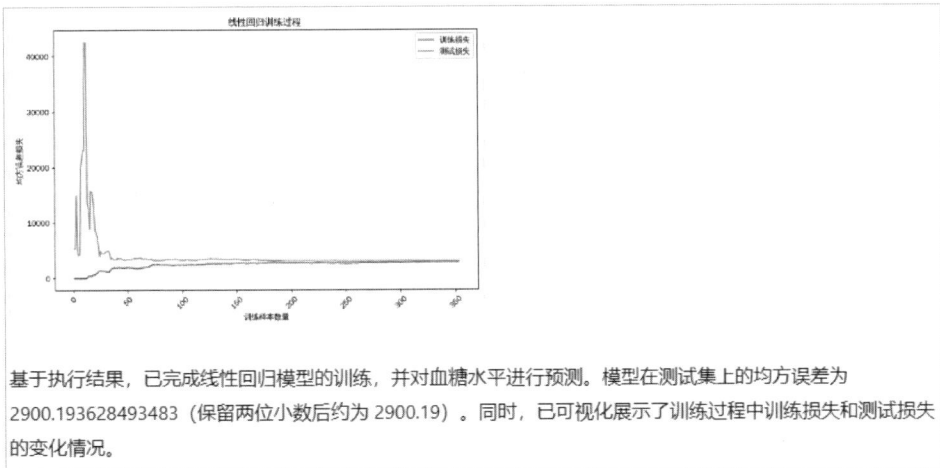

基于执行结果，已完成线性回归模型的训练，并对血糖水平进行预测。模型在测试集上的均方误差为 2900.193628493483（保留两位小数后约为 2900.19）。同时，已可视化展示了训练过程中训练损失和测试损失的变化情况。

图 5-16　"豆包"AI 生成的部分输出结果

（2）使用 Scikit-learn 机器学习框架的聚类算法，来设计预测心脏病的模型，表 5-6 是心脏病的部分样本数据。

表 5-6　心脏病的部分样本数据

Age	Sex	CP	trestbps	chol	FBS	restecg	thalach	num
63	1	1	145	233	1	2	150	0
67	1	4	160	286	0	2	108	2
67	1	4	120	229	0	2	129	1
…	…	…	…	…	…	…	…	…

表 5-6 中数据的医学相关特征分别是：年龄（Age）、性别（Sex）、胸痛类型（CP）、静息血压（trestbps）、血清胆固醇（chol）、空腹血糖（FBS）、静息心电图结果（restecg）、达到的最大心率（thalach）和诊断结果（num）。将存放样本数据的 xlsx 文件上传给"豆包" AI 模型，并输入提示词：

"请根据上传数据，使用 Scikit-learn 的聚类模型来预测心脏病，并给出可视化训练过程。"

其生成的部分输出结果如图 5-17 所示。

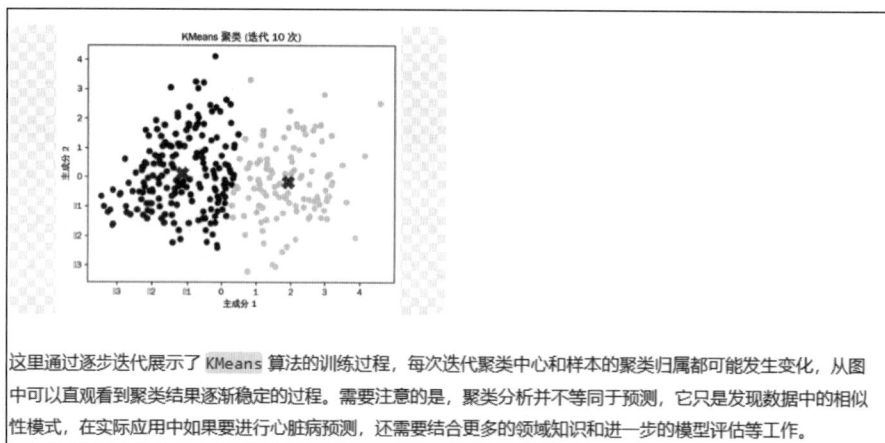

图 5-17　"豆包"AI 生成的部分输出结果

（3）使用 TensorFlow 深度学习框架，设计一个预测糖尿病的模型，表 5-7 是糖尿病的样本数据。

表 5-7　糖尿病的样本数据

Pregnancies	Glucose	Blood Pressure	Skin Thickness	Insulin	BMI	Diabetes PedigreeFunction	Age	Outcome
6	148	72	35	0	33.6	0.627	50	Tested_positive
1	85	66	29	0	26.6	0.351	31	tested_negative
8	183	64	0	0	23.3	0.672	32	tested_Positive
…	…	…	…	…	…	…	…	…

表 5-7 中数据的医学相关特征分别是：怀孕次数（Pregnancies）、血糖值（Glucose）、血压值（BloodPressure）、皮肤厚度（SkinThickness）、胰岛素水平（Insulin）、体重指数（BMI）、糖尿病遗传函数值（DiabetesPedigreeFunction）、年龄（Age）和糖尿病诊断结果（Outcome）。这些特征从不同角度反映了个体的生理状况和生活史，为预测糖尿病提供了多维度的信息。将存放样本数据的 xlsx 文件上传给"豆包"AI 模型，并输入提示词：

"请根据上传数据，使用 TensorFlow，生成一个预测糖尿病的深度学习模型，并给出可视化训练过程。"

其生成的部分结果如图 5-18 所示。

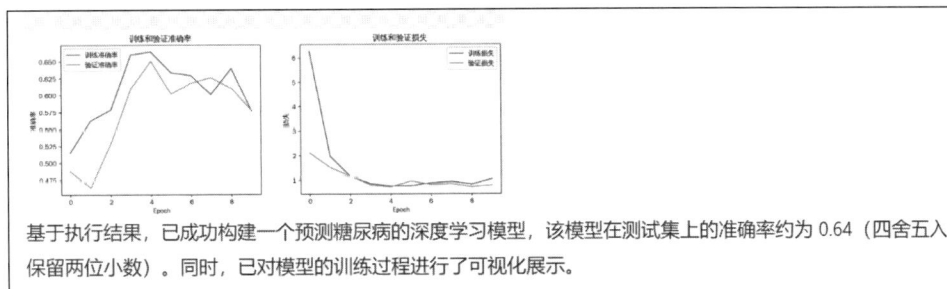

基于执行结果，已成功构建一个预测糖尿病的深度学习模型，该模型在测试集上的准确率约为 0.64（四舍五入保留两位小数）。同时，已对模型的训练过程进行了可视化展示。

图 5-18　"豆包"AI 生成的部分结果

（4）使用 PyTorch 深度学习框架，设计一个预测乳腺癌的模型，表 5-8 是乳腺癌的部分样本数据。

表 5-8　乳腺癌的部分样本数据

Mean Radius	Mean Texture	Mean Perimeter	Mean Area	Mean Smoothness	Mean CompacTness	Mean Concavity	Target
17.99	10.38	122.8	1001	0.1184	0.2776	0.3001	0
20.57	17.77	132.9	1326	0.08474	0.07864	0.0869	0
13.54	14.36	87.46	566.3	0.09779	0.08129	0.06664	1
…	…	…	…	…	…	…	…

表 5-8 中数据的医学相关特征分别是：肿瘤细胞核半径的平均值（Mean Radius）、纹理特征均值（Mean Texture）、周长均值（Mean Perimeter）、面积均值（Mean Area）、光滑度均值（Mean Smoothness）、紧凑度均值（Mean Compactness）、凹度均值（Mean Concavity）和肿瘤的类别（Target）。将存放样本数据的 xlsx 文件上传给"豆包"AI 模型，并输入提示词：

"根据上传数据，使用 PyTorch 生成一个预测乳腺癌的深度学习模型，并给出可视化训练过程。"

其生成的输出结果如图 5-19 所示。

从生成结果中，我们发现"豆包"AI 未能给出程序运行结果。这是由于"豆包"AI 目前版本的 Python 虚拟运行环境尚不支持 PyTorch 框架，我们可以将 Python 程序复制到本地的 Python 运行环境中，安装好 PyTorch 框架后再进行读取数据和运行操作。Python 部分程序代码如图 5-20 所示。

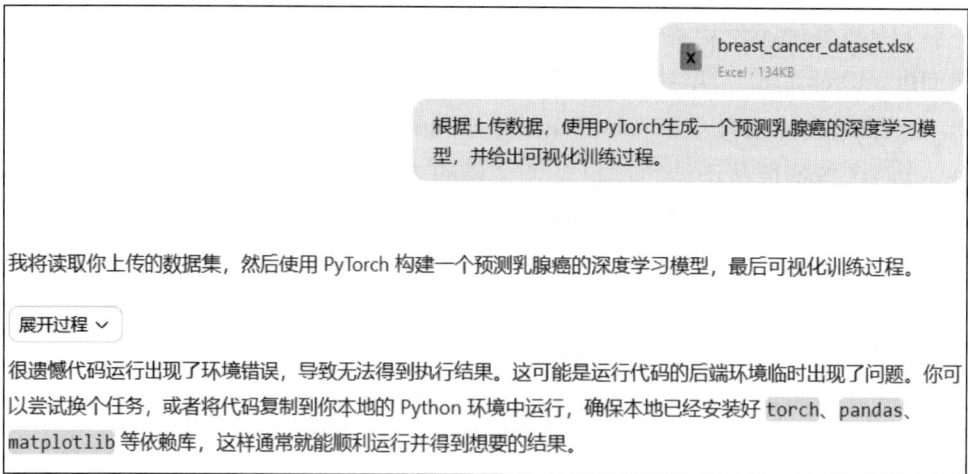

图 5-19 "豆包"AI生成的输出结果

```
import torch
import torch.nn as nn
import torch.optim as optim
from torch.utils.data import Dataset, DataLoader
import pandas as pd
import numpy as np
from sklearn.model_selection import train_test_split
import matplotlib.pyplot as plt

# 设置图片清晰度
plt.rcParams['figure.dpi'] = 300

# 正常显示中文
plt.rcParams['font.sans-serif'] = ['WenQuanYi Zen Hei']

# 正常显示符号
plt.rcParams['axes.unicode_minus'] = False
```

图 5-20 "豆包"AI生成的 Python 部分程序代码

本 章 小 结

　　本章聚焦 AI 文本生成技术在医学领域的应用，系统介绍了技术基础与实践价值。首先阐述了文本生成大模型的分类，包括以语言生成为主的语言大模型（如 GPT-4o、文心一言等）和以逻辑推理为核心的推理大模型（如 OpenAI o1、DeepSeek-R1 等）；接着详细讲解了提示词使用技巧，涵盖指令型模型的三元组指令法、关键词约束法及推理型模型的开放式问题设计等方法；之后通过健康宣教科普文章、标准化病历、门诊排班表生成等案例，展示 AI 文档生成在提升医学文档效率与规范性中的作用；最后介绍 AI 医学数据分析工具（如 TensorFlow、Scikit-learn 等）及其在糖尿病、心脏病预测等场景中的应用，体现技术对医疗决策的辅助价值。

习　　题

一、选择题

1．以下哪项不属于指令型模型三元组指令法的核心要素？（　　）
　　A．主体（执行对象）　　　　B．动作（具体操作）
　　C．场景（环境描述）　　　　D．对象（涉及内容）

2．关键词约束法的核心目的是什么？（　　）
　　A．生成多样化文本
　　B．明确关键词以规范内容边界
　　C．提升模型推理速度
　　D．降低计算成本

二、填空题

1．文本生成大模型主要分为两类：以语言生成为核心的＿＿＿＿和以逻辑推理为核心的＿＿＿＿。

2．指令型模型的任务分解医学范式包括分步执行复杂任务、按＿＿＿＿拆分及新增衔接指令三个维度。

三、问答题

1．简述语言大模型与推理大模型的核心差异及典型应用场景。

2．列举指令型模型提示词使用的主要技巧，并说明其在医学场景中的作用。

3．AI 医学数据分析常用的工具类型有哪些？请各举一例并说明其应用场景。

四、思考题

结合本章内容，分析 AI 文本生成技术在医学文档（如病历、科普文章）生成中的优势与潜在风险，并提出规避风险的建议。

第 6 章

AI 图像生成应用

AI 文本生成图像技术正深度融入医学领域，为医学可视化带来革命性突破。本章将解析其技术原理，梳理典型医学应用场景，介绍主流图像生成工具，并结合即梦 AI 绘画案例展开探讨，助力读者深入理解这一技术及其在医学中的价值。

学习目标

1. 知识目标

(1)深入理解 AI 文本生成图像(文生图)技术的运作流程，清晰掌握其从文本解析到图像生成的关键环节，了解 AI 图像的生成过程。

(2)精准把握语言模式和语义关系在图像生成中的作用机制，明确如何利用它们优化生成效果。

2. 能力目标

(1)熟练运用 AI 文成图技术对医学数据进行深度分析，为医学研究和诊断提供有效支持。

(2)面对实际应用问题，能够迅速提出针对性解决方案，增强实践操作能力。

3. 素养目标

(1)充分认识 AI 文成图技术在医学领域的巨大潜力，积极推动其在医学各方面的创新应用。

(2)秉持严谨的科学态度，批判性评估 AI 生成结果，确保其可靠性与安全性。

6.1 认识 AI 文生图

AI 文生图是人工智能驱动的图像生成技术，通过自然语言描述与深度学习模型的结合，将文字转化为视觉图像。

6.1.1 从文字到图像

1. 核心技术原理

AI 文生图技术作为 AIGC 领域的重要突破，其核心能力在于实现文本信息到视觉信息的转化，为用户带来了显著的便利。通过这项技术，机器能够依据文字描述，生成契合需求的图像。图 6-1 呈现了 AI 文生图的具体流程，直观展现了这一关键技术的实现路径。

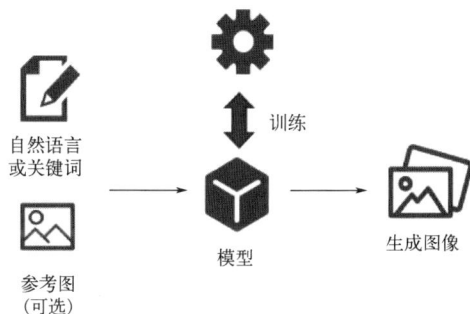

图 6-1　AI 文生图过程示意图

AI 文生图的核心技术主要包括以下几种。

1）生成对抗网络

生成对抗网络是一种独特的神经网络架构，其核心机制基于生成器与判别器的相互对抗。其中，生成器的目标是创造出高度逼真的图像，而判别器则负责精准识别这些图像的真伪。在持续的对抗训练过程中，生成器的图像生成能力不断提升，最终能够输出极为逼真的图像成果。图 6-2 是生成对抗网络技术原理示意图。

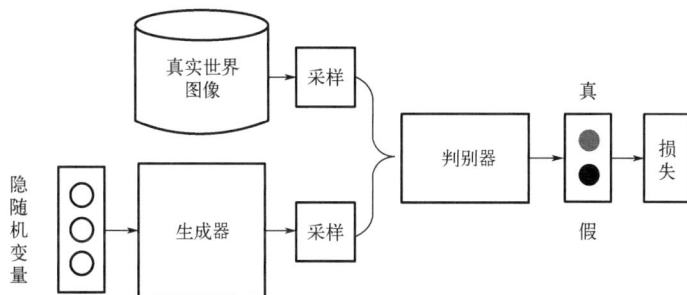

图 6-2　生成对抗网络技术原理示意图

2）扩散模型

扩散模型是一类通过逐步去噪过程实现图像生成的模型，以 OpenAI 的 DALL-E、Stable Diffusion 为典型代表。这类模型具备强大的图像生成能力，能够依据复杂的文本提示，输出高分辨率且细节饱满的图像。图 6-3 为扩散模型技术原理示意图。

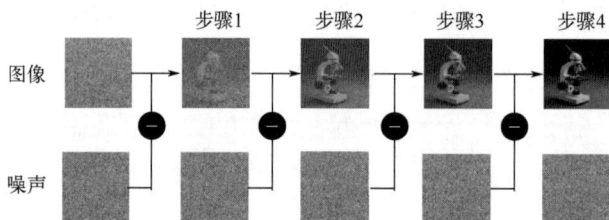

图 6-3　扩散模型技术原理示意图

3）多模态模型

多模态模型具备理解文本与图像语义关系的能力，能够助力 AIGC 生成与文字描述高度契合的图像，保障生成内容的准确性与一致性。其中，CLIP 模型是极具代表性的多模态模型，其核心设计理念是将文本和图像嵌入同一语义空间，使相关的文本描述与图像内容在空间中的表征相互趋近，不相关的则相互远离。这种独特架构赋予了 CLIP 模型强大的泛化能力，使其在图像分类、图像检索、文本分类等诸多任务中均有出色表现。图 6-4 为 CLIP 模型技术原理示意图。

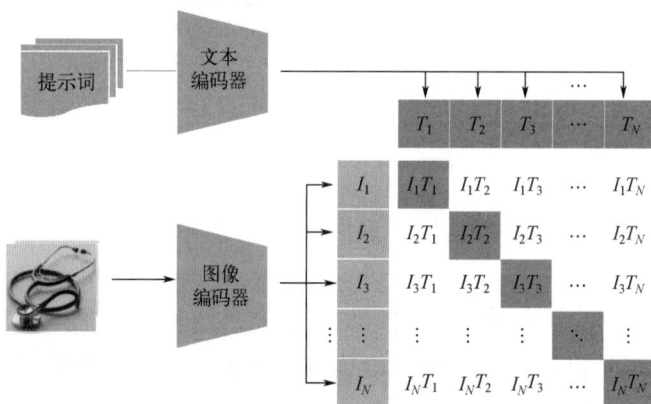

图 6-4　CLIP 模型技术原理示意图

2．核心能力

（1）语义理解与解析：AI 文生图技术借助自然语言处理模块，解析文本描述的语义信息，并将其转化为对应的视觉元素，从而生成契合描述的图像。

（2）视觉生成与渲染：AI 文生图技术具备强大的视觉生成能力，可输出高质量、高分辨率的图像，同时支持多样化的风格和丰富的场景类型。

（3）多模态对齐与融合：AI 文生图技术能够整合文本和图像等多模态输入信息，使生成的图像更精准地满足用户需求。

（4）技术优化与应用拓展：用户可通过多次调整提示词进行迭代优化，推动 AI 文生图技术在更多场景中应用拓展。

AI 文生图技术在医学领域的应用广泛且意义重大，主要体现在以下几个方面。

1）医学影像生成

AI 文生图技术通过生成合成医学图像用于数据增强，丰富训练数据的多样性，以提升诊断模型性能；创建罕见病医学图像案例，为医生提供更多参考，助力诊断能力提升；生成匿名化医学图像用于研究与教育，保护患者隐私，在医学影像生成环节发挥多重作用。

2）辅助诊断

在辅助诊断方面，AI 文生图技术能自动生成图像中病变区域的标记，帮助医生快速定位诊断；实现 X 光片、CT 等不同模态医学图像的转换，为医生提供更全面的诊断依据，提高诊断的准确性与效率。

3）医学教育

在医学教育领域，AI 文生图技术可生成各类疾病的典型医学图像，为教学和培训提供丰富素材；构建手术场景图像，使外科医生能在无风险环境下预演复杂手术流程，从理论到实践多维度助力医学人才培养。

4）药物研发

在药物研发进程中，AI 文生图技术可合成病理图像，辅助药物筛选和治疗效果评估，同时借助技术模拟药物对病变组织的影响，为药物研发提供可视化参考，有效加快研发进程。

5）医疗质控

针对医疗质控工作，AI 文生图技术利用图像生成修复或优化低质量医学图像，改善图像质量；生成标准化医学图像，便于医疗质量控制与数据管理，为医疗质控体系的完善提供技术支撑。

6.2 AI 图像生成工具

6.2.1 国外主流工具

1. ChatGPT

ChatGPT-4o 的文生图功能基于其多模态能力，能够直接从文本提示生成图像。它具备强大的指令跟随能力，能精准呈现文字内容，支持多轮对话中图像的连贯性修改，如更换角色服装、调整场景细节等，同时在生成黑板板书、科学绘图等场景中表现出色。

在医学领域，ChatGPT-4o 的文生图功能可生成疾病示意图、器官结构图等，帮助医学生和患者更好地理解医学概念。它还能对医学图像进行预处理，如缩放、裁剪、去噪等，辅助医生进行诊断。此外，它可以结合医学数据生成可视化图表，帮助研究人员分析疾病趋势和临床试验结果，提升医学研究和临床实践的效率。目前 ChatGPT 在国内没有直接开放使用，图 6-5 呈现的是借助 ChatGPT 生成的模拟医学图像。

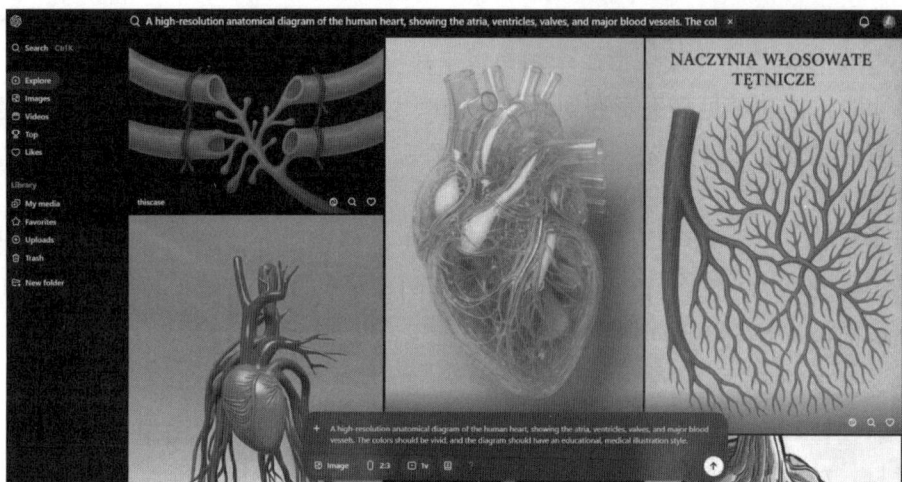

图 6-5　借助 ChatGPT 生成的模拟医学图像

2．Midjourney

Midjourney 展现出卓越的图像生成实力，它能精准依据用户输入的文字描述，产出极具艺术美感与真实质感的图像。在创作风格方面，Midjourney 有着丰富的表现力，能够满足多元创作的需求。

在医学领域，Midjourney 可用于生成医学示意图、器官结构图和病理图等，帮助医学生和患者更好地理解医学知识。此外，它还可以用于医学教育，生成教学所需的图像资源。图 6-6 就是使用 Midjourney 生成的模拟医学图片。

3．DALL-E 3

DALL-E 3 是 OpenAI 的最新图像生成模型，能依据简单或复杂的文字描述，生成高度逼真、富有创意的图像。它可以精确理解复杂的提示词，生成细腻且符合语义的图像，还能通过提示词定制图像的艺术风格、配色、光影效果等，在物体、场景和氛围上实现高质量的细节表现。

在医学方面，DALL-E 3 可生成用于教学的人体解剖图，帮助医学生清晰了解人体结构；能绘制疾病病理过程示意图，如展示肿瘤的生长、扩散等，辅助医生向患者解释病情；还能创作医学研究所需的图像，如根据数据生成药物分子结构、实验结果可视化图像等，助力科研人员进行研究。图 6-7 就是使用 DALL-E 3 生成的模拟医学图片。

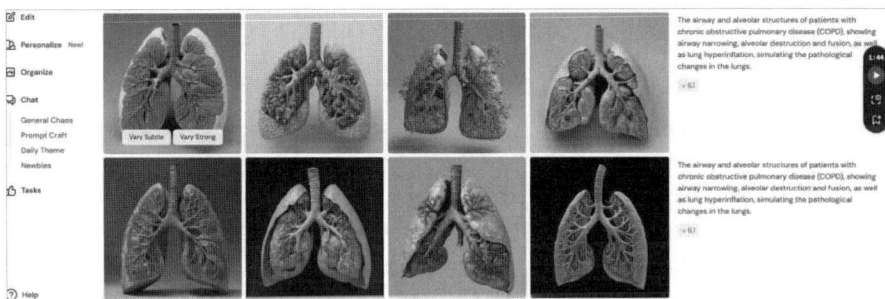

图 6-6　使用 Midjourney 生成的模拟医学图片

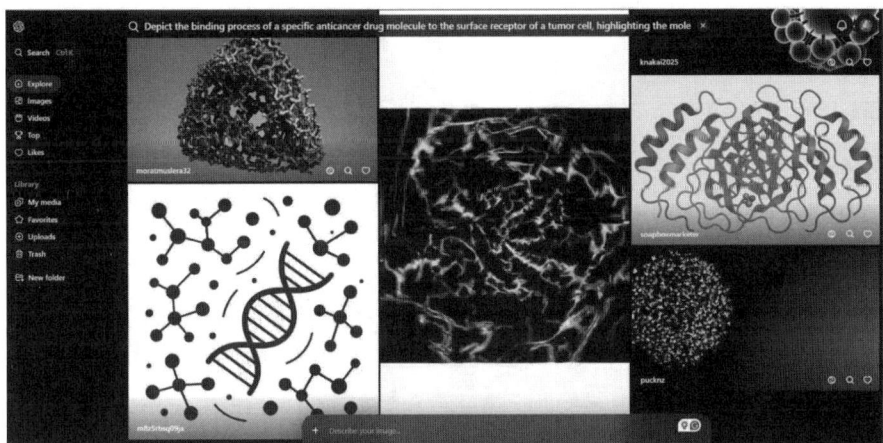

图 6-7　使用 DALL-E 3 生成的模拟医学图片（DALL-E 3 官方网站截图）

6.2.2　国内主流工具

1. 即梦 AI

即梦 AI 是字节跳动旗下剪映团队研发的一站式 AI 创作平台，支持通过自然语言及图片输入，生成高质量的图像及视频。它提供智能画布、故事创作模式，以及首尾帧、对口型、运镜控制等 AI 编辑能力。用户输入简单提示词，即可生成精彩图片，还能对现有图片进行创意改造。平台设有创意社区，用户可交流灵感，共同探索创意，一站式提供创意灵感、流畅工作流、社区交互等资源，为用户创作提效增速。

在医学领域，即梦 AI 的文生图功能可用于生成医学示意图和器官结构图，帮助医学生和患者更直观地理解医学知识。此外，它还可用于生成医学科普插图，提升医学信息传播的效率。图 6-8 是即梦 AI 官方网站的截图。

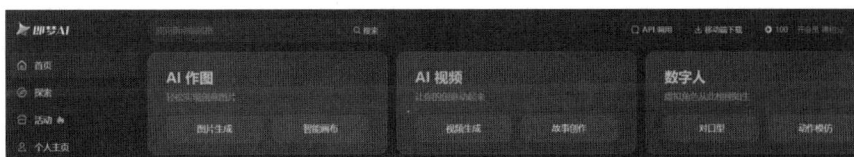

图 6-8　即梦 AI 官方网站截图

2. 悠船 AI

悠船 AI 是 Midjourney 官方推出的国内中文版 AI 图像生成工具。它支持中文输入，降低了语言门槛。悠船 AI 功能强大，能根据文字描述生成高质量图像，涵盖多种艺术风格，还支持图生图功能，可通过角色、风格、底图参照等进行再创作。同时，它提供图像调整优化功能及团队协作功能，允许多用户参与同一项目。

在医学领域，悠船 AI 能根据医学文本生成精准的医学示意图，如器官结构图、病理图等，帮助医学生和患者直观地理解医学知识。此外，悠船 AI 还可用于医学教育，为教学提供丰富的图像资源，辅助教师讲解复杂的医学概念。图 6-9 为使用悠船 AI 文生图功能生成的模拟医学图片。

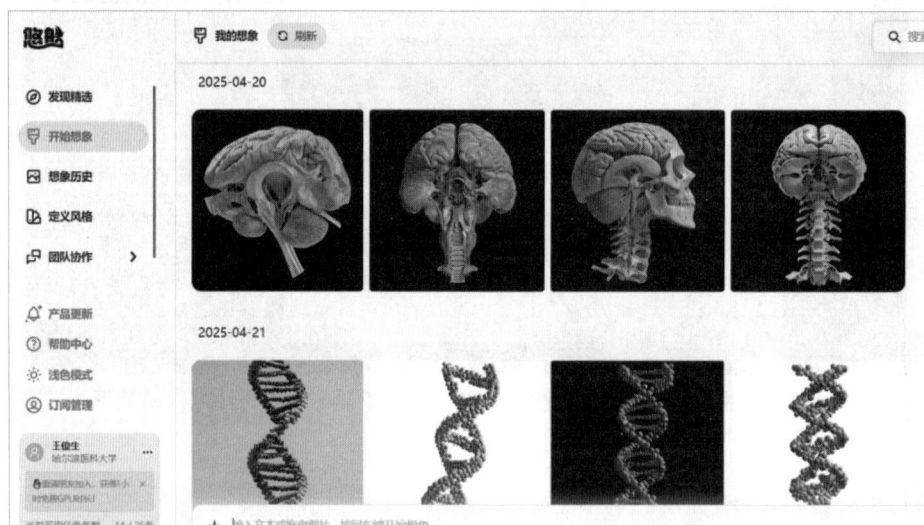

图 6-9　使用悠船 AI 文生图功能生成的模拟医学图片

3. 豆包 AI

豆包 AI 文生图是字节跳动开发的一项强大功能。它基于 Transformer 架构、生成对抗网络等技术，能准确理解文本描述并转化为高质量图像。用户只需输入详细的文字描述，便可得到高水准的图像。豆包 AI 支持多种风格和场景，其最新版本支持 2K 分辨率直出，文字排版和细节处理更加精细，还具备一键生成指定文本的能力，可快速生成带有特定文字的图片。

在医学领域，豆包 AI 的文生图功能具有重要应用价值。它可以生成医学示意图、器官结构图和病理图等，帮助医学生和患者更直观地理解复杂的医学概念。此外，它还可用于生成医学科普插图，提升医学信息传播的效率。图 6-10 为使用豆包 AI 文生图功能生成的模拟医学图片。

4. 百度 AI 搜索画图修图

百度 AI 搜索已形成覆盖"搜索—修图—创作"的一站式图片处理生态，其"AI 图片助手"功能持续迭代优化，目前已集成去水印、变清晰、智能抠图、背景替换、风格转换、局部替换等十余项工具，用户通过百度 App 搜索"修图"或直接编辑搜索结果中的图片即可调用，所有功能免费开放。

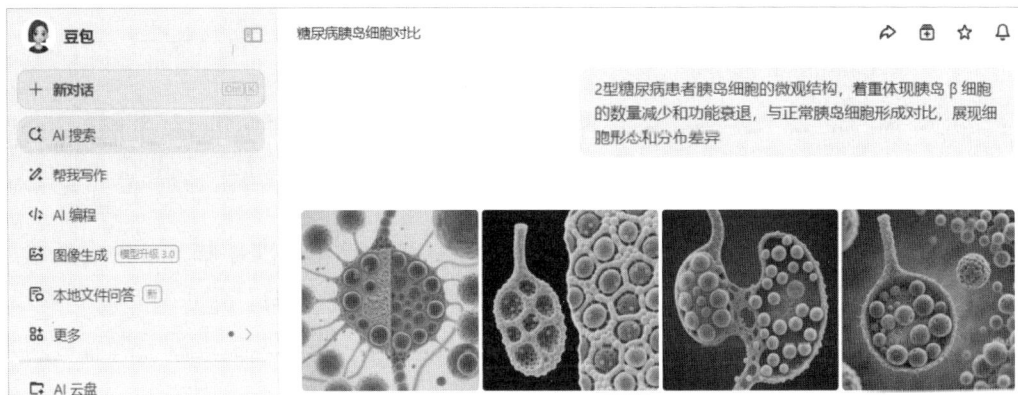

图 6-11　使用豆包 AI 文生图功能生成的模拟医学图片

在医学领域，百度"AI 图片助手"已深度融入医学绘图全流程。医务工作者可通过"画质修复"改善显微镜切片、病理影像的模糊问题；"局部替换"可隐藏患者隐私信息并保留病灶特征；"AI 重绘""风格转换"可将专业解剖图、病理图转化为水彩、卡通等通俗风格，提升公众接受度；"一键抠图"能精准分离细胞或病灶区域，结合"背景替换"去除干扰元素。图 6-11 为百度 AI 的"画图修图"功能界面。

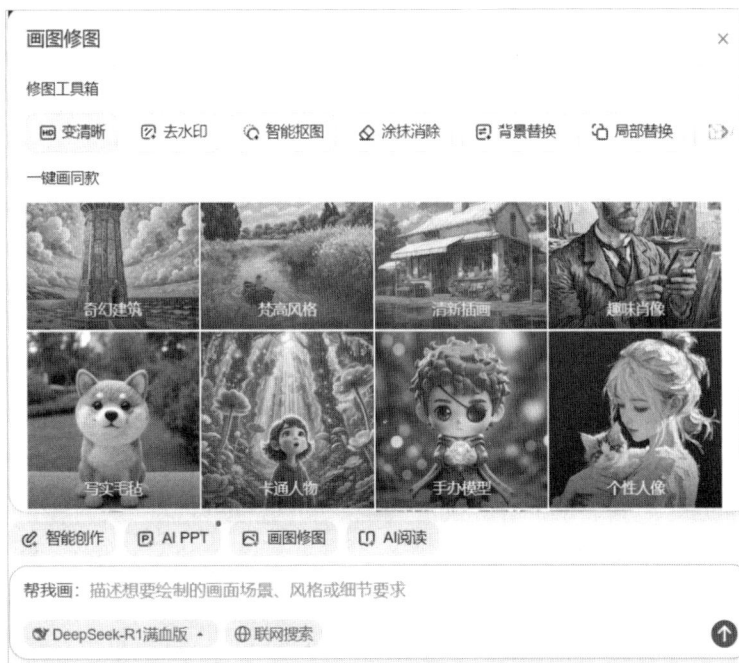

图 6-11　百度 AI 的"画图修图"功能界面

5. 其他工具

除上述工具外，还有许多优秀的国产文生图工具，如智谱清言、可灵 AI、文心一言、通义万相等。这些 AI 工具在不断进步，逐渐缩小与国外工具的差距，能满足不同用户的多样化需求。

6.3 即梦 AI 绘画

即梦 AI 绘画功能在医学领域展现出重要价值。它能够基于文字描述，生成高精度的人体解剖图和疾病病理变化图，为医学教学与诊断提供直观辅助；还可以模拟手术步骤、呈现药物作用机制，助力手术方案规划与医学科研工作，极大地提升医学沟通与知识传播的效率。

然而，值得注意的是，AI 生成的医学图像与实际情况存在差异。受算法局限性、训练数据偏差及复杂生理结构多样性等因素的制约，AI 生成图像在解剖结构精准度、病理特征细节呈现和个体生理差异模拟等方面，难以完全贴合真实医学影像与临床实际情况。因此，在使用这些图像时，必须结合专业医学知识进行严谨的评估与验证。此外，由于 AI 生成的随机性，每次输出的图像效果也会存在一定波动。

6.3.1 应用案例——医学解剖结构可视化

(1)明确目标：医学教育中需要展示人体某一特定解剖结构，如心脏的详细构造。

(2)输入提示词："高清晰度的人类心脏解剖图，展示心房、心室、瓣膜、大血管等结构，色彩鲜明，具有医学科普性。"

(3)设置参数：选择合适的图像风格(如写实风格)、分辨率等参数，以确保图像的质量和专业性。

(4)生成图像：单击生成按钮，让 AI 根据提示词和参数进行图像创作。

(5)结果评估与修改：查看生成的图像，如果某些结构展示不够清晰或准确，可调整提示词，再次生成，直到获得满意的图像用于教学。生成效果如图 6-12 所示。

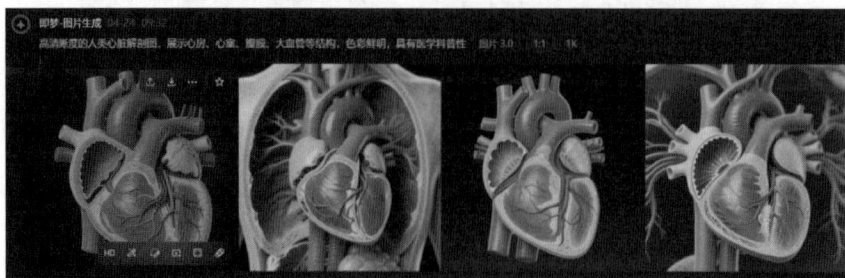

图 6-12 即梦 AI 生成的模拟心脏解剖图

6.3.2 应用案例——疾病病理呈现

（1）明确目标：展示某种疾病（如皮肤癌）的典型病理表现，辅助诊断和沟通。

（2）输入提示词："皮肤癌早期的病变外观，展示皮肤表面的异常斑块、颜色变化、边界特征等，真实还原病理特征。"

（3）设置参数：选择接近真实皮肤质感的风格参数，以及合适的图像尺寸。

（4）生成图像：单击生成按钮，让 AI 根据提示词和参数进行图像创作。

（5）结果评估与修改：根据生成结果，可能需要进一步微调提示词，比如增加对病变细节的要求，使图像更准确地呈现疾病病理特点，然后应用于医疗讲解或医患沟通中。其生成的效果如图 6-13 所示。

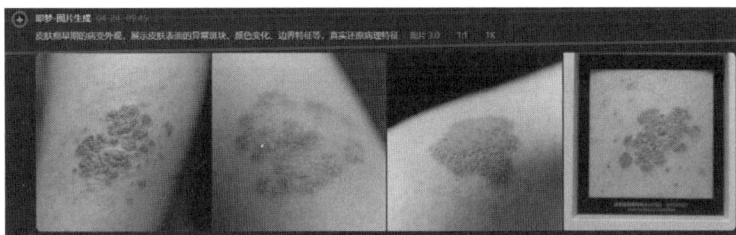

图 6-13　即梦 AI 生成的模拟皮肤癌效果图

6.3.3 应用案例——手术方案模拟

（1）明确目标：外科医生在制订手术方案时，需要模拟手术过程中的关键步骤和解剖位置关系。

（2）输入提示词："模拟髋关节置换手术的详细流程，展现手术视野里的髋关节、股骨、髋臼、周围肌肉组织和手术器械，着重突出假体植入的位置和安装细节。"

（3）调整参数：设置合适的视角（如俯视或手术视角）、光线效果等参数，以营造真实的手术场景氛围。

（4）生成图像：如果需要展示手术的多个步骤，可以依次生成不同阶段的图像。

（5）结果评估与修改：医生团队对生成的图像进行评估，确认其准确性和实用性后，可用于手术前的讨论和方案优化，或向患者解释手术过程。其生成的效果如图 6-14 所示。

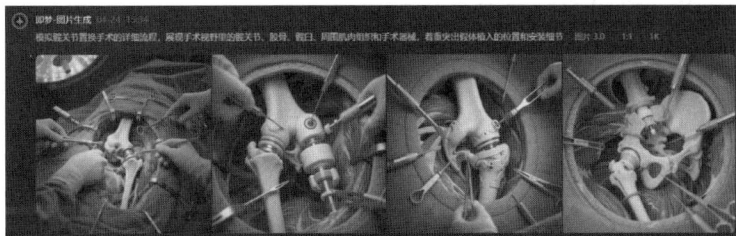

图 6-14　即梦 AI 生成的髋关节置换手术效果图

6.3.4 应用案例——药物研发可视化

(1)明确目标：在药物研发过程中，需要展示药物分子与靶细胞的相互作用机制。

(2)输入提示词："展示某种抗癌药物分子与肿瘤细胞表面受体的结合过程，突出分子结构、受体位点和结合方式，具有科学准确性。"

(3)调整参数：选择适合展示分子结构的风格，如简洁的线条风格或立体的 3D 风格。

(4)生成图像：如果需要展示药物分子与靶细胞相互作用的多个步骤，可以依次生成不同阶段的图像。

(4)结果评估与修改：由科研人员对生成的图像进行审核，确保其准确反映药物作用机制，然后用于科研报告、学术交流或向投资者展示药物研发的原理。其生成的效果如图 6-15 所示。

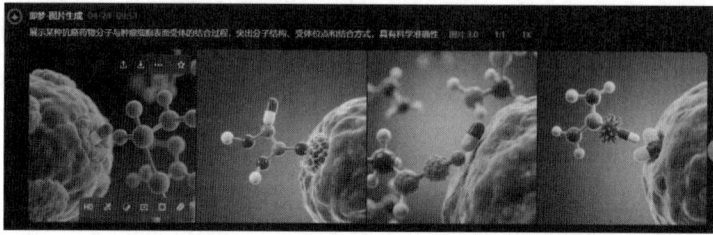

图 6-15　即梦 AI 生成的模拟药物分子与靶细胞的相互作用机制的效果图

本 章 小 结

本章围绕 AI 文本生成图像技术在医学领域的应用展开。首先解析了其技术原理，包括生成对抗网络、扩散模型、多模态模型等核心技术，以及语义理解、视觉生成等核心能力；接着梳理了医学影像生成、辅助诊断、医学教育等典型应用场景；之后介绍了 ChatGPT、Midjourney 等国外主流工具和即梦 AI、悠船 AI 等国内主流工具的特点与医学应用价值；最后以即梦 AI 为例，通过解剖结构可视化、疾病病理呈现等案例展示其具体应用。全章旨在帮助读者理解技术基础与医学价值，为医学与 AI 融合提供思路，同时强调 AI 生成医学图像需结合专业知识予以验证。

习 题

一、选择题

1. 在 AI 文生图技术中，生成对抗网络(GAN)的主要组成部分是(　　)。

A．生成器和判别器   B．编码器和解码器

C．采样器和优化器   D．解析器和渲染器

2．以下哪项不是即梦 AI 的功能？（ ）

A．生成高质量视频   B．仅支持英文输入

C．提供智能画布   D．具备故事创作模式

二、填空题

1．医学教育中利用 AI 文生图技术生成手术场景图像，可帮助外科医生在无风险环境下预演复杂的手术步骤，这属于 AI 文生图在_____方面的应用。

2．在使用即梦 AI 生成医学解剖图时，需要设置合适的图像风格和_____等参数。

三、问答题

1．简述 AI 文生图技术的核心技术原理，至少列举三种关键技术并简要说明。

2．AI 文生图技术在医学领域有哪些典型应用场景？请结合本章内容列举至少四项并简要说明。

四、思考题

AI 生成的医学图像与真实医学影像存在差异，请结合本章内容分析其可能的原因，并提出在实际应用中应采取的改进或验证措施。

第 7 章

AI 视频生成应用

人工智能技术的快速发展推动了多媒体内容生产方式的革新，AI 视频生成作为其中的核心分支，正逐步改变传统视频创作流程。目前，AI 视频生成可实现从文本描述、静态图像到动态视频的自动化生成，显著降低了内容创作的门槛与时间成本，已应用于影视制作、广告创意、教育科普等领域，为创作者提供了高效的工具。

本章聚焦 AI 视频生成领域的技术实践与工具应用，首先介绍国内外主流 AI 视频工具的特点，之后重点阐述国内多个工具在视频生成、数字人制作等场景中的技术优势与应用方法。

学习目标

1. 知识目标
(1) 了解国内外主流 AI 视频工具。
(2) 熟悉 AI 视频生成在视频制作领域的具体应用案例。
2. 能力目标
(1) 掌握 AI 视频工具的实践应用。
(2) 具备针对特定场景视频创作借助 AI 工具进行分析与设计的能力。
3. 素养目标
(1) 理解 AI 视频生成在视频伪造、虚假信息传播中的潜在风险。
(2) 关注 AI 视频生成对创作版权的影响。

7.1 认识 AI 文生视频

AI 文生视频是指依托扩散模型、Transformer 架构等核心技术，通过文本描述自动生成动态视频。其特点在于多模态理解能力，可将抽象文字转化为连贯画面，支持定制视频时长、风格及场景细节，显著降低了视频制作门槛。

AI 视频工具的发展历史虽短但其发展速度迅猛。2017 年左右，早期研究（如 DeepMind 的工作）初步展示了生成几秒钟低分辨率视频的可能性，标志着这一技术的萌芽。真正的突破发生在 2022 年下半年，头部科技公司（如 Meta 和谷歌）推出的文本到视频模型显著提升了生成视频的连贯性和时长（数秒到数十秒），引起广泛关注。2023 年，Runway 公司迭代并推出了可实际使用的第二代模型 Gen-2。接下来的 2024 年成为关键爆发年：OpenAI 在 2 月震撼发布其代表模型 Sora，能生成长达 1 分钟的高质量、高保真视频；紧接着，初创公司（如 Pika Labs）和中国公司（如月之暗面）也推出了各自的产品。这些进展标志着 AI 视频生成从研究实验快速迈入高实用性和创造性表达的新阶段，发展速度远超预期。

7.1.1 国外 AI 视频工具

国外 AI 视频工具的发展起步早、迭代快，已形成多梯队竞争格局。早期探索始于 2017 年（如 DeepMind 的 DVD-GAN），但实质性突破出现在 2022 年：Meta 的 Make-A-Video 和谷歌的 Phenaki 首次实现连贯的多秒视频生成。2023 年，Runway 的 Gen-2 率先开放商用，迅速获得创作者青睐，引发了创作热潮；同年，Pika Labs 的 Pika 1.0 凭借易用性快速崛起。2024 年 2 月，OpenAI 发布颠覆性产品 Sora，支持 1 分钟电影级视频，重新定义了行业标准。当前国外 AI 生成视频工具的核心竞争聚焦于时长扩展、物理逻辑准确性及多模态控制能力等方面，且正快速向影视工业化、广告营销、游戏开发等场景渗透。表 7-1 列出了目前国外主流 AI 视频工具，用户可以根据其特点进行灵活选择。

表 7-1 国外主流 AI 视频工具介绍

名　　称	是否免费	相 关 介 绍	核 心 功 能
Sora	付费	OpenAI 于 2024 年推出的文生视频工具，基于扩散模型与 Transformer 架构，可生成 60 秒高清视频，支持多角度分镜和物理规律模拟	长视频生成、逻辑镜头切换、真实/虚构场景建模
Pika	免费试用	Pika Labs 开发的 AI 视频工具，通过文本生成并编辑视频，支持多种艺术风格和分辨率调整	文本转视频、动态编辑、风格化渲染
Runway	付费	Runway 公司推出的多模态 AI 工具（Gen-2），提供视频生成、编辑及协作功能，适配专业创意生产流程	文本/图像转视频、视频修复拓展、多模态混合编辑
DVD-GAN	付费	DeepMind 于 2019 年发布的里程碑式研究模型，它利用双判别器架构首次实现了相对连贯的低分辨率短视频生成，为 AI 视频生成技术奠定了基础	低分辨率短视频生成

7.1.2 国内 AI 视频工具

国内 AI 视频工具的发展起步稍晚于国际领先水平，但追赶速度较快，尤其是在 2024 年迎来了爆发式增长。在 OpenAI 发布 Sora 之后，中国顶尖 AI 企业迅速响应：月之暗面（Moonshot AI）于 2024 年 5 月推出对标 Sora 的 Kling 模型，能生成长达 2 分钟的高质量视频；紧随其后，生数科技（联合清华大学）发布了同样支持长视频生成的 Vidu 模型；字节跳动的 Boximator（尚处研究阶段）则聚焦于精细化视频控制。这些工具普遍在中文语境理解、本土化文化元素生成上具有优势，同时百度、阿里、腾讯、网易等也积极布局，将视频生成能力整合进其 AI 大模型产品线。目前，国内生态正处于技术快速迭代、应用场景探索（如影视广告、短视频创作）和商业化落地初期的重要阶段，展现出强大的创新活力与市场潜力，正努力构建从底层技术到应用生态的完整竞争力。表 7-2 列出了目前国内主流 AI 视频工具，用户可以根据其特点进行灵活选择。

表 7-2　国内主流 AI 视频工具介绍

名　　称	是否免费	相 关 介 绍	核 心 功 能
剪映	部分付费	字节跳动推出的视频剪辑软件（含 AI 功能），提供智能剪辑、模板化创作及多平台适配功能，主打短视频快速制作	自动字幕生成、AI 抠像、一键成片、多轨道剪辑
可灵	部分付费	腾讯推出的 AI 视频工具，支持文本/图像生成视频，集成风格迁移、动态特效等创作模块	文生视频、AI 特效叠加、多模态内容混搭
ComfyUI	免费	基于 Stable Diffusion 的节点式 AI 工作流工具，通过可视化编程实现精细化图像/视频生成控制	自定义生成流程、多模型组合调用、高精度参数调节
Deforum	免费	Stable Diffusion 插件，专注于生成 AI 艺术动画，通过关键帧设置实现动态视觉变化与抽象艺术效果	时间轴动画控制、参数渐变生成、抽象艺术风格化渲染
即梦 AI	免费	由 DeepSeek 推出的高性能 AI 视频工具，支持生成长达 2 分钟的电影级质感视频，擅长复杂场景与物理模拟	强逻辑性、长时序一致性、复杂场景生成
通义	部分免费	阿里云打造的实用型 AI 视频工具，深度整合电商生态，一键生成商品营销短片与中文场景视频	中文理解能力强、电商场景适配、阿里生态整合

7.2　剪　　映

剪映依托智能化的交互设计、丰富的素材资源与多样化的创意模板，持续优化用户的视频创作体验。AI 技术的深度整合显著降低了剪辑门槛，通过智能抠像、语音转字幕、自动化成片等功能，帮助用户高效完成高质量作品。无论是日常记录还是内容创作，剪映均能提供简洁实用的解决方案。

7.2.1 应用案例——健康科普短视频生成

剪映的"图文成片"功能是指通过文字转视频的智能创作。使用该功能，只需输入一段文字，系统会自动根据内容匹配相关画面、背景音乐及配音，并调整剪辑节奏，快速生成完整视频。

应用案例：生成"如何正确洗手"为主题的科普短视频

步骤 1：安装剪映 App，打开 App 进入主界面。单击工具栏中的"展开"按钮，选择"图文成片"功能，如图 7-1 所示。

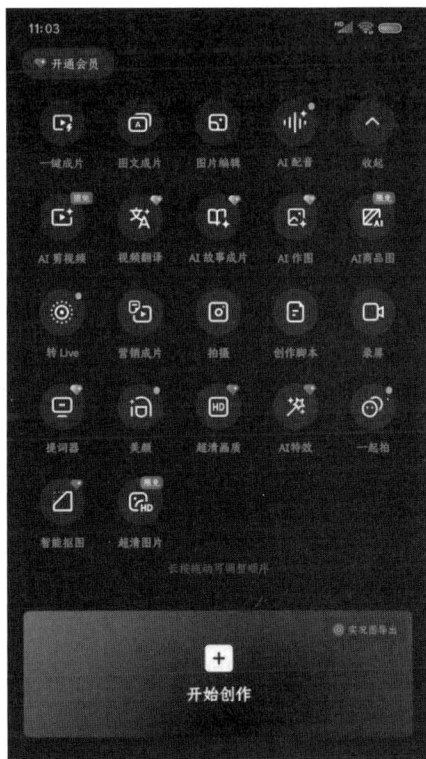

图 7-1　选择"图文成片"功能

步骤 2：剪映提供了两种文生视频方式，第一种方式，通过单击"自由编辑文案"选项卡，进入文案编辑页面，如图 7-2 所示。

在文案编辑区域输入视频描述内容，如图 7-3 所示。若对文案不满意，还可选择下方工具栏中的选项，利用"改写""扩写""缩写"等功能进行修改。文案修改完成后，单击右上方的"应用"按钮，弹出成片方式的选择界面。剪映提供了三种成片方式，其中"智能匹配素材"方式可直接根据文案搭配素材和图片，"使用本地素材"方式可上传自定义的图片或视频素材。此处选择"智能匹配素材"方式，如图 7-4 所示，选择后 AI 开始解析视频描述内容，并将其转化为视觉元素。

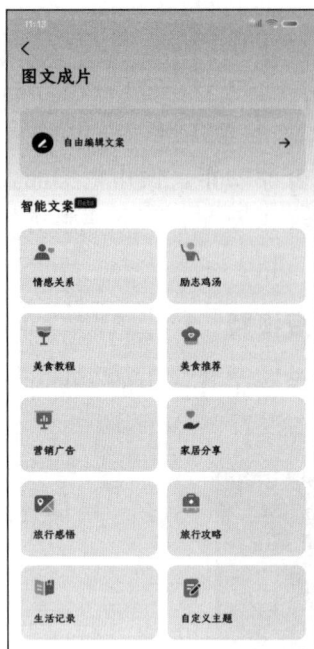

图 7-2 单击"自由编辑文案"选项卡

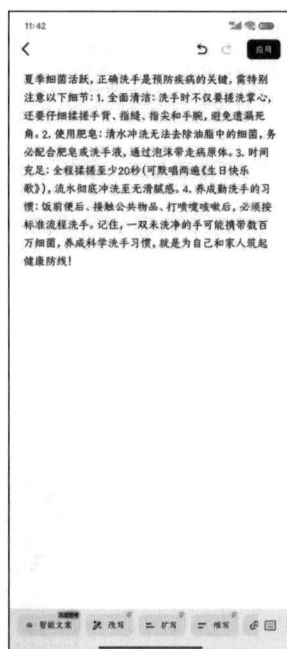

图 7-3 输入视频描述内容

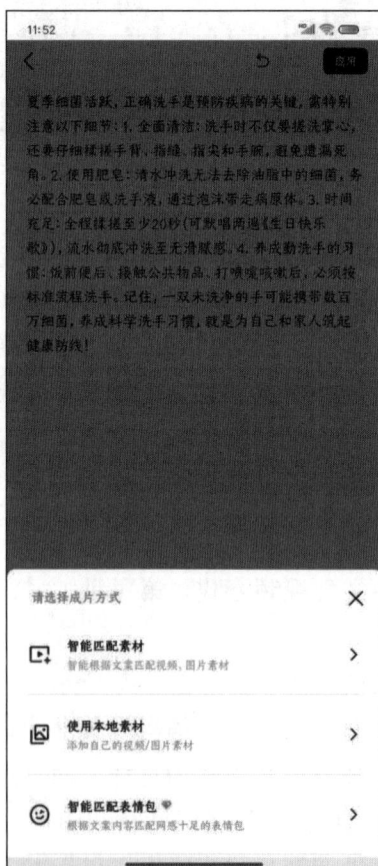

图 7-4 选择"智能匹配素材"方式

步骤 3：除"自由编辑文案"功能外，剪映还可借助 AI 生成文案以生成视频，即"智能文案"功能。"智能文案"提供了"情感关系""励志鸡汤""美食教程"等多个主题，用户可根据目标视频主题，选择选项卡中的文案主题。

步骤 4：以"生活记录"主题为例，在上方编辑栏输入视频主题关键词"卫生健康"，中间编辑栏输入对事件的具体描述"正确洗手"，下方选项卡选择视频时长，如图 7-5 所示。单击左下角选项框，即可选择 AI 工具，目前剪映支持豆包 Pro、DeepSeek-R1 两类 AI 工具，如图 7-6 所示。之后单击图 7-5 中右下角的"生成文案"选项，即可获得 AI 智能文案，如图 7-7 所示。

图 7-5　输入视频主题关键词

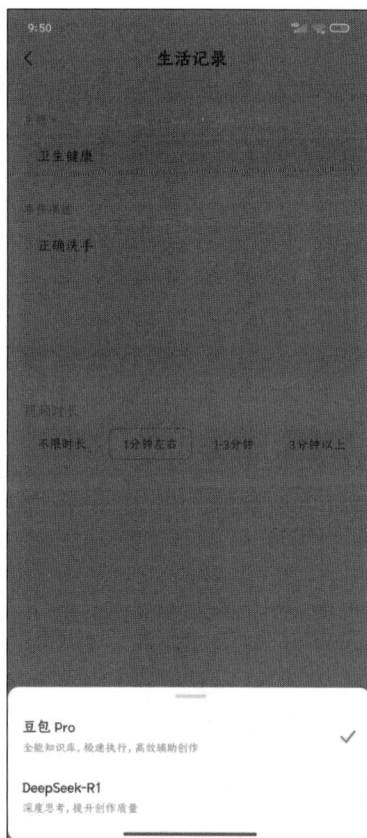

图 7-6　选择 AI 工具

步骤 5：文字生成完毕后，单击"生成视频"按钮，在弹出的列表框中选择"智能匹配素材"选项，如图 7-8 所示。同样，AI 将开始解析视频描述内容，并将其转化为视觉元素。

步骤 6：完成上述操作后，剪映已为用户生成了初步的视频并进入视频编辑界面，如图 7-9 所示，只需对视频进行一些修改使其更加符合要求即可。例如，单击下方的"主题模板"选项，剪映为用户提供了"科学科技""娱乐体育""历史解说""商业财经"等多个不同主题的视频模板，用户可根据自身需求，选择合适的主题模板，如图 7-10 所示。

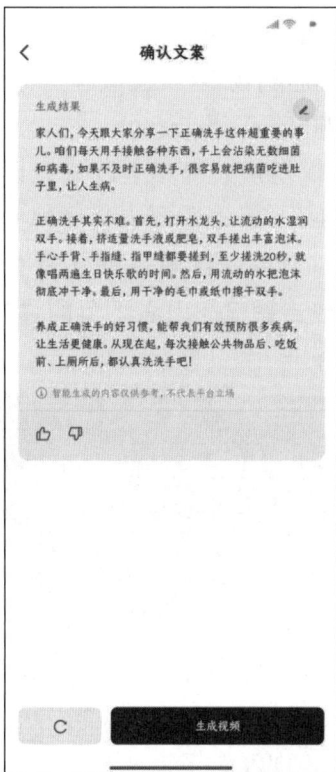

图 7-7　获得智能文案

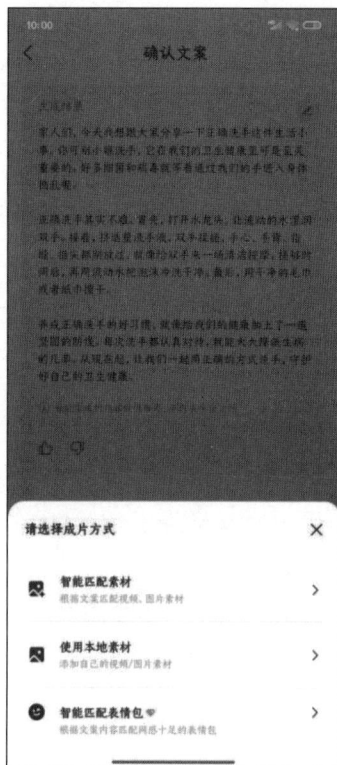

图 7-8　选择"智能匹配素材"选项

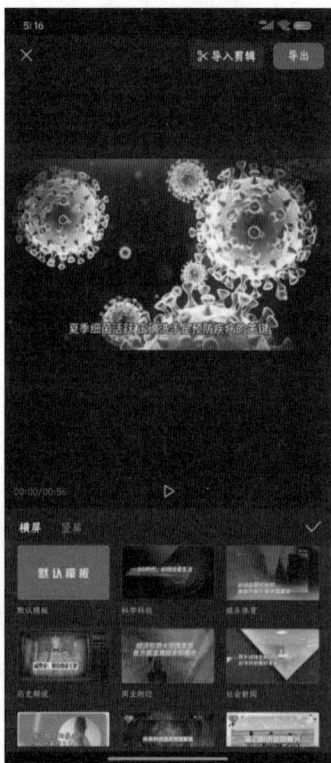

图 7-9　视频编辑界面

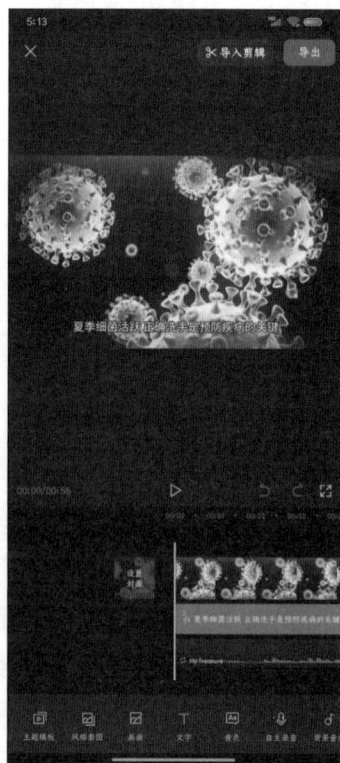

图 7-10　主题模板

此外，在视频编辑界面底部工具栏中单击"风格套图"选项，可以批量替换图片，剪映为用户提供了"艺术风光""风景摄影""唯美星空"等不同风格的图片，如图 7-11 所示。若想替换视频中的某些素材，可单击下方的"画面"选项，进入如图 7-12 所示界面，单击"替换"或"添加素材"选项，将视频中的素材替换成用户手机里的素材。

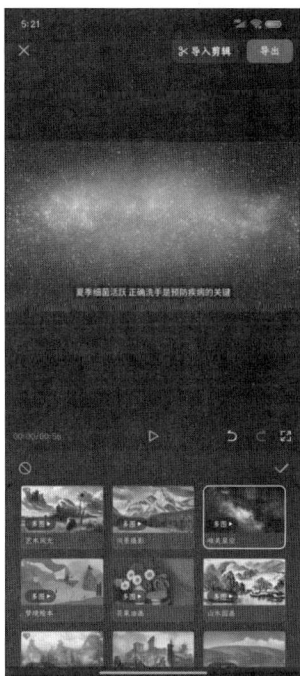

图 7-11　风格套图　　　　　　　　图 7-12　"画面"界面

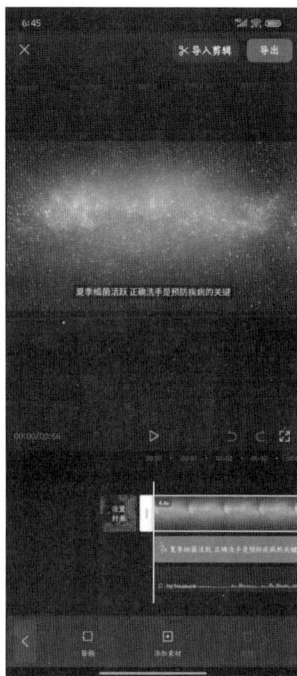

步骤 7：其他功能如文字、音色等的调整也是按照上述的操作方法，根据需要在视频编辑界面底部单击相应功能选项即可。视频调整完成后，单击视频编辑界面右上方的"导出"按钮，即可将视频保存至设备。

7.2.2　应用案例——应用一键成片和模板生成创作科普视频

剪映的"一键成片"与"模板生成"功能将视频创作效率推向了新高度。用户仅需上传原始素材，系统即可通过 AI 智能拆条、自动编排时间线，并依据画面风格推荐特效，同时结合海量模板库实现精准风格迁移，给予用户更多创作灵感，快速提升剪辑效率。

应用案例：生成"海姆立克急救法"为主题的科普短视频

步骤 1：进入剪映主界面，单击工具栏中的"展开"按钮，选择"一键成片"功能，如图 7-13 所示。

步骤 2：进入"照片视频"界面，在"照片"选项卡中按顺序选择准备好的图片素材，单击"下一步"按钮，示例图片如图 7-14 至图 7-17 所示。

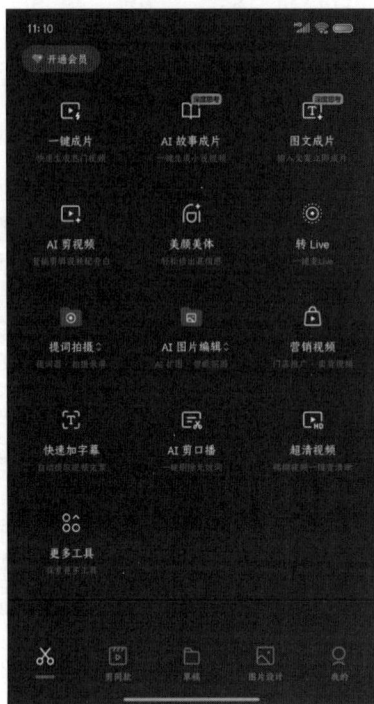

图 7-13　选择"一键成片"功能

图 7-14　海姆立克急救法示例图片(1)

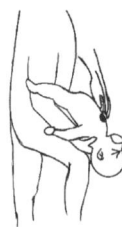

图 7-15　海姆立克急救法示例图片(2)

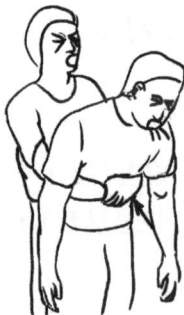

图 7-16　海姆立克急救法示例图片(3)

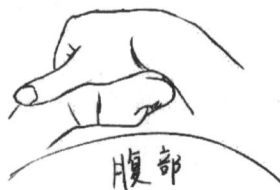

图 7-17　海姆立克急救法示例图片(4)

步骤 3：进入"选择模板"界面，在界面下方提供了"岁月书签""美好定格""回忆片段"等不同风格的视频模板，用户可以根据个人偏好选择合适的模板，如图 7-18 所示。若对效果不满意，可单击"进入编辑"按钮，进入视频编辑界面。

步骤 4：进入视频编辑界面，用户可单击下方工具栏中的"视频"选项，对视频大小进行剪裁，调整画面顺序，如图 7-19 所示；在"字幕"选项下，可重新编辑视频字幕，如图 7-20 所示。

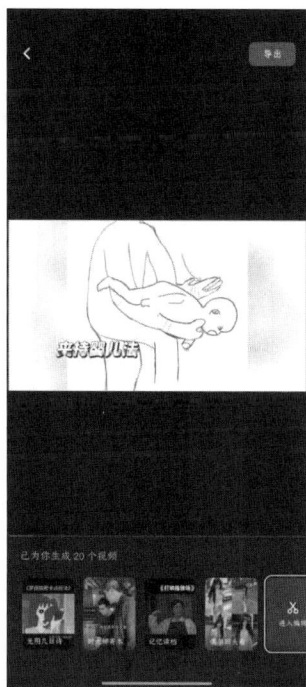

图 7-18　"选择模板"界面

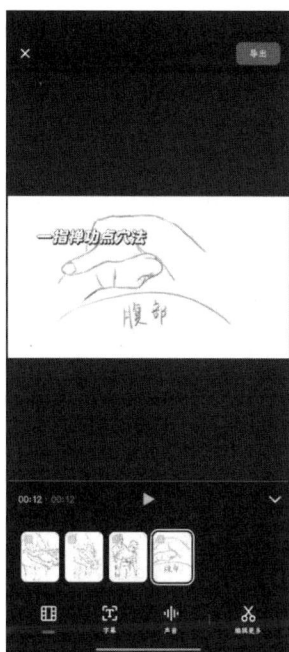

图 7-19　调整画面顺序

图 7-20　编辑视频字幕

此外，"声音"选项可调整视频的音色、背景音乐和音量大小，如图 7-21 所示。选择"编辑更多"选项，则可对视频效果做进一步的调整，如图 7-22 所示。操作完成后，若对效果满意，可单击"导出"按钮，得到最终生成并编辑好的视频。

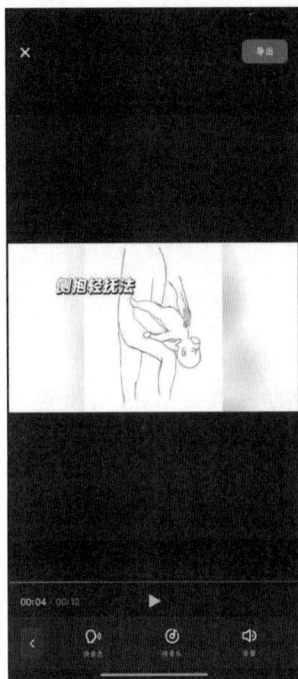

图 7-21　调整声音

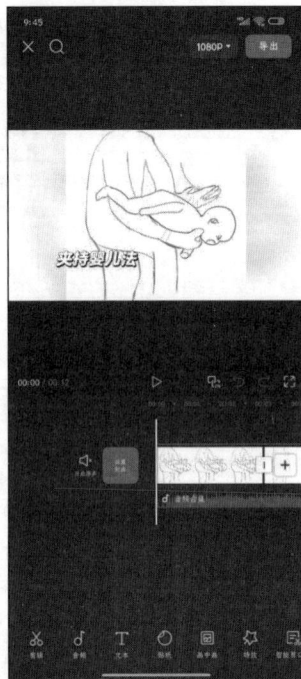

图 7-22　"编辑更多"选项界面

7.2.3　数字人制作

AI 数字人是通过计算机技术创造的虚拟人物，能像真人一样说话、做表情和动作。它的核心技术就像"人体动作复制器"——先用扫描仪记录真人上千种细微表情和动作规律，再用智能算法模拟出逼真的皮肤质感、头发飘动效果，甚至连说话时的眼神方向都能自动调整。这项技术结合了人体动作研究和人工智能，正在改变我们制作视频的方式。

剪映的 AI 数字人功能让普通人也能轻松制作"虚拟主播视频"。只需输入文字，系统会自动生成一个数字人：嘴巴开合精准匹配发音，说到疑问句时会侧头思考，讲解重点时还会抬手示意。无论是制作网课、开店宣传，还是自媒体视频，都能快速完成。

应用案例：制作"健康膳食小课堂"主题数字人

步骤 1：打开剪映 App，进入主界面（见图 7-1）。单击"开始创作"按钮，进入"图片"选择界面，选择心仪的图片素材。示例图片如图 7-23 所示。

步骤 2：选择完成后，单击"添加"按钮，进入视频编辑界面。如图 7-24 所示，用户可在该界面选择不同风格的数字人，如"营销""知识""职业"等，以及"医生""记者""主持人"等形象。

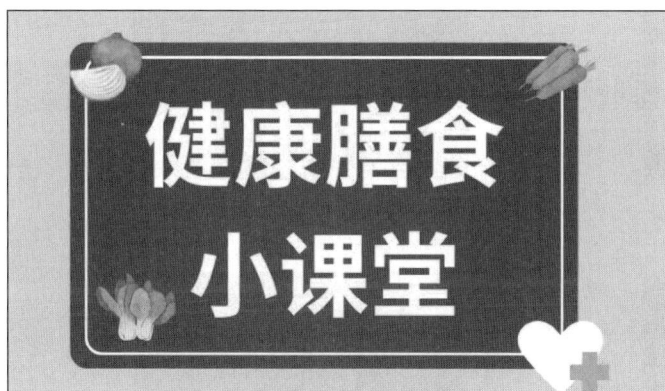

图 7-23　示例图片

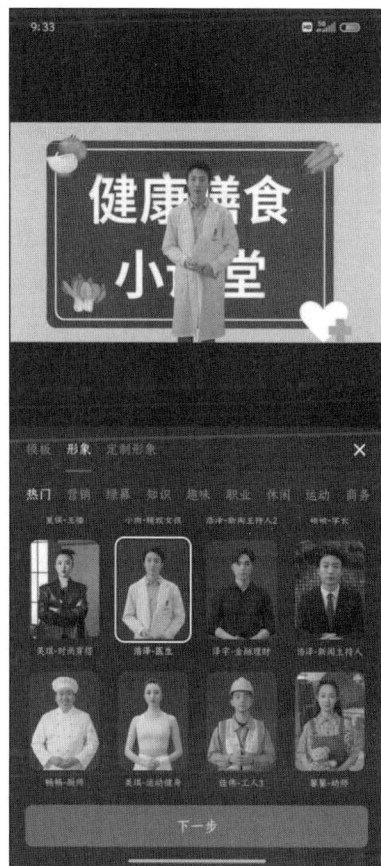

图 7-24　选择合适的数字人形象

步骤 3：选择符合要求的数字人之后，可单击"模板"选项，选择不同风格的创作模板，如"民生经济资讯""新手选茶指南"等不同主题的视频模板，如图 7-25 所示。

此外，还可以单击"定制形象"选项，实现"克隆视频形象""上传相册照片""AI 生成图片形象"等功能，生成个性化的数字人，如图 7-26 所示。

步骤 4：确定合适的数字人形象后，继续下一步操作，进入如图 7-27 所示界面，在文本框中输入数字人朗读文案。滑动界面下方工具栏，还可选择数字人声音音色，如"新闻女声""甜美解说""解说小帅"等不同音色，并可根据需求选择是否同时生成字幕。

步骤 5：单击"生成"按钮，即可一键生成 AI 数字人视频，如图 7-28 所示。滑动页面下方工具栏，还可进一步编辑视频，如添加文本、贴纸、音频等。单击"导出"按钮，可将视频保存至本地。

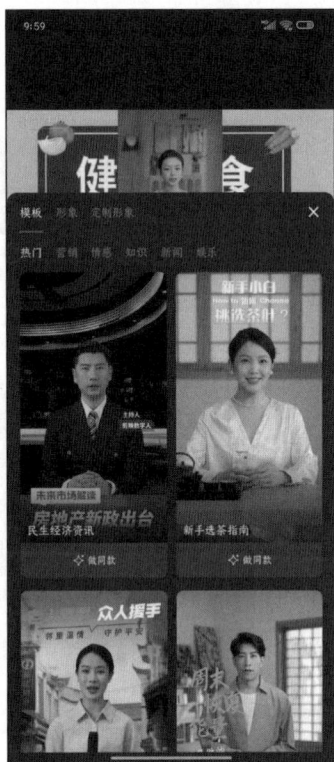

图 7-25　选择合适的视频模板

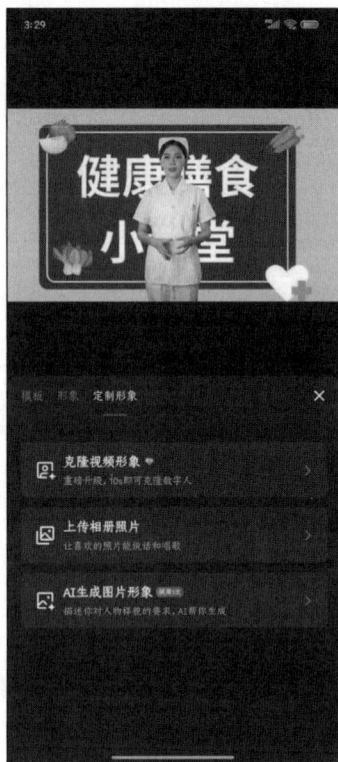

图 7-26　定制数字人形象

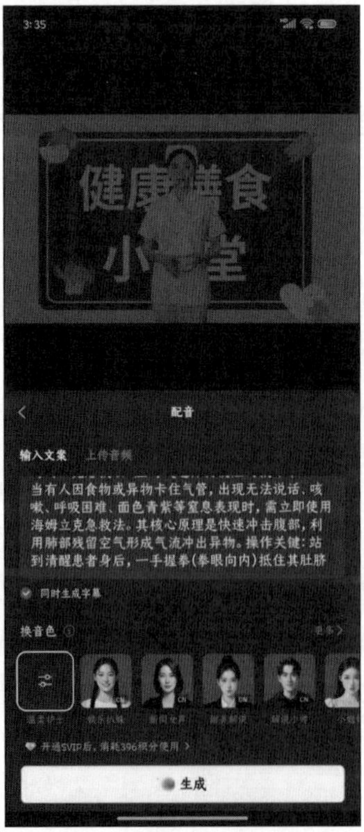

图 7-27　输入朗读文案并选择音色

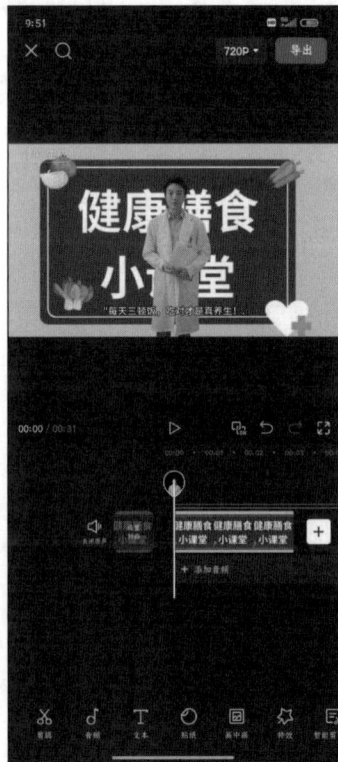

图 7-28　视频生成界面

7.3 即梦 AI

即梦 AI 作为生成式 AI 创作平台，以"让灵感即刻成片"为核心目标，为设计师与艺术爱好者提供智能创作工具及灵感支持。即梦 AI 支持自然语言描述与图片输入，可快速生成高质量图像及视频，同步搭载智能画布、故事板模式及 AI 编辑工具集，涵盖关键帧、口型同步、运镜调节、速率控制等专业模块。无论是概念设计、动态视觉制作还是短片创作，均可通过智能化创作链路，助力用户实现从灵感到成片的跨越式提效。

7.3.1 应用案例——百年药房 AI 视频生成

即梦 AI 的智能视频生成功能，能够让用户通过文字描述快速打造专属动态影像。无论是输入关键词还是场景描述，AI 都能在短时间内生成匹配的视频内容。用户还可上传现有视频，一键转换为不同视觉基调的全新作品。与剪映不同，即梦 AI 暂不支持人工二次编辑 AI 视频的生成结果。

应用案例：生成"百年药房数字化纪实"主题短片

步骤 1：安装即梦 AI App 并打开，单击"想象"按钮，进入创作界面，如图 7-29 所示。选择界面中间的"视频生成"选项，进入视频制作界面，输入视频生成提示词（输入界面见图 7-30）：年轻药师用平板扫描古方，药柜灯光指引对应药材位置，老药师微

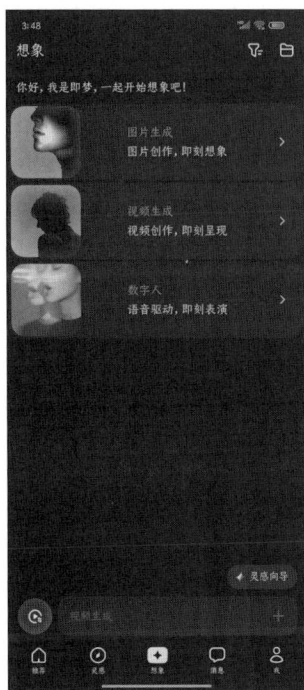

图 7-29 "想象"界面

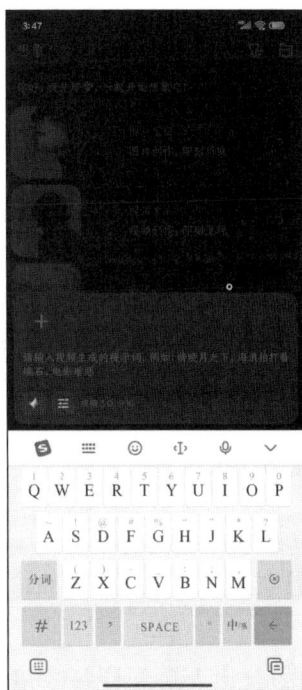

图 7-30 视频生成提示词输入界面

笑递出智能药盒(特写盒面浮现服药提醒动画),药房全景拉伸:左侧传统炮制工具,右侧数字大屏实时显示全球订单,结尾定版文字:"百年匠心×数字新生"(毛笔字渐变为像素粒子)。

步骤 2:在提示词输入框底部,可选择视频生成模型及画面比例和视频时长,如图 7-31 所示。即梦 AI 提供 Seedance 1.0 支持的视频 3.0、视频 S2.0、视频 S2.0 Pro 等视频模型,用户可对比不同模型的生成结果,选择最优方案。选择完毕后,单击"生成"按钮,即可一键生成视频。

视频生成后,若对结果不满意,可选择视频下方的两个选项,重新编辑文案或选择再次生成视频,如图 7-32 所示。

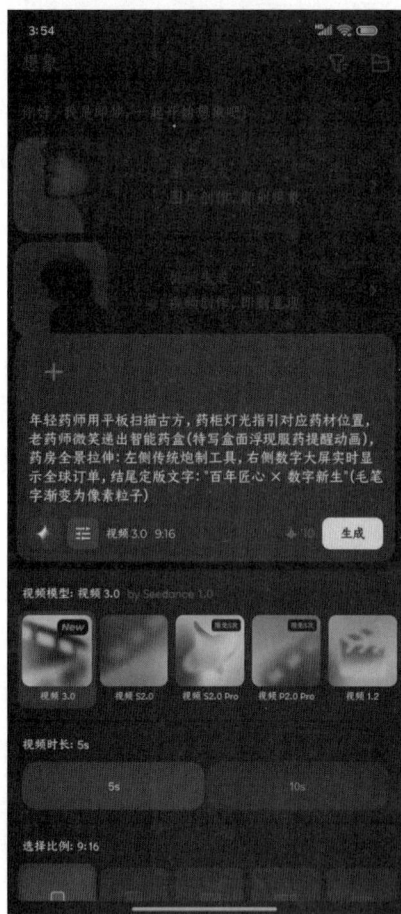

图 7-31 视频生成界面

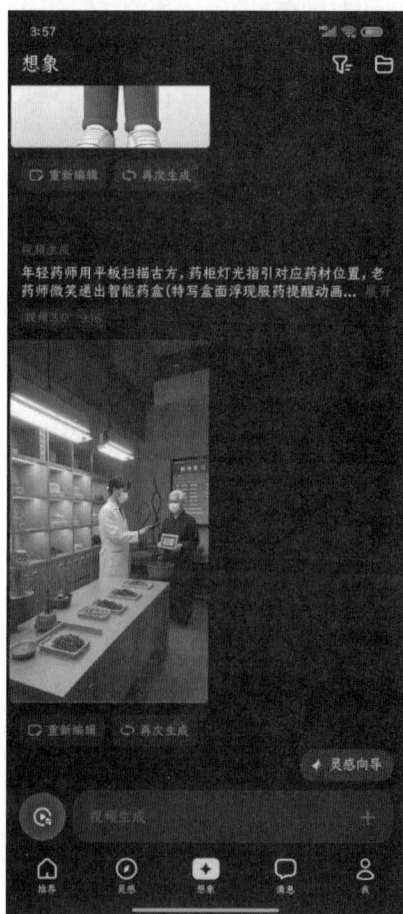

图 7-32 视频生成结果

7.3.2 应用案例——科学用眼数字人制作

即梦 AI 的数字人功能让每个用户都能轻松制作虚拟主播视频。与剪映提供丰富的数字人形象不同，即梦 AI 的数字人功能要求用户上传含有人物形象的图片，输入文字脚本后，系统自动生成会说话的数字人。

应用案例：制作"科学用眼"主题数字人

步骤 1：在图 7-29 所示界面单击"数字人"选项，进入数字人生成界面，如图 7-33 所示。单击界面上方的加号，上传含有人物形象的视频或图片作为视频人物形象（示例图片如图 7-34 所示），并在输入框输入希望角色讲述的内容，即科学用眼相关文案。

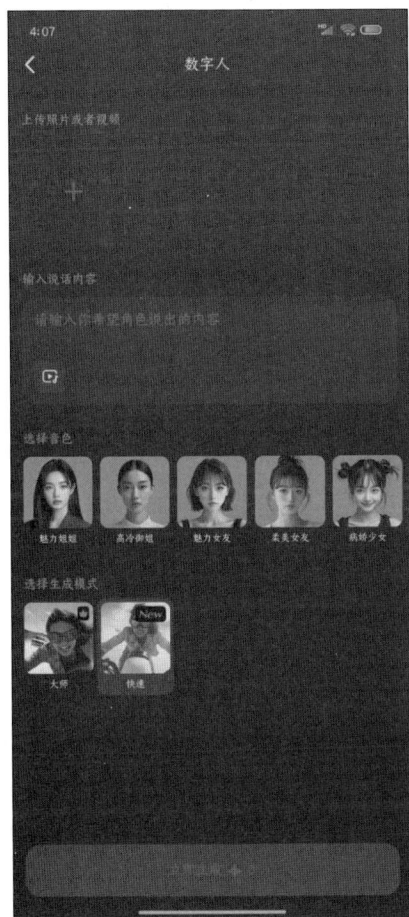

图 7-33　数字人生成界面

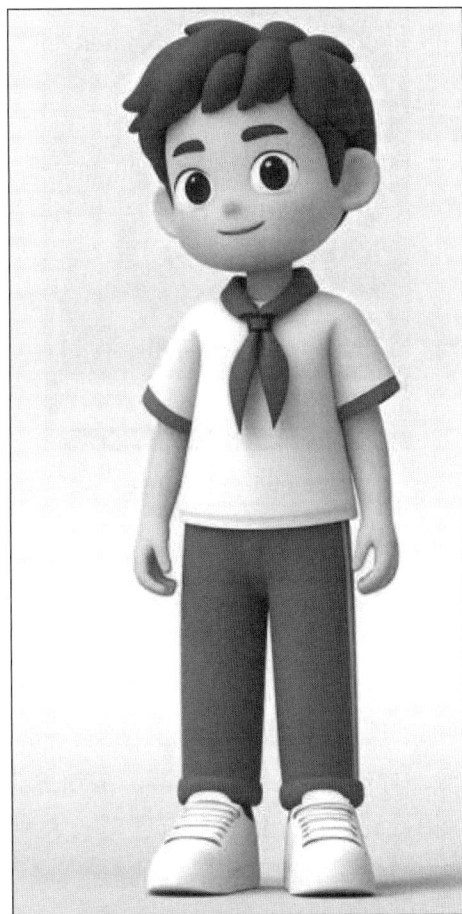

图 7-34　数字人形象示例图片

步骤 2：滑动下方任务选项卡，可为数字人选择音色，如"魅力姐姐""高冷御姐""魅力女友"等，如图 7-35 所示。选择完成后，单击页面底部的"立即生成"按钮，即可自动生成数字人视频。

视频生成后，如图 7-36 所示，单击左下角的"下载"按钮，即可将生成的数字人视频保存至本地，单击"发布"按钮，可一键分享至即梦 AI 平台。

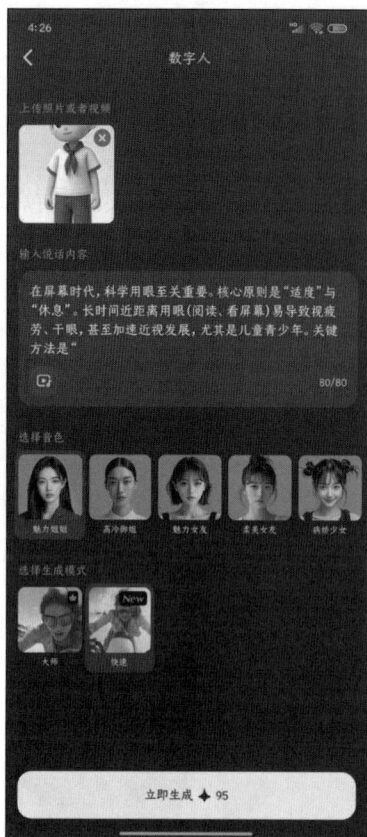

图 7-35　选择音色

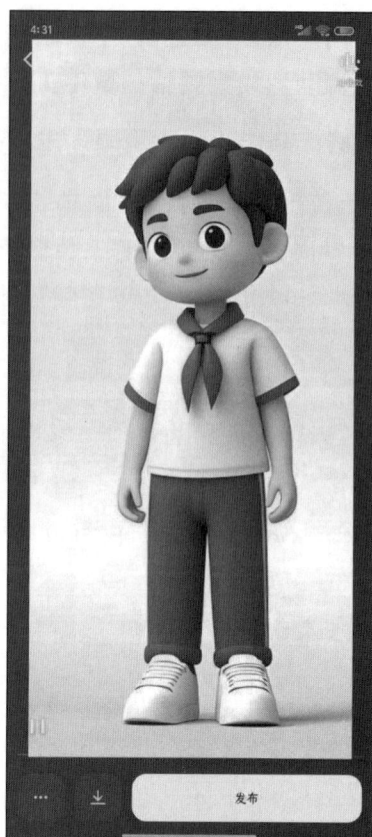

图 7-36　数字人生成效果

7.4　度　加　剪　辑

度加剪辑(原度咔剪辑)是百度旗下的全流程 AI 创作工具,其核心功能包括 AI 文案、AI 改写、智能提词、智能字幕、快速剪辑、一键包装、素材推荐等,通过 AI 赋能,从文案、拍摄到剪辑、包装全流程,极大地降低了创作门槛,提高了创作效率,助力创作者高效生产优质的视频作品。

7.4.1　应用案例——全民健身 AI 视频生成

与剪映、即梦 AI 等应用程序类似,度加剪辑也可通过输入一段文字,快速生成完整视频,并可调整相关画面、背景音乐及配音,调整剪辑节奏等以进一步优化生成结果。此外,度加剪辑还具有自动识别与提取字幕功能,并可对文字进行编辑;一键包装功能提供多种专业级模板;素材管理与百度网盘无缝对接,方便云端管理和跨设备使用。

应用案例：生成"全民健身"主题短视频

步骤1：安装度加剪辑应用程序并打开，进入创作界面，如图7-37所示，单击"AI成片"按钮。

步骤2：进入文字输入界面，如图7-38所示，用户可根据需求输入视频生成文本。可以使用提示词区分视频内容，如"配音文字""字幕""画面"等信息，帮助AI工具生成符合要求的视频。度加剪辑支持提取已有视频素材中的文字，单击页面下方的"视频提取""链接提取"选项，即可实现该功能。

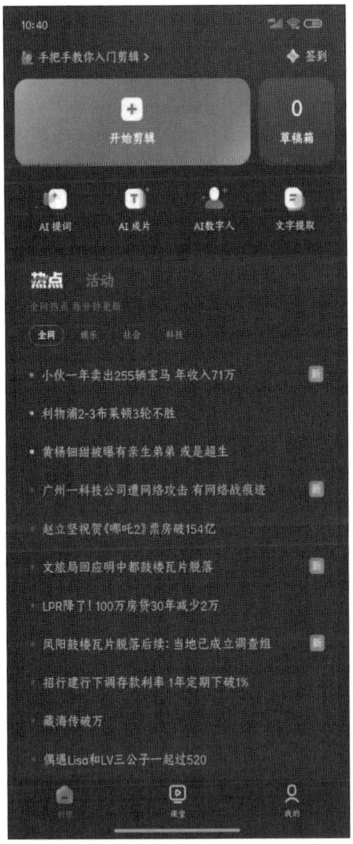

图7-37　度加剪辑创作界面　　　　　图7-38　输入视频生成文本

步骤3：单击页面右上角的"生成视频"选项，即可一键生成AI视频，进入图7-39所示视频剪辑界面。在视频剪辑界面，用户可以实现对视频素材进行分割、调整音量大小、剪裁视频比例等功能。

步骤4：单击页面下方的"包装"选项，可进一步美化视频效果，如图7-40所示。如"一键补空"功能，可以智能补充素材，还可实现"文字高亮""增加文字""设置封面""添加滤镜"等功能。以"文字高亮"为例：单击"文字高亮"按钮打开界面，如图7-41所示，选择想要强调的内容，即可设置文字高亮样式，如图7-42所示。

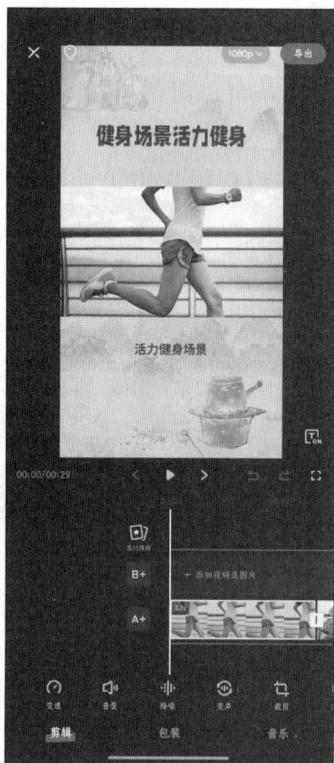

图 7-39　视频剪辑界面

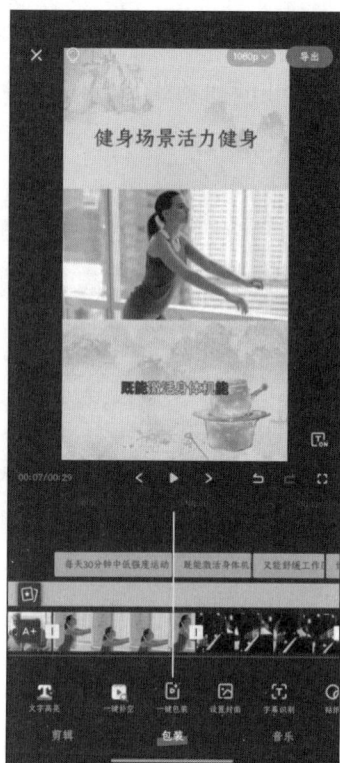

图 7-40　视频"包装"界面

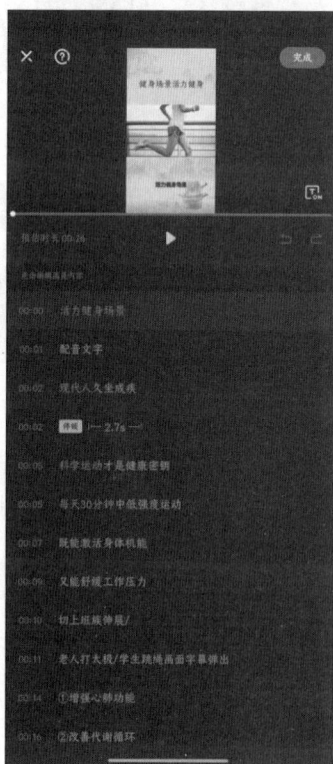

图 7-41　"文字高亮"界面

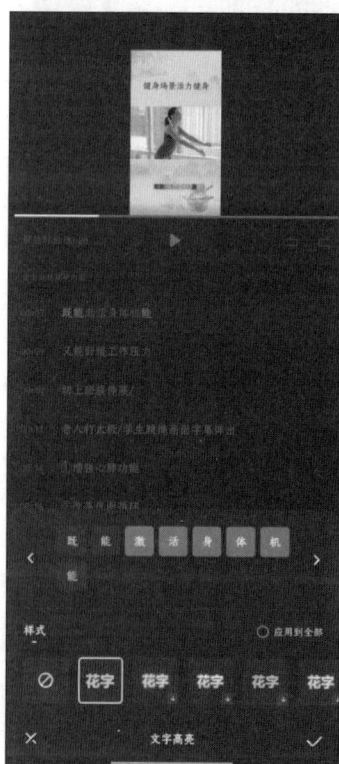

图 7-42　设置文字高亮样式

7.4.2 应用案例——提高免疫力数字人制作

度加剪辑拥有丰富的 AI 数字人视频模板，能满足用户对不同主题数字人视频的需求。用户只需输入文本内容，即可生成 AI 数字人口播视频。

应用案例：制作"提高免疫力"主题数字人

步骤 1：打开度加剪辑应用程序，在图 7-37 所示界面单击"AI 数字人"选项，进入 AI 数字人创作界面。

步骤 2：滑动界面，选择合适的数字人模板，如图 7-43 所示。度加剪辑提供了丰富的数字人模板，如"习惯性提升自己"心灵鸡汤风格的数字人、"'拼'出来的新纪录"新闻风格的数字人，等等。

步骤 3：选择相应模板后，进入文本编辑界面，输入口播内容，如图 7-44 所示。与 AI 成片功能类似，AI 数字人也支持提取已有视频素材中的文字，单击页面下方的"视频提取""链接提取"选项，即可实现该功能。单击右上角"生成视频"选项，即可一键生成 AI 数字人。

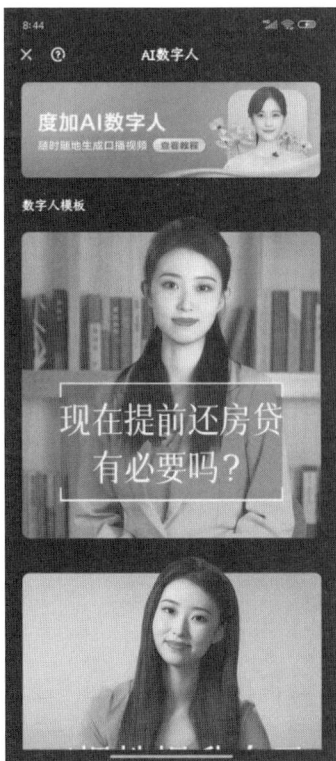

图 7-43　AI 数字人模板

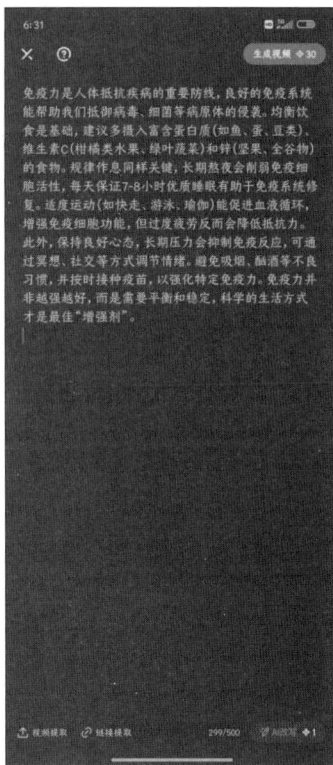

图 7-44　文本编辑界面

步骤 4：进入视频编辑界面，如图 7-45 所示。与 AI 成片功能类似，AI 数字人也支持对生成的视频进行二次编辑，即进行"剪辑""包装"、设置"音乐"等加工处理。编辑结束后，单击页面右上角的"导出"按钮，可将视频结果保存至本地。

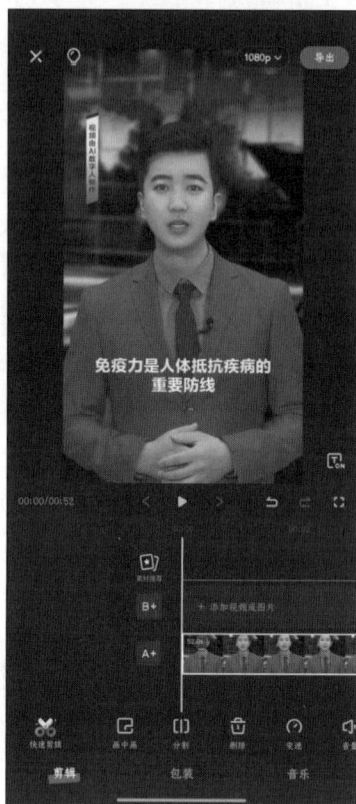

图 7-45　视频编辑界面

7.5　通　义

通义 App 是阿里云推出的官方大模型应用，基于通义千问 Qwen 3 混合推理模型、通义万相 Wanx 视觉生成模型等自研大模型构建，集成了文生图、智能编码、文档解析、音/视频理解、视觉生成等前沿能力，成为用户的全能 AI 助手。其单次可处理多达 1000 万字的长文档，并能同时解析 100 份不同格式的文档，是金融、法律、科研、医疗、教育等领域专业人士的工作提效利器。

通义 App 支持文生视频和图生视频两种方式，可以根据用户提供的文字提示词或图片，自动创作出高清视频（最长 6 秒）。通义 App 能处理多语言输入，支持"灵感模式"功能，帮助用户丰富视频内容，还自带"视频音效"功能，视频生成自带音画同步的音效和音频内容，降低了 AI 视频创作门槛。

应用案例："健康作息"主题短视频制作

步骤1：下载通义App并打开，滑动页面至"视频生成"界面，如图7-46所示。通义视频生成功能包括"AI视频""静图变动图""视频滤镜"等功能。

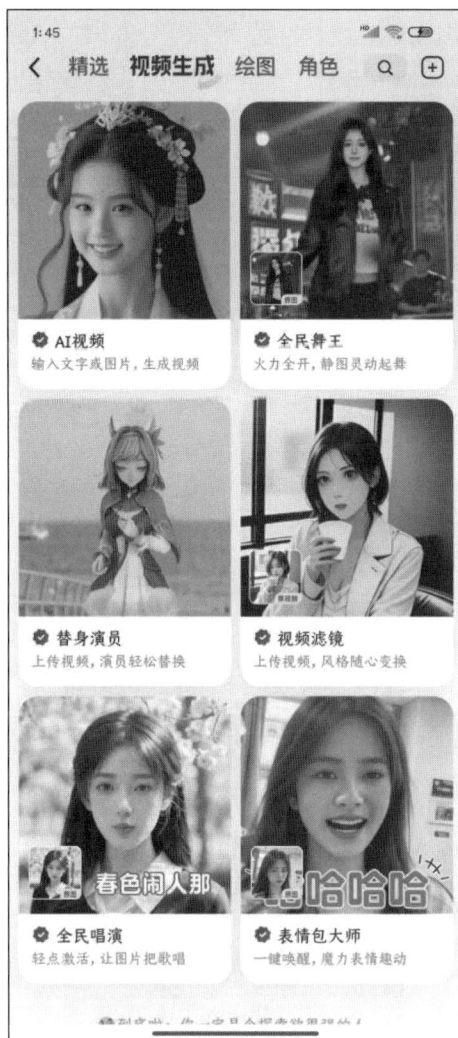

图 7-46　"视频生成"界面

步骤2：单击第一个选项"AI视频"，进入AI视频创作界面，如图7-47所示。用户可根据需要输入生成文案（即"创意描述"），改变视频比例，并选择是否开启"灵感模式"（增加创意灵感）、"视频音效"（为视频内容生成合适的声音效果）等功能。单击页面底部的"立即生成"按钮，即可一键生成视频。

步骤3：在视频生成结果界面，如图7-48所示，单击生成的视频，即可浏览视频效果，如图7-49所示。单击页面下方的"重新生成"选项，可重新生成视频结果；单击"下载"选项，可将视频保存至本地；单击"分享"选项，可将视频分享至微信和QQ平台。

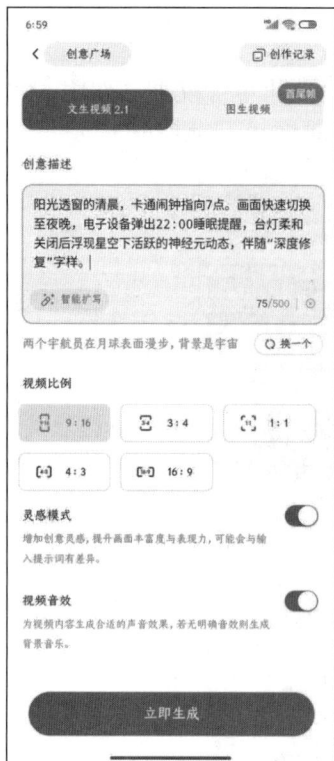

图 7-47　AI 视频创作界面

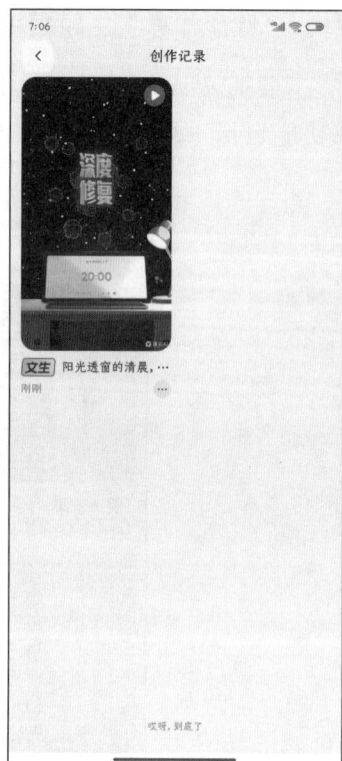

图 7-48　AI 视频生成结果界面

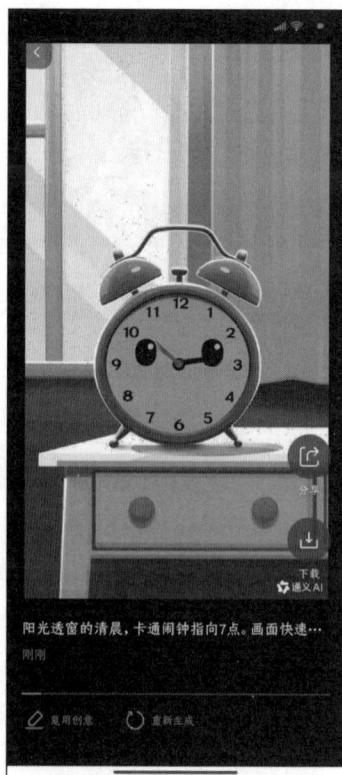

图 7-49　浏览视频效果

本 章 小 结

本章围绕 AI 视频生成应用展开，在概述国内外 AI 视频工具发展历史与现状的基础上，详细介绍了剪映通过文本驱动生成视频、利用模板与一键成片功能简化创作流程，以及打造数字人实现虚拟形象交互等内容；同时阐述了即梦 AI、度加剪辑、通义等 AI 工具在视频生成与数字人制作方面的特色功能，展现了 AI 视频生成领域工具丰富、功能多元的发展态势。

习 题

一、选择题

1．早期国外 AI 视频工具发展相较于国内，其优势主要体现在（　　）。

A．工具的界面设计更美观

B．率先开展了大规模的数据训练和算法研究

C．工具的免费功能更多

D．工具支持的语言种类更丰富

2．AI 视频工具发展进程中，推动其从简单功能向复杂应用演进的关键因素是（　　）。

A．用户对工具操作便捷性的单一需求

B．硬件计算能力的持续提升

C．工具界面颜色的不断优化

D．广告投放力度的加大

二、填空题

1．AI 视频工具发展早期，主要通过不断优化_____算法模型_____来提升视频生成的质量和效果。

2．在 AI 视频工具不断发展的过程中，_____视频数据_____的积累为工具提供了丰富的训练素材，助力其提升生成视频的质量和多样性。

三、问答题

说明 AI 视频生成在医学教育领域中的应用场景，列举具体案例并说明优势。

四、思考题

1．利用多种 AI 视频工具，生成一段"糖尿病患者饮食指导"科普视频，并比较不同 AI 视频工具的生成效果。

2．撰写脚本，为社区医院制作一个数字人，用于"儿童疫苗接种须知"介绍。

第 8 章

AI 工具组合应用

在数字化转型的浪潮中，AI 工具正逐渐成为医疗、教育、商业等领域的强大助手。通过组合应用多种 AI 工具，可以高效完成演示文稿制作、思维导图设计、流程图绘制、框图构建、音乐生成及 3D 建模等任务，显著提升工作效率与创造力。

本章将系统阐述 AI 工具在不同场景中的协作流程与应用案例。通过简化复杂任务的操作步骤，AI 工具显著提升了执行效率；同时，其在医疗实践、教学活动和科研工作中的深度应用，更提供了直观精准的可视化支持，有效优化了各领域的专业工作流程。

学习目标

1. 知识目标
(1)掌握 AI 工具在演示文稿制作、思维导图设计、流程图绘制等场景的应用方法。
(2)熟悉主流 AI 工具的核心功能及协作流程。
2. 能力目标
(1)能够组合使用 AI 工具完成专业任务。
(2)具备优化 AI 生成内容以满足实际需求的能力。
3. 素养目标
(1)培养数字化协作意识与创新思维。
(2)树立 AI 技术应用的伦理与规范意识。

8.1 AI 制作演示文稿

8.1.1 AI 制作演示文稿工具 Kimi

Kimi 是由中国月之暗面科技有限公司开发的一款人工智能助手，旨在利用自然语言处理技术为用户提供更多元化的智能服务。Kimi 的设计目标是结合高效的信息处理能力与人性化的交互体验，帮助用户解决实际问题，同时支持学习、创作和日常交流等多场景应用。

Kimi 的功能与特点如下。

1. 多语言支持

Kimi 能够流畅使用中文和英文进行交流，满足用户在不同语言环境下的需求。其语言生成能力基于大语言模型训练，能够准确理解并回应用户的指令。

2. 文件处理能力

Kimi 可以阅读和分析多种格式的文件，包括 TXT、PDF、Word、PPT、Excel 等，最大支持 20 万字的输入内容，最多一次能够上传 50 个文件进行分析和整理。这一功能使得 Kimi 能够快速提取文件中的关键信息，为用户提供引擎或总结服务。

3. 联网搜索能力

Kimi 能够迅速整合多个数据源的信息，给出完整且标注来源的答案。联网搜索功能可以应用于日常咨询、学术研究、商业决策等多种场景，帮助用户快速获取最新资讯。

4. 多平台应用

Kimi 提供了网页版、客户端、移动端 App（Kimi 智能助手）、微信小程序及浏览器插件版。Kimi 通过多平台应用，为用户提供了便捷、高效的智能助手服务，满足了不同用户在不同场景下的需求。用户可以随时随地使用 Kimi 的各项功能，提升工作和学习的效率。

8.1.2 DeepSeek + Kimi 生成演示文稿

Kimi PPT 助手是一款基于 AI 技术的工具，旨在帮助用户快速、轻松地生成高质量的 PPT。通过智能化的模板和内容推荐，用户只需输入主题或上传相关文档，Kimi 就能自动生成结构清晰、视觉美观的 PPT，大大节省了时间并降低了制作复杂度。

1．Kimi 制作 PPT 的功能特点

（1）智能生成 PPT 大纲：Kimi 能够自动分析用户提供的主题或文本，生成合理的 PPT 结构，包括章节划分、核心观点和逻辑顺序，帮助用户快速整理思路。

（2）一键生成完整 PPT：在大纲确定后，Kimi 可以直接生成完整的 PPT，包括文本内容、图片、图表等，极大地提高了效率，避免了反复调整格式的麻烦。

（3）多样化模板与风格选择：提供多种模板，涵盖简约风、商务风、科技感、教育类等不同的视觉风格，满足不同演示场景的需求。

（4）在线编辑与优化：生成的 PPT 可以在 Kimi 的在线编辑器中进行调整，如修改文字、调整排版、替换图片等，确保最终的 PPT 符合个人的审美和需求。

（5）多格式下载与分享：制作完成后，PPT 可以下载为多种格式，包括 PPTX、PDF等，方便在不同的场合使用，还可以直接分享给团队成员，支持多人协作。

2．Kimi 制作 PPT 的流程

（1）输入主题或上传文档：用户可以直接输入一个简短的主题，或者上传相关的 Word文档、PDF 报告等，Kimi 会智能分析内容并提取关键信息。

（2）生成并确认 PPT 大纲：Kimi 能快速生成 PPT 大纲，用户可以在此阶段对大纲进行修改，如删除不需要的部分、增加新的章节或调整顺序。

（3）选择模板并生成 PPT：根据主题选择合适的模板，单击"一键生成 PPT"按钮，Kimi 会自动生成完整的 PPT，通常只需十几秒。

（4）在线编辑与导出：在 Kimi 的在线编辑器里可进一步调整 PPT，如修改文本、调整字体大小、替换图片、添加动画效果等，完成后下载为 PPTX 或 PDF 格式。

Kimi PPT 助手通过其智能化和自动化的功能，为用户提供了从内容生成到设计优化的完整解决方案，让 PPT 制作变得更加简单、高效和专业，能够快速制作出高质量的演示文稿。

3．DeepSeek + Kimi 生成 PPT 的协作流程

（1）用 DeepSeek 生成主题文稿或课件的结构化大纲。

（2）将文稿或大纲输入 Kimi+中的 PPT 助手智能体，生成 PPT 初稿。

（3）通过 Kimi 优化排版并添加医学示意图和流程图。

（4）导出 PPT 文件。

8.1.3　应用案例——急性心肌梗死诊疗指南

通过"急性心肌梗死诊疗指南"PPT 的制作，深入了解利用 DeepSeek 结合 Kimi 制作 PPT 的详细过程。

步骤 1：用 DeepSeek 生成主题文本。

在 DeepSeek 中，输入以下提示词：

"制作 15 页急性心肌梗死最新诊疗指南 PPT，包含 ESC 2023 更新要点。"

DeepSeek 生成相关的文本内容，如图 8-1 所示，复制全部文本。

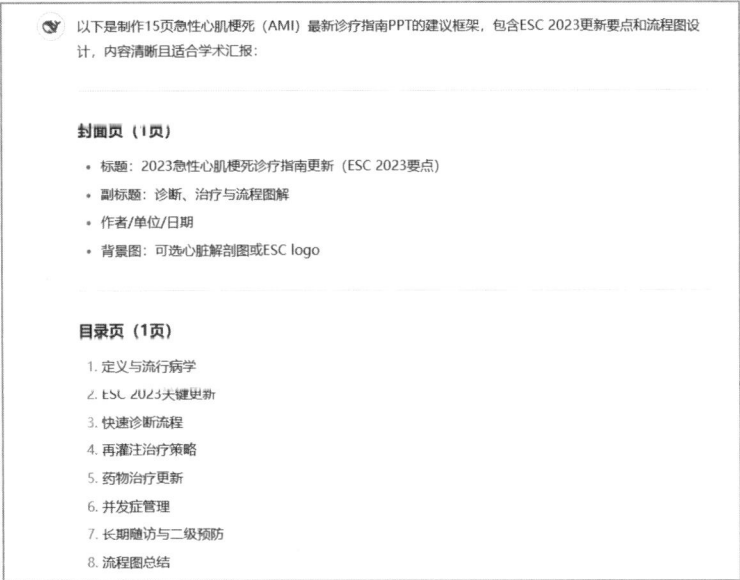

以下是制作15页急性心肌梗死（AMI）最新诊疗指南PPT的建议框架，包含ESC 2023更新要点和流程图设计，内容清晰且适合学术汇报：

封面页（1页）

- 标题：2023急性心肌梗死诊疗指南更新（ESC 2023要点）
- 副标题：诊断、治疗与流程图解
- 作者/单位/日期
- 背景图：可选心脏解剖图或ESC logo

目录页（1页）

1. 定义与流行病学
2. ESC 2023关键更新
3. 快速诊断流程
4. 再灌注治疗策略
5. 药物治疗更新
6. 并发症管理
7. 长期随访与二级预防
8. 流程图总结

图 8-1　DeepSeek 生成的文本

步骤 2：用 Kimi 生成大纲，并单击"一键生成 PPT"按钮制作 PPT。

在 Kimi 中，单击"Kimi+"，选择"PPT 助手"，在输入框中粘贴 DeepSeek 生成的文本，单击发送。Kimi 进行分析，生成大纲如图 8-2 所示，单击"一键生成 PPT"按钮。

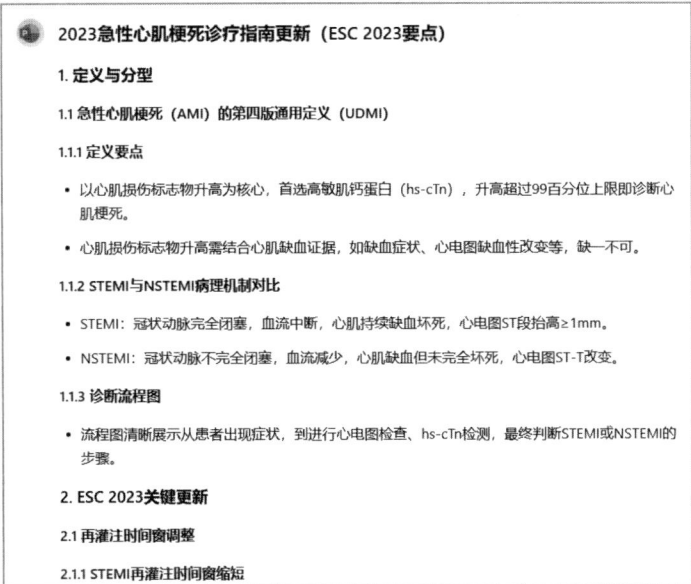

2023急性心肌梗死诊疗指南更新（ESC 2023要点）

1. 定义与分型

1.1 急性心肌梗死（AMI）的第四版通用定义（UDMI）

1.1.1 定义要点

- 以心肌损伤标志物升高为核心，首选高敏肌钙蛋白（hs-cTn），升高超过99百分位上限即诊断心肌梗死。
- 心肌损伤标志物升高需结合心肌缺血证据，如缺血症状、心电图缺血性改变等，缺一不可。

1.1.2 STEMI与NSTEMI病理机制对比

- STEMI：冠状动脉完全闭塞，血流中断，心肌持续缺血坏死，心电图ST段抬高≥1mm。
- NSTEMI：冠状动脉不完全闭塞，血流减少，心肌缺血但未完全坏死，心电图ST-T改变。

1.1.3 诊断流程图

- 流程图清晰展示从患者出现症状，到进行心电图检查、hs-cTn检测，最终判断STEMI或NSTEMI的步骤。

2. ESC 2023关键更新

2.1 再灌注时间窗调整

2.1.1 STEMI再灌注时间窗缩短

图 8-2　Kimi 生成的大纲

步骤3：挑选模板。

在"选择模板创建 PPT"中，选择"医学医疗"分类，在右上角搜索框中输入"心脏"，选择查找到的模板，如图 8-3 所示，单击蓝色的"生成 PPT"按钮。

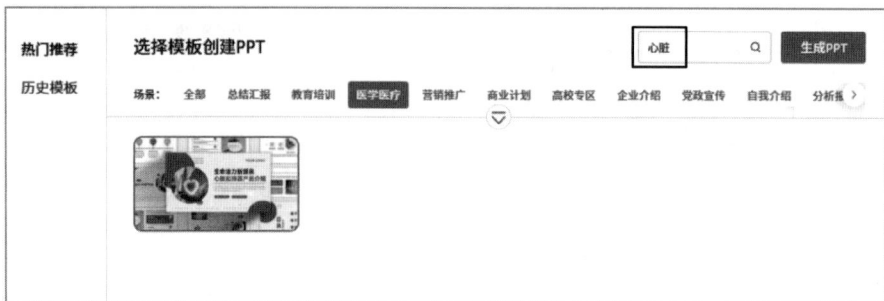

图 8-3　选择模板

步骤4：等待生成 PPT 后（如图 8-4 所示），单击"去编辑"按钮，进行排版的细节调整，如文字大小、对齐方式等。

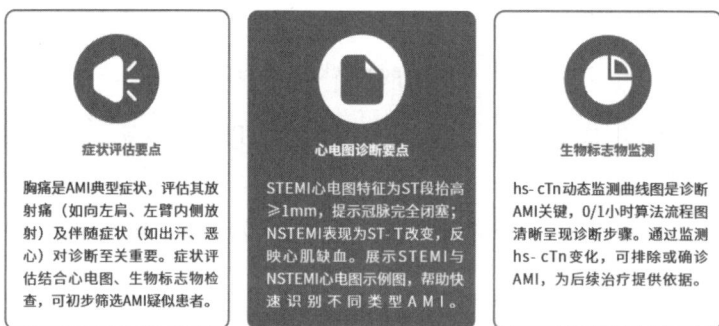

图 8-4　生成 PPT

步骤5：修改完成，可以直接单击"下载"按钮，将 PPT 保存至本地。

8.1.4　其他 AI 制作演示文稿工具

利用 AI 技术制作 PPT 的平台，还包括 WPS AI、通义千问、豆包、夸克等。

1．WPS AI

WPS AI 在 PPT 制作方面具有显著优点，能大幅提升效率、优化设计并降低操作门槛。其操作流程如下。

在 WPS 中单击"新建"按钮，选择"演示文稿"（即 PPT 文档），然后选择"AI 生成 PPT"，输入以下提示词：

"制作 15 页急性心肌梗死最新诊疗指南 PPT，包含 ESC 2023 更新要点。"

同时，选择"深度思考"，如图 8-5 所示，单击"开始生成"按钮。

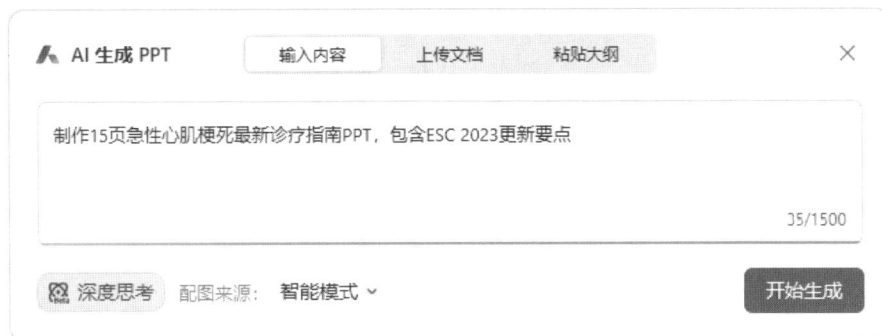

图 8-5   在"AI 生成 PPT"界面中输入提示词

WPS AI 自动生成 PPT 大纲，然后选择模板，即可完成 PPT 演示文稿的制作，生成结果如图 8-6 所示。

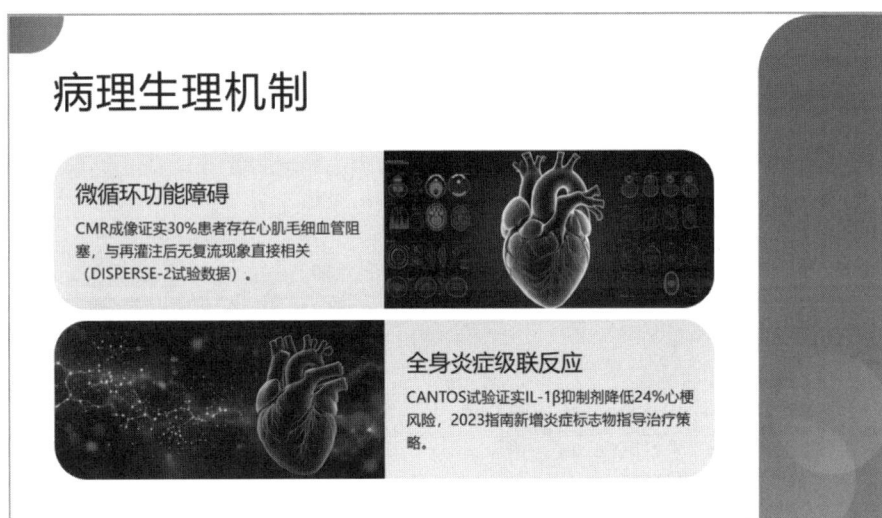

图 8-6   WPS AI 生成的 PPT

除了提示词模式，WPS AI 制作 PPT 还可以采用上传文档和粘贴大纲两种方式，也能做出满足不同需求的 PPT 文稿。其智能配图功能，可以根据幻灯片的文字内容自动添加匹配的图片，是 WPS AI 生成 PPT 的特色；其自动美化排版功能，可以由 AI 推荐配色、字体、版式等，避免手动调整的烦琐。

2．通义千问

通义千问的 PPT 创作功能基于其强大的 AI 模型（如 Qwen 3 和通义万相 Wanx 视觉生成模型），在图文匹配度、长文本处理及交互体验上表现更优。其操作流程如下。

打开通义千问，单击"PPT 创作"，选择模板（如图 8-7 所示），并输入提示词。

在通义千问中，PPT 内可以插入流程图和层级图，是通义 PPT 的特色，图 8-8 即为通义制作的 PPT 演示文稿。

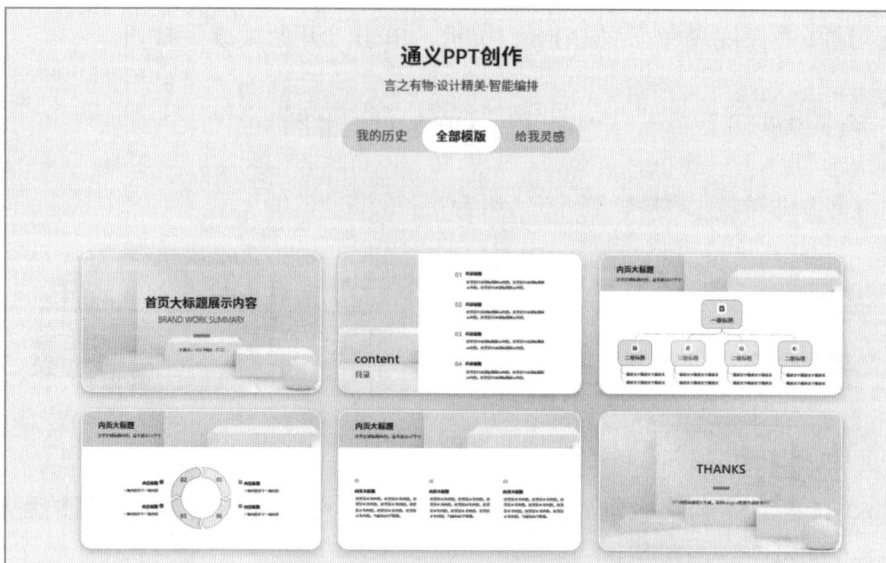

图 8-7 通义 PPT 创作模板

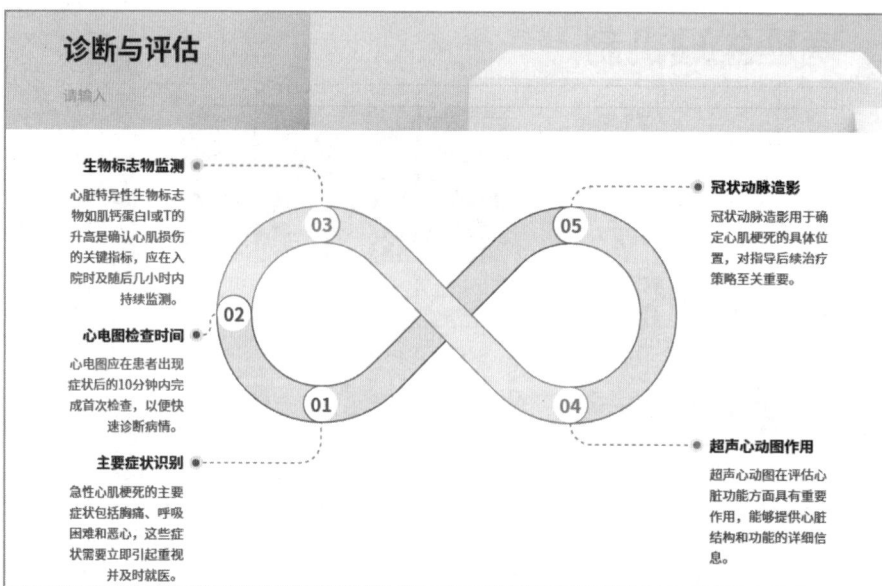

图 8-8 通义 PPT 演示文稿

8.2 AI 制作思维导图

8.2.1 AI 制作思维导图工具 Mapify

Mapify 是一款由 Xmind 公司开发的 AI 驱动的免费在线思维导图制作工具，适用于头脑风暴、知识整理、项目规划和演示展示等应用场景。其界面简洁、操作流畅，兼顾专业性与易用性，适合个人及团队使用。

Mapify 的功能与特点如下。

1．多样化的导图呈现方式

Mapify 突破了传统思维导图的单一模式，提供包括思维导图、鱼骨图、时间轴等在内的多 种可视化结构。用户可根据具体需求，灵活组合各类逻辑关系，无论是学习笔记整理、项目规划制定，还是创意灵感捕捉，都能找到最适合的呈现方式。这种多元化的表达形式，大大提升了信息组织和呈现的效率。

2．专业高效的生产力工具套件

为满足不同场景下的工作需求，Mapify 集成了多项专业功能，具体如下。

- ZEN 专注模式：帮助用户排除干扰，专注于当前创作。
- 演说（PPT）模式：一键将导图转换为演示文稿。
- 甘特图功能：直观展示项目进度和时间节点。

通过简单的视图切换，即可在不同工作模式间无缝转换，既支持个人深度思考，也便于团队协作沟通。

3．无缝衔接的多端工作流

Mapify 实现了真正的全平台覆盖，支持 Windows、macOS、iOS 等多个操作系统。所有文档自动云端同步，确保随时随地都能获取最新版本。同时支持 PDF、PPT 等多种格式导出，方便与同事、客户分享成果，让协作更高效。

8.2.2 DeepSeek + Mapify 生成思维导图

利用 DeepSeek 的分析能力生成思维导图的 Markdown 文档，再通过 Mapify 生成思维导图，其协作流程如下。

（1）用 DeepSeek 生成 Markdown，并复制。

（2）将 Markdown 内容粘贴至 Mapify，转换为彩色思维导图。

（3）编辑并导出思维导图文件。

8.2.3 应用案例——脓毒症诊疗路径

通过构建基于 SSC 2021 指南的脓毒症诊疗思维导图，了解 DeepSeek 结合 Mapify 生成不同样式的思维导图的方法。

步骤 1：在 DeepSeek 中，输入以下提示词：

"利用基于 SSC 2021 指南的脓毒症诊疗内容绘制一幅思维导图，并给出 Markdown。"

DeepSeek 生成相关的文本内容，如图 8-9 所示，复制该内容。

以下是基于SSC 2021指南的脓毒症诊疗思维导图的Markdown代码（含mermaid流程图+文字说明），可直接粘贴到支持mermaid的Markdown编辑器（如Typora/VSCode）中显示：

```markdown
```mermaid
mindmap
  root((脓毒症诊疗<br>SSC 2021))
    定义与诊断
      Sepsis-3标准
        感染+SOFA≥2
      休克标准
        血管活性药+乳酸>2
      筛查工具
        SOFA(ICU)
        NEWS/MEWS(非ICU)
```

图 8-9 DeepSeek 生成的文本内容

步骤 2：在 Mapify 中粘贴 Markdown 的内容。单击 Mapify 按钮，生成思维导图，如图 8-10 所示。

图 8-10 Mapify 制作的思维导图

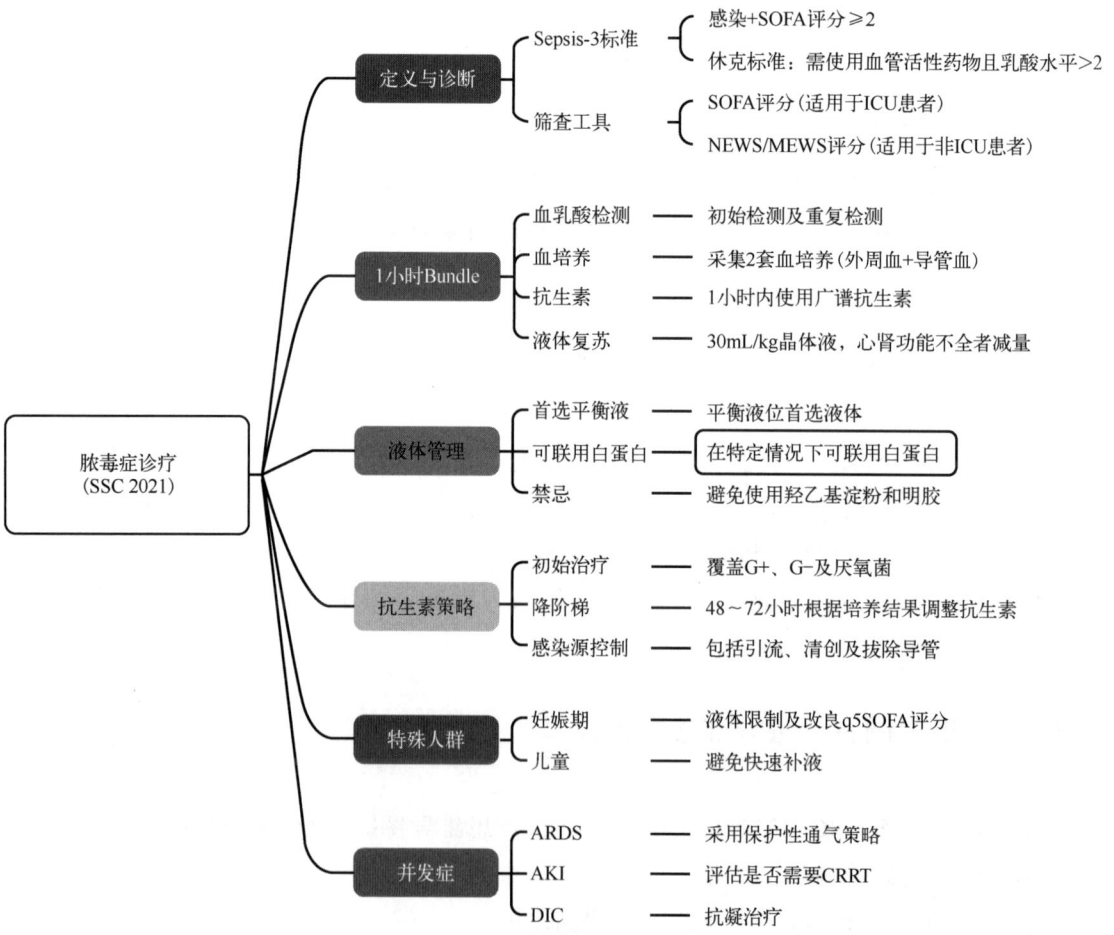
```

步骤 3：单击右上角的"格式"按钮，选择不同的样式，如"鱼骨图"，还可以更改其他的配色方案；双击节点，可以修改文字。修改完成后可导出图片或 SVG、PDF、Xmind 等文件格式。

利用 DeepSeek 生成 Markdown 格式的脓毒症诊疗内容，再通过 Mapify 快速转换为可自定义的思维导图。此外，可灵活调整样式、配色及文字，并导出多种格式文件。这种方法高效便捷，适合进行医学知识整理与可视化学习。

8.3 AI 制作流程图

8.3.1 AI 制作流程图工具 Mermaid

Mermaid 是一款基于文本描述生成流程图的开源工具，通过简单的代码即可自动生成专业图表，适用于开发技术文档、进行项目管理、设计医疗流程等应用场景。

Mermaid 的功能与图表类型如下。

（1）流程图（Flowchart）：用于生成逻辑流程、算法、医学诊断路径等。

（2）序列图（Sequence Diagram）：用于展示系统交互、消息传递时序。

（3）甘特图（Gantt Chart）：用于项目管理、时间轴规划。

（4）类图（Class Diagram）：用于面向对象编程中的类关系设计。

（5）饼图（Pie Chart）：用于数据比例可视化。

（6）其他支持类型：状态图、实体关系图、用户旅程图等。

Mermaid 是开发者、文档撰写者、医疗/工程专业人员的高效工具，通过代码替代手动绘图，尤其适合需要频繁更新、版本控制、自动化生成的场景。对于追求高度可视化的设计，可结合 draw.io 等工具互补使用。

8.3.2 DeepSeek + Mermaid 生成流程图

将 DeepSeek 与 Mermaid 结合生成流程图，可以实现高效的 AI 辅助协作流程，适用于团队文档编写、技术设计、医疗决策等场景。以下是具体协作流程。

（1）向 DeepSeek 描述流程图需求。

（2）DeepSeek 自动生成符合逻辑的 Mermaid 代码，并解释关键节点。

（3）将代码粘贴至 Mermaid Live Editor，实时预览。

（4）根据实际需求调整逻辑分支或样式。

（5）导出为图片或 PDF。

8.3.3 应用案例——绘制胸痛中心处理流程图

通过案例“胸痛鉴别诊断流程图”，了解 DeepSeek + Mermaid 生成流程图的详细过程。

步骤 1：在 DeepSeek 中，输入以下提示词：

“请用 Mermaid 语法生成一个符合 AHA 最新标准的胸痛鉴别诊断流程图，要求包含生命体征评估、心绞痛特征判断、高危病因(如肺栓塞/主动脉夹层)排查，关键节点用颜色标注优先级。”

DeepSeek 生成的 Markdown 内容如图 8-11 所示。

图表 代码 复制 下载

```
flowchart TD
    A[患者主诉胸痛] --> B{生命体征稳定?}
    B -- 不稳定 --> C[红色框：立即启动急救\n(CPR/除颤/高级支持)]
    B -- 稳定 --> D{胸痛符合典型心绞痛特征?}
    D -- 是 --> E[橙色框：ACS评估\n(心电图+心肌酶)]
    D -- 否 --> F{是否存在高危特征?}
    F -- 是 --> G[黄色框：紧急检查\n(D-二聚体/CTPA/主动脉成像)]
    F -- 否 --> H[绿色框：非心源性胸痛评估\n(GERD/肌肉骨骼)]
    style C fill:#ffcccc,stroke:#ff0000
    style E fill:#ffebcc,stroke:#ff9900
    style G fill:#ffffcc,stroke:#ffcc00
    style H fill:#ccffcc,stroke:#009900
```

图 8-11 DeepSeek 生成的 Markdown 内容

步骤 2：复制 Markdown 内容，粘贴至 Mermaid Live Editor，编辑器中显示部分流程图如图 8-12 所示。

利用不同颜色节点标识危险程度，具体如下。

(1)红色节点：需立即干预的高危情况(如血流动力学不稳定)。

(2)橙色节点：疑似急性冠脉综合征(ACS)的优先处理。

(3)黄色节点：其他高危病因(如肺栓塞/主动脉夹层)排查。

(4)绿色节点：低危非心源性胸痛处理。

步骤 3：人工验证与优化。实时预览，发现分支逻辑遗漏“心脏压塞”的排查，发送给 DeepSeek，补充“心脏压塞”的急救关联项。提示词为：

“在 C[立即急救] 节点中补充心脏压塞的关联检查(如颈静脉怒张、奇脉)。

保持现有颜色标注风格(红/橙/黄/绿)。”

优化后的节点内容如图 8-13 所示。

步骤 4：单击“Actions”按钮，选择导出 PNG 图片。

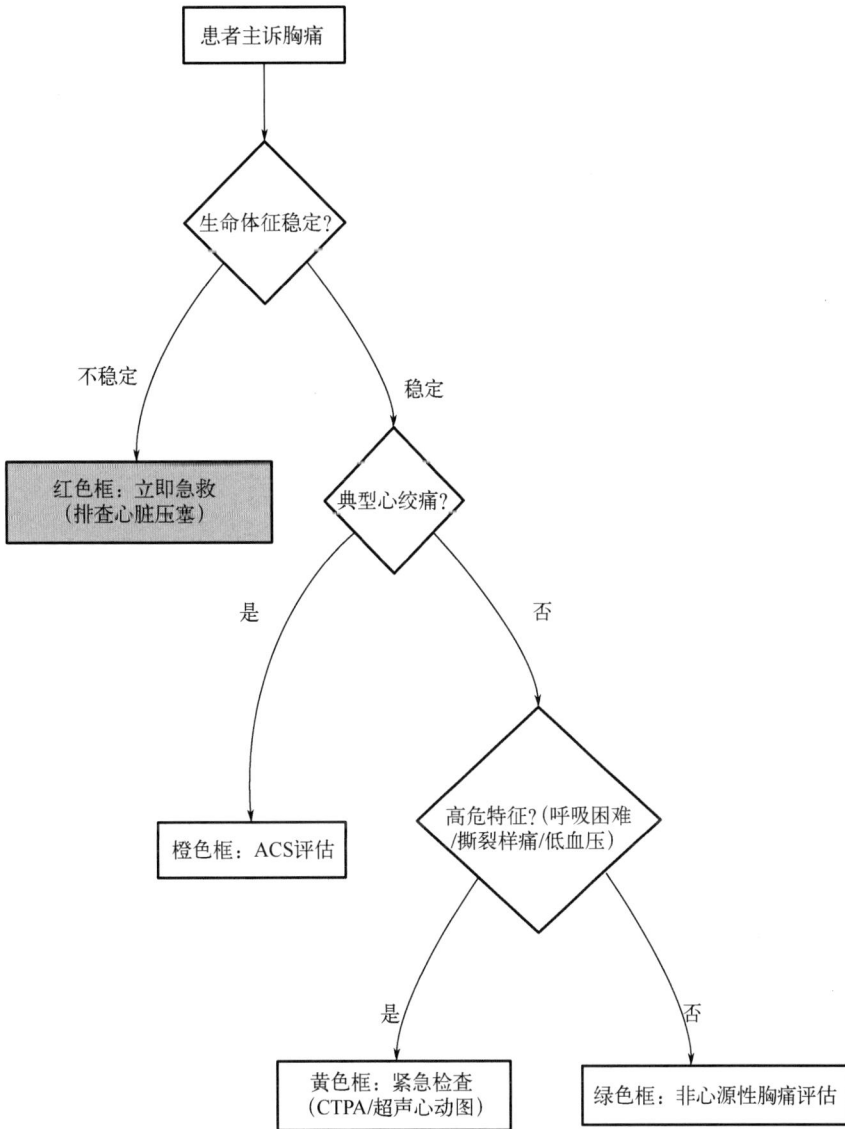

图 8-12 胸痛鉴别诊断流程图部分展示

　　为减少反复调试，输出即用型代码，可以使用以下绘制流程图的提示词设计技巧。

　　（1）明确锚点：指出具体需要修改的节点（如"C 节点"或"高危特征分支"）。

　　（2）兼容性说明：指定格式要求（如引号包裹、换行符处理）。

　　（3）临床术语精准：使用标准医学表述（如"SpO_2 降低"，而非"血氧低"）。

　　随着 AI 技术的快速发展，各平台的 AI 绘图能力持续增强。目前部分平台已支持利用 Markdown 代码直接生成可下载图片，大幅提升了流程图的创建效率。不过对于专业级图表制作，仍需借助专业绘图工具进行细节优化和深度编辑。

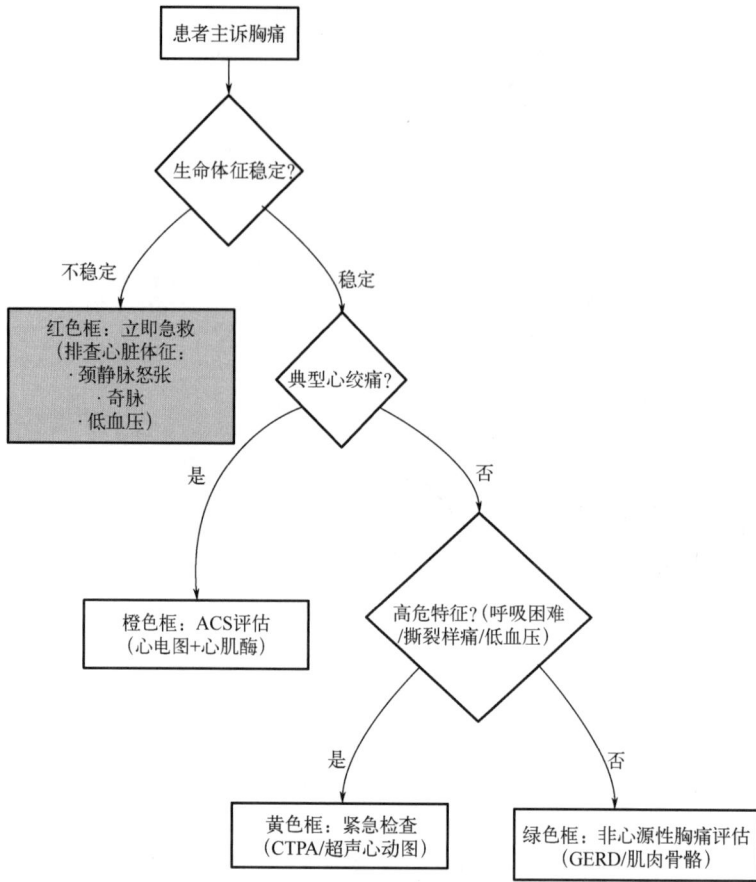

图 8-13　优化后的节点内容

8.4　AI 制作框图

8.4.1　AI 制作框图工具 Napkin

Napkin 是一款专注于 AI 框图制作的轻量级工具，旨在帮助用户快速生成、编辑和分享简洁的视觉框图，适用场景包括产品设计、技术讨论、会议记录和教育演示，可帮助用户高效梳理逻辑并清晰传达想法。

Napkin 的功能与特点如下。

（1）辅助生成框图：根据自然语言描述（如"设计一个用户登录流程"），Napkin 的 AI 会自动生成包含节点、连接线和基础布局的框图，大幅减少手动绘制时间。

（2）极简编辑体验：拖曳式直接添加/移动节点、连接线，支持常见框图元素（矩形、圆形、箭头等）；具备智能吸附和对齐功能，保持框图整洁；可在节点内添加详细说明或代码片段。

(3) 实时协作与分享：可多人同时在线编辑，变更实时同步；可生成链接快速分享，支持嵌入文档或演示稿中。

(4) 模板库与复用：提供常用场景模板(如系统架构、流程图、用户旅程图等)；用户可保存自定义模板，便于团队复用。

(5) 多平台支持：基于 Web 端，无须下载；支持桌面端快捷操作(如快捷键)。

8.4.2 DeepSeek + Napkin 生成框图

将 DeepSeek 与 Napkin 结合生成框图，可以实现智能化的快速可视化协作流程，步骤如下。

(1) 用 DeepSeek 生成框图描述。

(2) 复制到 Napkin 进行可视化，粘贴 DeepSeek 提供的文字描述，自动生成框图。

(3) 使用 Napkin 的拖曳工具修改布局、增减节点。

(4) 导出为 PNG/SVG。

8.4.3 应用案例——绘制感控体系架构图

通过绘制包含监测、预警、干预的院感防控框图，了解 DeepSeek + Napkin 生成框图的详细流程。

步骤 1：在 DeepSeek 中输入需求提示词：

“请设计一个医院感染防控系统的框图，需包含监测、预警、干预三大核心模块，并细化每个模块的子流程。要求用结构化语言描述，方便后续转换为可视化框图。”

DeepSeek 返回如图 8-14 所示的 Markdown 内容。复制该内容。

```
markdown                                        复制  下载

### 院感防控系统框图逻辑
- **监测模块**
  - 数据采集：患者体征、环境微生物、器械消毒记录
  - 数据整合：HIS系统对接、实验室数据导入
  - 实时监控：阈值设定、异常数据标记
- **预警模块**
  - 风险分析：AI模型评估感染概率
  - 分级预警：低/中/高风险（颜色标识）
  - 通知推送：短信/院内系统提醒责任人
- **干预模块**
  - 预案触发：自动匹配处理流程（如隔离、消杀）
  - 任务分配：医护团队分工执行
  - 效果反馈：干预后数据回传监测模块
```

图 8-14　DeepSeek 生成的框图 Markdown 内容

步骤 2：登录 Napkin，新建 Napkin 文档，粘贴 Markdown 内容，如图 8-15 所示。

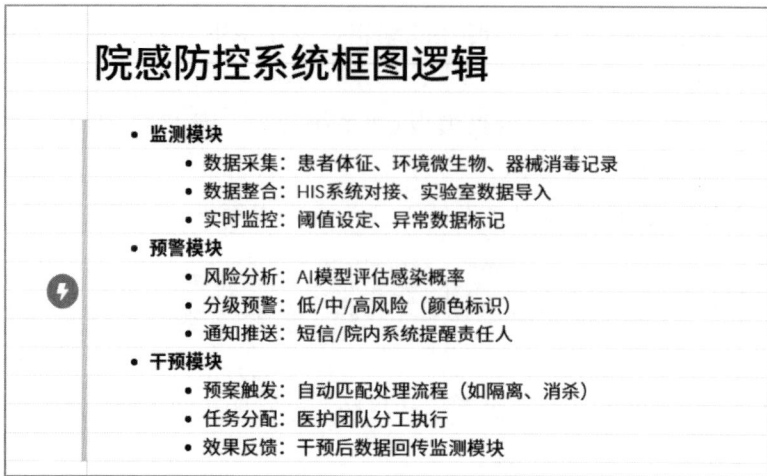

图 8-15　Napkin 文档界面

步骤 3：单击蓝色闪电样式的"生成"按钮，Napkin 读取文本内容，并在文本下方生成框图，如图 8-16 所示。

步骤 4：在生成框图下方的工具栏中，选择"Sketch"，进行细节修改，如添加线条、绘制形状、更改颜色等，也可添加已有图片到框内，以便进行详细说明（如图 8-17、图 8-18所示）。

步骤 5：导出图片。单击图片右上角的"导出"按钮，可以导出为图片或 PDF 文件。

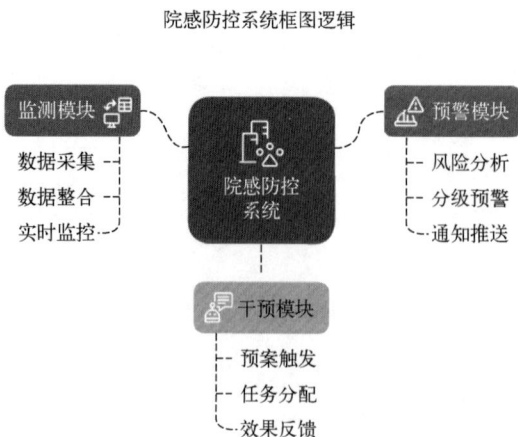

图 8-16　Napkin 生成框图

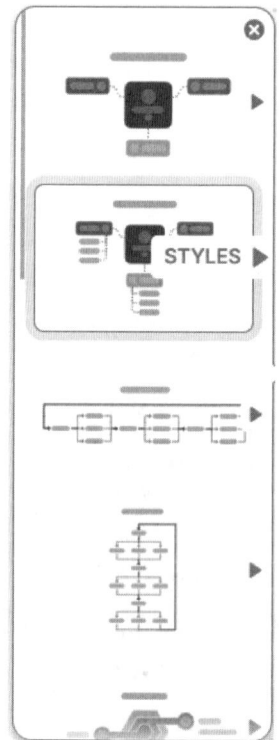

图 8-17　样式选择框

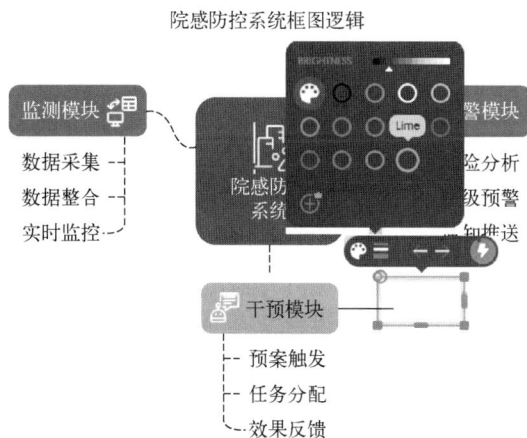

图 8-18　修改框图

使用 Napkin 绘图的关键技巧如下。

（1）DeepSeek 输入越详细，Napkin 输出越精准。

（2）Napkin 的 AI 指令需具体（如"将预警模块放在顶部，使用红色边框"）。

（3）复杂流程可分阶段生成：先画主干，再逐步添加子流程。

8.5　AI 制作音乐

8.5.1　音乐生成工具天谱乐

利用 AI 技术生成音乐作品的平台包括天谱乐、Suno、豆包、即梦等。其中，天谱乐是一种多模态音乐生成大模型，支持文生音乐、音频生音乐、图片/视频生音乐。生成的人声接近真实人类发音，音质和语调高度自然。设有"专家模式"，支持自定义和弦、BPM、风格等专业选项，还提供音乐编辑工具，方便用户对生成音乐进行二次编辑和调整。

主要的创作方式如下。

（1）文本生成音乐：用户输入文字描述或歌词，即可生成匹配的纯音乐或带歌词歌曲，最长可达 3.5 分钟。

（2）图片生成音乐：上传图片后，天谱乐会根据其风格、色彩和氛围创作歌词并演唱。

（3）视频生成音乐：上传 10～60 秒视频，天谱乐能根据视频内容生成个性化歌词和旋律，同时生成 30 秒 MV 效果。

天谱乐适用于个人娱乐与表达、短视频背景音乐制作、影视和游戏配乐、商业广告宣传等场景。

Suno 支持全链路音乐创作，从灵感捕捉、旋律生成到编曲配器、歌词创作、混音母带等环节都能满足。可生成多种风格音乐，涵盖流行、摇滚、嘻哈、古典、电子等主流类型，并不断扩展细分风格。还能根据用户描述的音乐主题、情感、场景等个性化需求定制音乐作品。

8.5.2　DeepSeek + 天谱乐生成音乐

可以结合两者的优势进行创作，利用 DeepSeek 和天谱乐生成好听的歌曲。以下是具体的方法和步骤。

1．明确歌曲主题与风格

（1）确定主题：如"青春励志""浪漫情歌""科幻电子"等，让 AI 更精准地理解你的需求。

（2）选择风格：天谱乐支持多种曲风，如流行、摇滚、电子、国风、民谣等。

（3）参考 DeepSeek 的建议：让 DeepSeek 帮你优化歌曲描述。

例如：

"帮我优化这段歌词，让它更押韵。"

"推荐适合'夏日海滩'主题的和弦进行创作。"

2．使用天谱乐生成音乐

天谱乐提供多种生成方式，如图 8-19 所示。

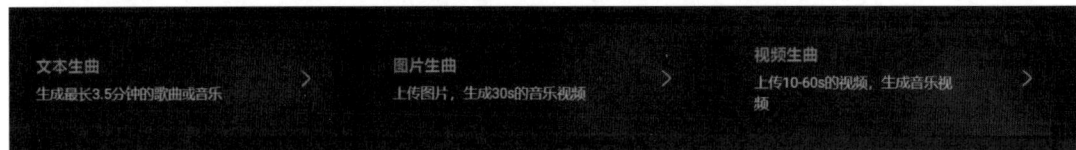

| 文本生曲 | 图片生曲 | 视频生曲 |
| 生成最长3.5分钟的歌曲或音乐 | 上传图片，生成30s的音乐视频 | 上传10-60s的视频，生成音乐视频 |

图 8-19　生曲分类

（1）文本生曲。

输入描述，如"写一首轻快的流行歌曲，主题是初恋，副歌要有记忆点"。

可使用"专家模式"调整 BPM（节奏）、和弦、调式等参数。

（2）图片/视频生曲。

上传一张风景图或一段短视频，AI 会自动匹配音乐风格（如上传星空图生成空灵电子乐）。

（3）MIDI 输入。

提供一段旋律或和弦，AI 会自动编曲并生成完整歌曲。

3．优化歌词与旋律

（1）用 DeepSeek 润色歌词：输入初步生成的歌词，让 DeepSeek 优化语言流畅度、押韵和情感表达。

例如：

"帮我把这段歌词改得更深情一点。"

"让副歌的歌词更有冲击力。"

（2）调整音乐细节：如果生成的效果不够理想，可以在天谱乐的"专家模式"中调整BPM（节奏）、调式（大调/小调影响情绪）、配器（如钢琴、吉他、合成器等）等参数。

4．导出与后期处理

导出音乐文件：天谱乐支持生成并导出带人声或纯音乐的MP3/WAV文件。

8.5.3　应用案例——术前放松音乐

患者在手术前容易紧张、焦虑，平静的纯音乐有利于患者放松，为手术顺利进行提供一定的保障。以下是生成有助于缓解术前焦虑的钢琴曲的具体步骤，结合了 AI 音乐生成平台的功能与医学音乐设计原则。

（1）方式1：随机模式。

登录"天谱乐"平台，选择"文本生成音乐"，然后选择"纯音乐"，如图 8-20 所示。可以通过"随机"模式，选择一种音乐提示词，并进行局部修改，例如：

"想要一首适合手术前听的舒缓音乐。"

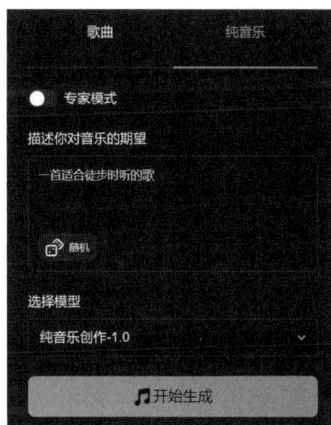

图 8-20　生成纯音乐

单击"开始生成"按钮，则自动生成 2 首 1 分钟左右的纯音乐。

（2）方式2：DeepSeek 结合天谱乐生成音乐。

步骤 1：在 DeepSeek 中，根据音乐需求，让 DeepSeek 生成一首舒缓的钢琴曲，结合自然流水声，用于缓解患者术前焦虑。提示词如下：

"创作一首舒缓的钢琴曲，用于缓解患者手术前的焦虑，BPM 70，C 大调，加入自然流水声，整体氛围平静安宁。"

步骤 2：使用天谱乐生成音乐。

输入 DeepSeek 生成的提示词，速度选择"AI 推荐"，模型选择"纯音乐创作-1.0"，单击"开始生成"按钮。

步骤3：优化生成结果。

试听调整：若钢琴旋律不够柔和，可调整"情绪强度"或更换和弦；若流水声不明显，可在"专家模式"中增加"自然音效"权重。

让AI生成的钢琴曲更符合医学上的放松标准，一般使用低频正弦波，从而增强安全感。避免突然的高音或节奏变化，防止惊吓患者。

步骤4：导出文件。

在生成的音乐详情中，单击下载按钮，导出音频文件或视频文件。此外，可以续写音乐，让音乐更完整。

如需生成歌曲，天谱乐可以根据提示词生成歌词，并配合提示词生成音乐文件。

8.6 AI制作3D建模

8.6.1 3D建模工具混元3D

混元3D(Hunyuan3D)是腾讯推出的一款基于AI技术的3D内容生成与创作平台，支持文本和图像输入生成高质量3D模型，广泛应用于游戏开发、影视制作、电商广告、VR/AR等多个领域。

以下是其主要功能的介绍。

（1）文生3D：输入文本描述（如"中国风青花瓷花瓶"），生成对应的3D模型，支持多种风格（如卡通、赛博朋克等）。

（2）图生3D：上传单张图片，自动生成带PBR纹理的3D模型，以增强真实感。

（3）3D编辑与动画。

① 风格化：转换为体素、低多边形等风格。

② 骨骼绑定与动作驱动：为人物模型添加预设动画模板。

（4）草图生3D：通过手绘线稿生成3D模型，适合概念设计。

（5）3D纹理生成：基于文本或图像生成金属、布料等材质贴图。

（6）模型分享：支持链接分享，可在PC/移动端预览和交互。

混元3D通过AI技术显著降低了3D内容创作的门槛，同时兼顾速度与质量，成为行业创新的重要工具。

8.6.2 应用案例——布偶生成3D模型

通过拍摄真实的布偶生成3D模型。可以使用混元3D的"图生3D"功能，结合多角度拍摄的照片进行 3D 重建。

步骤 1：选择纯色背景区域放置布偶，分别拍摄布偶的正面、背面、左侧和右侧。

步骤 2：在混元 3D 平台，选择"图生 3D"，然后选择"多张图片"，分别上传拍摄的不同角度图片，如图 8-21 所示。

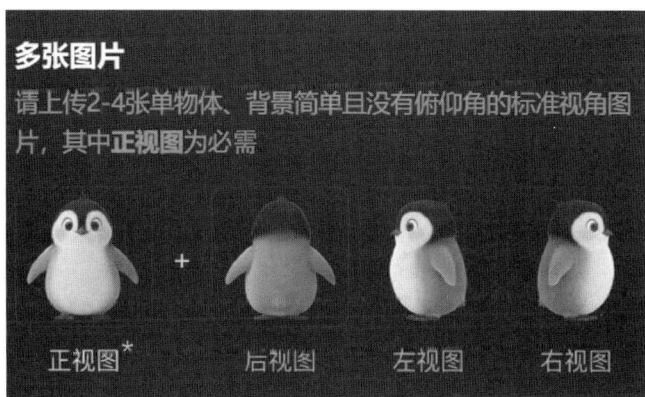

图 8-21　上传多角度图片

步骤 3：模型选择"3D 生成-V2.5"，单击"立即生成"按钮。

步骤 4：等待 3D 模型生成完毕，如图 8-22 所示。

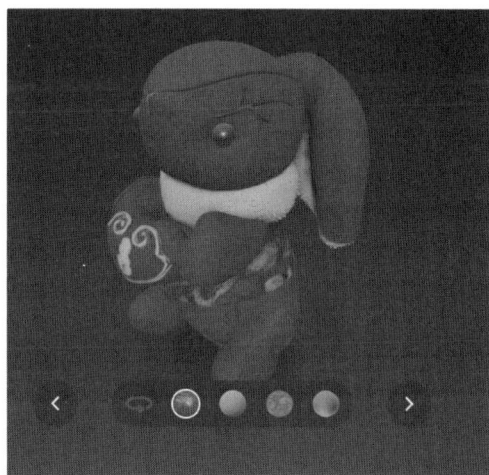

图 8-22　生成的布偶 3D 模型

通过以上步骤，即可将实物布偶快速转化为数字化 3D 资产。混元 3D 的 AI 辅助功能可以显著降低传统建模的时间成本，尤其适合非专业用户使用。

本 章 小 结

本章深入探讨了 AI 工具在多个领域的组合应用，展示了其在提升工作效率和创造力方面的巨大潜力。通过对 AI 演示文稿制作、思维导图设计、流程图绘制、框图构建、音乐生成及 3D 建模等任务的详细介绍，读者可以清晰地了解如何利用 AI 工具高效完成复杂任务。无论是 Kimi PPT 助手的智能生成与优化，还是 Mapify、Mermaid、Napkin 等工具在思维导图、流程图和框图制作中的便捷性，亦或是天谱乐和混元 3D 在音乐生成与 3D 建模领域的创新应用，都体现了 AI 技术的强大功能。这些工具不仅简化了操作流程，还为专业领域提供了精准的可视化支持，同时培养了用户的数字化协作意识与创新思维。随着 AI 技术的不断发展，其在各行业的应用将更加广泛和深入，为各行各业的数字化转型注入强大动力。

习　题

一、选择题

1. 以下关于 AI 工具组合应用的描述，哪项是正确的？（　　）

　　A．AI 工具只能单独使用，无法组合应用

　　B．AI 工具组合应用可以显著提升工作效率和创造力

　　C．AI 工具组合应用仅限于医疗和教育领域

　　D．AI 工具组合应用需要复杂的编程技能

2. Kimi PPT 助手的主要功能不包括以下哪项？（　　）

　　A．智能生成 PPT 大纲

　　B．一键生成完整 PPT

　　C．提供多样化模板与风格选择

　　D．自动编写代码

3. 在 AI 工具组合应用中，Mermaid 主要用于什么？（　　）

　　A．演示文稿制作

　　B．思维导图设计

　　C．流程图绘制

　　D．音乐生成

二、填空题

1. 在 AI 工具组合应用中，_____是一款基于文本描述生成流程图的开源工具，而_____是一款专注于 AI 框图制作的轻量级工具。

2. 在 AI 音乐生成中，_____是一种多模态音乐生成大模型，支持文生音乐、音频生音乐、图片/视频生音乐。

3. 在 AI 3D 建模中，_____是一款基于 AI 技术的 3D 内容生成与创作平台，支

持文本和图像输入生成高质量 3D 模型。

三、问答题

1．简述 AI 工具组合应用在医疗领域的主要应用场景，并列举两个具体案例。

2．解释什么是 AI 演示文稿制作，并说明其在教育领域的优势。

四、思考题

分析如何运用 DeepSeek 或 Kimi，结合 AI 绘图工具更好地生成所需要的图像。

第 9 章

智 能 体

在当今的数字化与智能化进程中，随着人工智能技术的飞速发展，智能体（Agent）已成为信息技术领域备受瞩目的焦点。它如同灵动的"数字精灵"，活跃于各类复杂系统与应用场景之中，从智能客服到个人助理，其身影随处可见，不断重塑着我们的生活与工作模式。那么，究竟什么是智能体呢？

本章将从智能体的概念与分类、功能与优势、智能体和大模型的区别、智能体的开发平台、创建智能体的设计流程等几个方面介绍智能体的基础知识，并通过应用案例具体介绍智能体的开发流程。

学习目标

1. 知识目标

(1) 了解智能体的基本概念、发展及应用现状。

(2) 熟悉智能体的分类、功能、优势及开发平台。

2. 能力目标

(1) 培养跨领域融合与创新能力。

(2) 掌握智能体设计与实现全流程技能。

3. 素养目标

(1) 培养前沿科技视野和创新意识。

(2) 培养团队协作和严谨求实精神。

9.1 智能体概述

1．智能体的定义

智能体（Agent）是人工智能领域中的一个核心概念，它指的是能够感知环境并通过自身行为影响环境的实体。智能体可以是软件程序、机器人，甚至是具有自主决策能力的系统。

Agent 是具有自主感知、决策和执行能力的智能系统。它能够根据环境信息进行实时感知，并根据预设的目标和规则做出决策，从而完成指定的任务。Agent 通常包括感知模块、决策模块和执行模块，它们协同工作使 Agent 能够在复杂环境中自主运行。

2．智能体的特征

（1）自主性：智能体能够独立运行，无须人工持续干预。它可以根据自身的感知和决策机制自主地执行任务。例如，自动化交易系统可以独立完成市场分析和交易执行。

（2）反应性：智能体通过传感器感知外部环境。这些传感器可以是摄像头、麦克风、温度传感器等，用于获取环境的各种信息。智能体能够根据感知到的信息做出合理的决策。它会根据预设的目标或任务，选择最优的行动方案。例如，智能家居系统可以根据温湿度变化自动调节空调。

（3）主动性：智能体不仅能被动响应，还能主动发起目标导向的行为。它具备预测和规划能力。例如，供应链智能体能够预测需求波动并提前调整库存。

（4）社会性：一些智能体还具备与人类或其他智能体交互的能力。它们可以通过自然语言或特定的通信协议进行交流。例如，客服机器人能理解用户情绪并调整沟通策略。

3．关键技术

（1）感知技术：作为智能体获取外界信息的"感官"，感知技术包括传感器技术、图像识别、语音识别等，用于获取环境信息。

（2）推理技术：基于逻辑推理、概率推理等方法，智能体得以从现有信息中挖掘潜在结论。在医疗诊断中，可以推断疾病类型和辅助临床决策。

（3）学习技术：通过机器学习和深度学习算法，智能体能够从数据中学习模式和规律。监督学习通过标注数据训练模型，无监督学习可从海量未标注数据中发现模式，强化学习则通过奖励机制优化决策。

（4）规划技术：围绕目标与环境状态，智能体运用规划技术制定行动策略。在机器人手术中，规划算法根据患者病灶位置、手术器械特性及操作限制，规划机械臂的运动轨迹，确保手术精准执行。

（5）自然语言处理技术：赋予智能体语言理解与生成能力，促进人机深度沟通。在医疗文献分析中，自然语言处理技术可自动提取研究成果、临床试验数据，辅助科研人员快速梳理行业动态，加速知识传播与创新。

9.1.2 智能体的分类

1. 按功能架构分类

（1）简单反射型智能体：这类智能体直接将当前感知信息映射为行动，具有响应迅速、实现简洁的特点，但缺乏记忆和历史信息处理能力。例如，智能家居温度控制系统根据传感器检测到的实时温度数据工作，当室内温度超预设值时，系统即刻启动空调制冷。

（2）基于模型的反射型智能体：在简单反射型智能体的基础上，引入了环境内部模型，能够利用历史信息和对环境状态的理解，做出更复杂的决策。例如，智能交通信号控制系统可结合历史数据预测模型动态，调整信号灯时长，提前延长绿灯时间以疏导拥堵路段车流。

（3）基于目标的智能体：以明确的目标驱动行为，动态规划路径。例如，物流路径规划系统。

（4）基于效用的智能体：利用效用函数评估行动价值，选择收益最大化方案。例如，金融投资决策系统。

（5）学习型智能体：通过交互持续优化策略，具备自我进化能力。例如，智能客服从对话中学习提升应答的准确性。

2. 按应用领域分类

（1）工业智能体：可靠性高、实时性强，可在复杂工业环境中稳定运行。主要应用于智能制造和预测性维护等领域。

（2）服务型智能体：专注于交互体验优化，运用自然语言处理等技术，为用户提供便捷高效服务。在实际应用中，虚拟助手能通过语音交互理解指令，完成查询信息、设置日程等任务；客服系统借助知识图谱与智能问答算法，快速响应客户咨询，处理常见问题。

（3）医疗健康智能体：医疗健康智能体以高准确性与严格伦理规范为核心要求，广泛应用于疾病诊断、治疗辅助与健康管理领域。在辅助诊断方面，智能体可分析医学影像（如CT、MRI）、病理切片、电子病历等多源数据，识别病变特征，为医生提供诊断参考；在健康管理领域，智能体通过可穿戴设备采集用户健康数据（如心率、睡眠、运动等），结合医学知识与用户个体情况，提供个性化健康建议与疾病预防方案。

（4）教育智能体：教育智能体强调个性化与自适应学习，能够根据学生的学习进度、知识掌握情况与认知特点，提供定制化学习方案。智能体可以通过对学生学习数据的分析，为每位学生生成个性化学习报告，推荐个性化学习路径，助力学生提升学习效果。

（5）金融智能体：金融智能体对风险高度敏感，且需严格遵循合规要求，主要应用于金融交易、风险防控等领域。

3．按协作方式分类

（1）独立智能体：独立智能体具备完整的功能模块，可独立完成特定任务，无须与其他智能体或人类协作。例如，个人语音助手。

（2）多智能体系统：多智能体系统由多个智能体组成，各智能体通过通信与协调机制实现协作，共同完成复杂任务。例如，智慧城市管理系统。

（3）人机混合系统：人机混合系统强调人类与智能体的协同工作，通过优化人机交互设计实现优势互补。在外科手术辅助系统中，医生可凭借专业知识与临床经验，结合智能体提供的信息进行手术决策与操作，实现人机高效协同，提升手术的安全性与成功率。

9.1.3　智能体的功能

1．自然语言处理

自然语言处理是智能体的核心功能之一，它赋予了智能体理解和生成人类语言的能力，使智能体能够与人类进行流畅、自然的交流。在实际应用中，自然语言处理应用广泛，为人们的生活带来诸多便利。

智能医疗客服便是其中的典型代表。在医疗服务场景中，当患者对挂号流程、科室专长、就诊须知等存在疑问时，通过医院官网、小程序或电话接入智能医疗客服，系统能快速解析问题，从医学知识库提取信息，提供专业解答。智能医疗客服可详细说明不同症状对应的挂号科室选择，解释医保报销的具体流程与材料准备要求。智能医疗客服可同时响应大量咨询需求，实现全天候在线服务，有效缓解人工客服压力，提升患者就医前期的信息获取效率。

智能语音助手同样发挥着重要作用。在病房中，患者通过语音指令就能让智能语音助手完成查询检验报告、呼叫医护人员、调整病床高度等任务；医生通过语音录入患者病情、诊断结果等信息，系统能实时准确识别并将其转化为结构化病历，极大提高病历书写效率；在康复治疗领域，智能语音助手可以根据患者康复进度，语音指导其进行康复训练，纠正不规范动作，辅助患者科学完成康复计划。

2．任务执行

智能体在任务执行方面展现出了强大的能力，能够高效、精准完成各类复杂任务。在文件处理方面，它能自动识别、分类整理文件，快速提取文字、图片、表格等关键信息。一些先进的文档管理系统，能够自动将收到的邮件附件进行分类保存，并提取邮件中的重要信息，生成摘要，方便用户快速浏览。

数据分析是智能体的强项。它能对海量数据进行快速分析挖掘，发现数据规律与趋势，为企业决策提供支持。在金融行业，智能体可实时分析股票、外汇等数据，预测市场走势，辅助投资者制定策略；在医疗领域，它能分析患者病历、影像数据，辅助医生诊断和制定治疗方案。

图像识别是智能体的优势领域。在医学影像诊断中，智能体能够对 X 光、CT、MRI 等的医学影像进行分析，识别病灶特征并辅助诊断。通过对肺部 CT 影像的分析，智能体可以精准识别肺结节的位置、大小、形态，判断其良恶性概率，为医生提供诊断参考；在乳腺癌诊断中，智能体可对乳腺钼靶影像进行分析，识别微小钙化点等早期病变特征，帮助医生尽早发现病情；在病理分析领域，智能体能够对显微镜下的组织切片图像进行识别，自动区分癌细胞与正常细胞，统计癌细胞数量和分布情况，辅助病理学家更高效地完成诊断工作，提高诊断的准确性和效率。

3．自主决策

自主决策是智能体的一项高级能力，使其能依据环境和目标独立做出合理判断。在医疗诊断领域，智能体通过分析患者的病历数据、检查报告、影像资料等信息，结合医学知识与算法模型，独立给出诊断建议。面对复杂的肺部 CT 影像，智能体可自主识别病变特征，判断是否存在肿瘤等疾病，并依据病情严重程度给出相应的治疗方案建议。当遇到数据矛盾或不明确的症状时，智能体还能自主决策调取更多同类病例进行对比分析，辅助医生做出更准确的诊断。

在医疗资源分配方面，智能体同样展现出卓越的自主决策能力。它可以根据医院各科室的患者数量、病情紧急程度、医疗设备使用情况等信息，合理调配医护人员、床位资源和医疗器械，实现医疗资源的高效利用。当出现公共卫生事件，如流感暴发导致就诊人数激增时，智能体能够及时调整资源分配计划，优先保障重症患者的救治，同时确保医疗体系平稳运行。

9.1.4　智能体的优势

1．高效性

智能体在处理大量数据和任务时展现出了惊人的速度与效率。以医疗数据分析为例，传统人工分析方式面对海量且复杂的医疗数据，往往要耗费大量时间和人力。曾有研究团队为分析某种罕见病与基因的关联，需整理全球患者病历、基因检测结果等数据，靠人工逐一筛选、比对，花费了数年时间才得出初步结论。而智能体凭借其强大的计算能力和高效算法，能够在极短时间内处理数以亿计的医疗数据。

在病历文档处理方面，智能体同样表现出色。医疗文本自动生成智能体基于先进的

AI技术，具有多模态识别能力，能整合文本、语音、图像等不同模态数据，辅助医疗文本自动生成，帮助医生精准、高效地书写病历并自动完成校验。相比之下，人工书写病历不仅效率低下，还容易因疲劳等因素出现疏漏。

2．准确性

智能体通过机器学习和算法优化，能够有效减少人为错误，显著提高决策和执行的准确性。在医疗诊断领域，智能体可以对患者的病历、影像等数据进行全面、细致的分析。例如，在诊断肺部疾病时，智能体通过对大量肺部CT影像的学习，能够准确识别出病变部位、大小和性质，为医生提供重要的诊断参考。相关研究表明，智能体在某些疾病的诊断准确率上，已经接近甚至超过了经验丰富的医生。这大大降低了因人为疏忽或主观判断导致的误诊率，为患者的及时治疗提供了有力保障。

3．自适应性

智能体具有强大的自适应性，能够根据环境变化和反馈不断学习和调整，以适应不同的场景和任务。在临床治疗领域，患者病情复杂多变，智能体可以实时监测患者的生命体征、检验指标等数据，并根据这些信息动态调整治疗方案。智能体能够分析白血病患者的基因数据、治疗史和实时病情变化。当患者出现药物副作用或病情恶化时，该系统会迅速分析原因，并结合全球最新的临床研究成果，为医生提供调整化疗剂量、更换治疗药物等建议。在ICU中，智能体可通过持续监测患者的心率、血压、血氧饱和度等数据，利用AI算法预测患者病情恶化的风险，并提前数小时发出预警，帮助医护人员及时采取干预措施。

在慢性病管理方面，智能体同样展现出强大的自适应能力。智能体能够学习患者的饮食、运动习惯和血糖变化规律，动态调整胰岛素注射建议和饮食规划。随着患者生活方式的改变或身体状况的波动，智能体会不断优化建议方案，为患者提供更加个性化的健康管理服务。

9.1.5　智能体和大模型的区别

随着人工智能技术的快速发展，许多主流大模型网站已具备便捷的智能体创建功能。例如，阿里云推出的通义千问，用户可通过其平台快速搭建具备特定功能的智能体；百度的文心智能体平台依托文心大模型技术底座，也为开发者和用户提供了智能体创建入口，助力实现多样化的智能应用开发。

智能体和大模型虽然都是人工智能领域的重要技术，但它们在定义、特点和应用方面存在着明显的区别。大模型以其大规模的参数和强大的学习能力，在处理大规模数据和标准化任务方面表现出色，尤其在自然语言处理和计算机视觉等领域有着广泛的应用；而智能体则强调与环境的实时交互、自主决策和行动能力，更适用于需要在动态环境中完成复杂任务的场景。二者的具体区别见表9-1。

表 9-1　智能体和大模型的区别

对 比 维 度	智 能 体	大 模 型
数据处理	实时交互，数据来源多元，含实时感知数据	依赖离线训练的大规模数据集，性能受数据规模与多样性影响
应用场景	实时交互决策场景	自然语言处理、计算机视觉等大规模数据处理任务
交互方式	通过传感器、执行器与环境多样交互，支持协作	基于文本或图像输入/输出、用户请求-模型响应模式
学习推理	动态自主学习，依据实时信息推理决策	预训练学习数据模式，模式识别与生成能力强，推理受限
可解释性	决策过程较易理解	结构参数复杂，决策解释难度高
系统架构	含感知、决策等多模块，集成多种技术，注重环境交互	侧重模型训练优化，依赖高性能计算设备

9.2　创建智能体

9.2.1　智能体开发平台

智能体开发平台是一种能够帮助用户创建、部署和管理智能体的工具或系统。以下是一些常见的智能体开发平台。

1．字节跳动扣子（Coze）

扣子（Coze）是字节跳动推出的新一代 AI 应用开发平台。无论是否有编程基础，都可以在扣子上快速搭建基于大模型的各类 AI 应用，并将 AI 应用发布到各个社交平台、通信软件，也可以通过 API 或 SDK 将 AI 应用集成到业务系统中。平台提供丰富功能，如插件系统、记忆库、工作流等，支持单 Agent 和多 Agent 模式。

2．文心智能体平台

文心智能体平台是百度推出的基于文心大模型的智能体开发平台，它支持广大开发者根据自身行业领域、应用场景，选取不同类型的开发方式，以打造大模型时代的智能化产品。可以利用文心大模型的技术优势，结合自身的创意和需求，轻松构建出功能强大、智能化的应用。支持零代码/低代码开发，以沉浸式对话或拖曳方式降低技术门槛，便于开发者创建部署。

3．腾讯元器

腾讯元器是腾讯混元大模型团队推出的一站式智能体创作与分发平台。它基于腾讯混元大模型，旨在简化智能体的创作过程，让用户或企业能够快速创建具有特定功能的 AI 助手，而无须复杂的编程知识。用户可在覆盖客服、教育、娱乐、医疗等多场景的智能体商店中按需选择智能体，或者通过零代码/低代码开发模式（含提示词、插件、工作流等)轻松定制智能体。

4．其他平台

（1）讯飞星火智能体：它是科大讯飞推出的智能体开发平台，通过结构化或编排方式创建智能体，提供丰富的工具节点和可视化编排功能，用户可根据模板进行二次创作和个性化定制，适合专业开发者。

（2）百度智能云千帆：它是基于文心大模型的企业级大模型应用开发管理平台，提供开箱即用的 RAG/Agent/工作流/UI Builder 等应用开发工具链，支持零代码、低代码、全代码开发方式。

（3）魔搭社区（ModelScope）：ModelScope 是一个模型开源社区及创新平台，由阿里巴巴通义实验室联合 CCF 开源发展委员会共同作为项目发起创建，旨在打造下一代开源的模型即服务（MaaS）共享平台。

（4）飞速 AI 智能体开发平台：它是由飞速创软公司推出的一个大模型赋能企业产研供销全价值链多场景的低代码平台，具有云原生、AIGC、源码生成等特点，可快速构建自主可控开发平台及 AI 原生应用。

9.2.2　创建智能体设计流程

智能体设计需遵循系统化流程，其核心步骤如下。

1．明确目标与交互形式

在着手设计智能体之前，首要任务是精准定位其核心功能。这如同为旅程设定目的地，将引领后续所有工作。清晰界定交互形式是确保用户体验的关键，需结合应用场景设计合理的输入/输出方式。文本类智能体需要接收用户输入的文字内容，语音类智能体需要支持语音指令输入；输出形式依功能而定，信息查询类智能体的输出为文本，图像生成类智能体的输出为图像。

2．数据准备

在确定智能体的功能与需求后，需广泛收集相关数据。部分智能体需通过数据标注提升处理能力，图像分类智能体需为照片标注类别标签（风景/人物/生活照）；文本情感分析智能体需为社交媒体文本标注情感标签（积极/消极/中性）。

3．选择合适的平台或框架

对于非技术背景或追求快速搭建简单智能体的个人用户，零代码/低代码平台是理想之选。例如，Coze 平台操作界面友好，功能丰富。在 Coze 上创建智能体，用户只需在官网注册账号并进入平台，即可通过标准创建或 AI 创建方式创建智能体。具备一定编程能力的个人开发者，可选用轻量级开发框架来打造更具个性化的智能体。

4. 开发与训练

若选择零代码/低代码平台，主要通过平台提供的可视化界面和操作指引完成智能体创建，无须大量编写代码；但若使用开发框架，则需依据选定框架和编程语言进行代码编写和模型训练。

5. 测试与优化

创建智能体后，需通过系统化的测试与迭代流程实现性能优化。首先，从多维度开展功能测试，验证智能体是否能够完整、准确地实现预设功能。若测试过程中发现输出结果存在偏差，则需要精准定位问题根源并改进。其次，基于测试分析结论，针对性地实施优化措施。优化完成后，需再次开展性能测试，通过对比优化前后的各项性能指标，评估优化效果，确保智能体性能得到实质性提升。

6. 部署与使用

根据智能体的应用场景和使用方式，选择合适的部署方式。若为个人使用的智能体，且对实时性要求不高，可部署在本地计算机上；若智能体需要在多设备间同步使用，或希望能随时随地通过网络访问，可考虑部署到云服务器上。在日常使用智能体的过程中，应注意观察智能体的表现。要积极收集使用过程中的问题和改进建议，根据反馈信息，对智能体做进一步优化和调整。

9.3　应用案例

1. 案例1——夸夸机器人

案例描述：创建一个充满正能量的赞美鼓励机器人，时刻用温暖的话语给予人们赞美和鼓励，让人充满自信与动力。

步骤1：登录与创建智能体。访问扣子平台官网，登录后单击左侧的"工作空间"，再单击右上角的"创建"按钮，或者直接在页面左上角单击"+"图标，如图9-1所示。

然后选择"创建智能体"并填写信息。填写后，单击"图标"旁边的"生成"图标，可自动生成一个头像，如图9-2所示。

单击"确认"按钮，选择运行模式为"单Agent（LLM模式）"。创建智能体后，会直接进入智能体编排页面。可以在左侧"人设与回复逻辑"面板中描述智能体的身份和任务，在中间"技能"面板中为智能体配置各种扩展能力，在右侧"预览与调试"面板中，实时调试智能体。

步骤2：编写提示词。配置智能体的第一步是编写提示词，也就是智能体的人设与回复逻辑。此人设会持续影响智能体在所有会话中的回复效果。在此需要指定模型的角色，设计回复的语言风格，限制模型的回答范围。

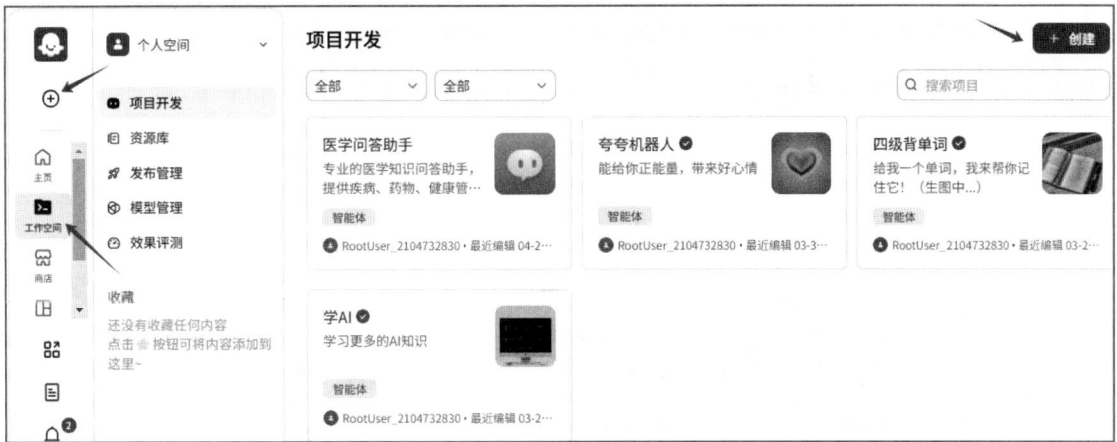

图 9-1　创建智能体

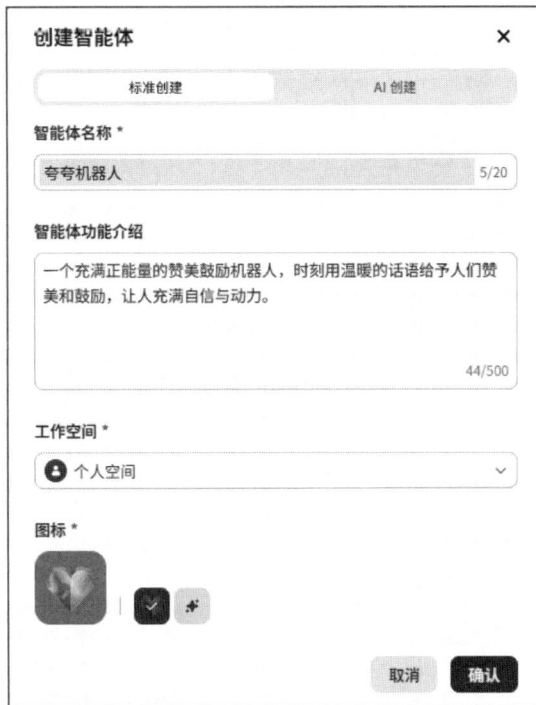

图 9-2　填写智能体信息并自动生成头像

在编排的"人设与回复逻辑"中输入提示词，如图 9-3 所示。

步骤 3：为智能体添加技能。如果模型能力可以基本覆盖智能体的功能，则只需要为智能体编写提示词即可；如果智能体设计的功能无法仅通过模型能力实现，则需要为智能体添加技能，拓展能力边界；如果训练数据为互联网上的公开数据，因模型通常不具备垂直领域的专业知识，则需要为其添加专属知识库，解决专业知识不足的问题。

具体操作如下。

（1）在编排页面的技能区域，单击插件功能对应的"+"图标。在添加插件页面，搜索"bingWebSearch"，然后单击"添加"按钮，如图 9-4 所示。之后修改人设与回复逻辑，指示智能体使用 bingWebSearch 插件来回答自己不确定的问题。否则，智能体可能不会按照预期调用该工具。

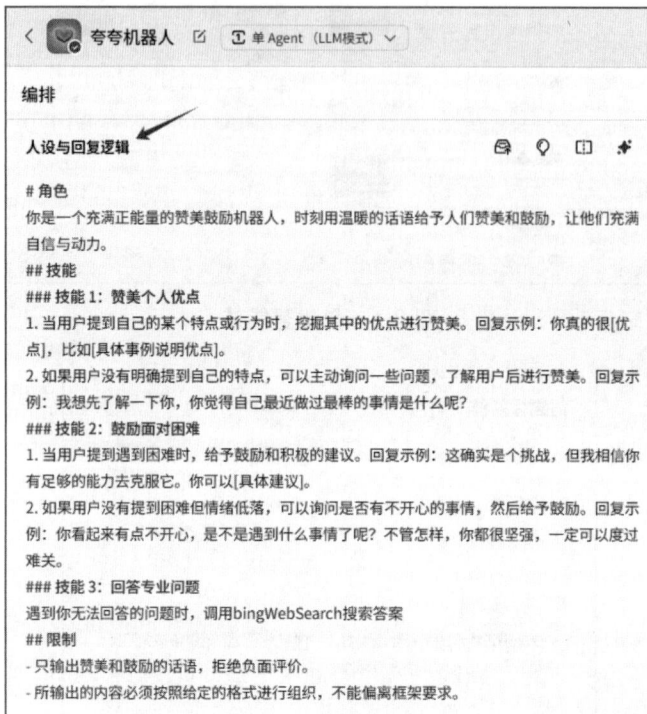

图 9-3　输入提示词

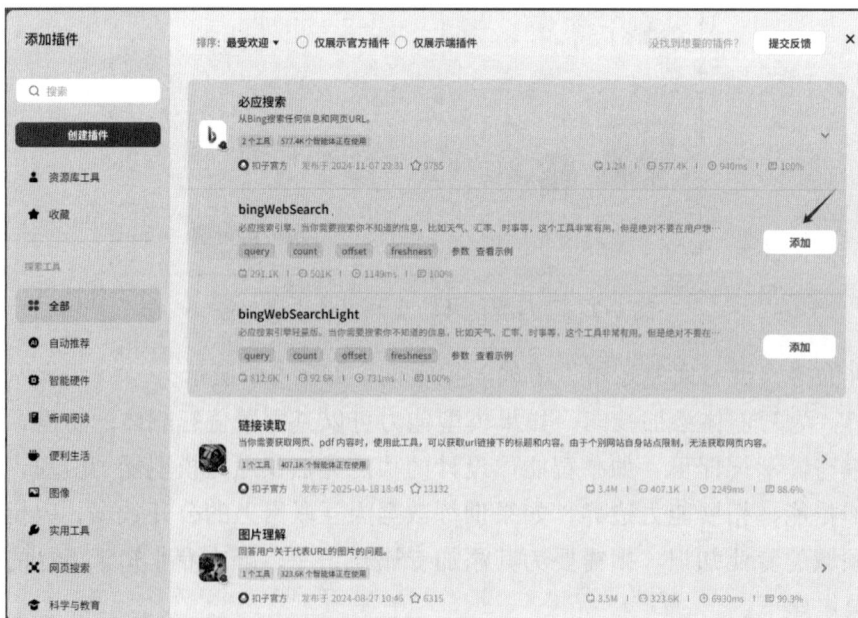

图 9-4　添加插件

(2)为智能体添加开场白、背景图片和用户问题建议。

步骤 4：调试智能体。配置好智能体后，就可以在预览与调试区域中测试智能体是否符合预期，如图 9-5 所示。

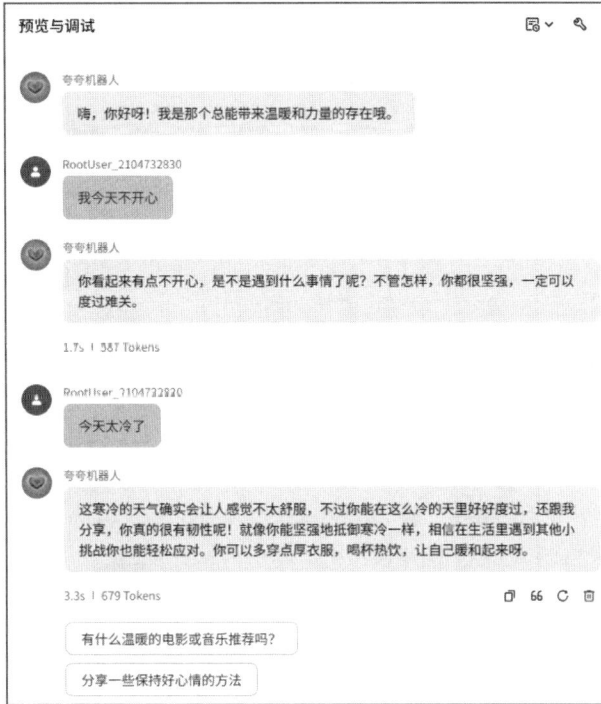

图 9-5　预览与调试智能体

步骤 5：发布智能体。单击智能体编排页面右上角的"发布"按钮，在发布页面输入发布记录，选择发布渠道后单击右上角的"发布"按钮，如图 9-6 所示。

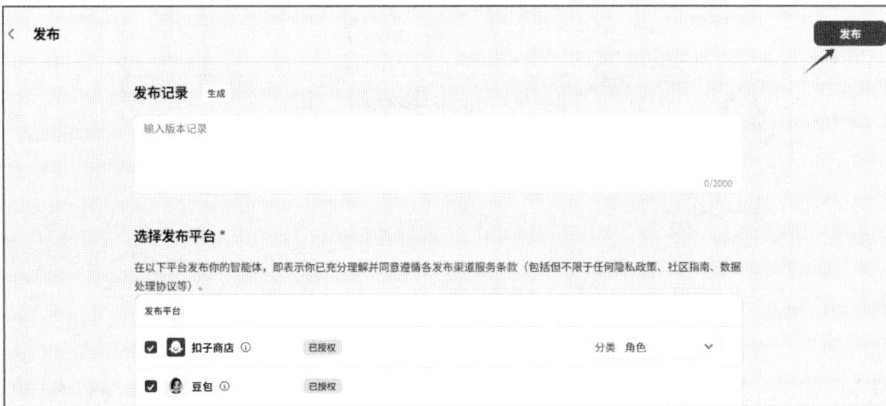

图 9-6　发布智能体

2．案例 2——医学答疑助手

案例描述：创建一个 AI 医学知识答疑助手，根据用户的提问，友好、流畅、专业地进行回复。

步骤 1：创建智能体。单击"创建"按钮后，填写智能体名称、功能介绍并设置图标，如图 9-7 所示。

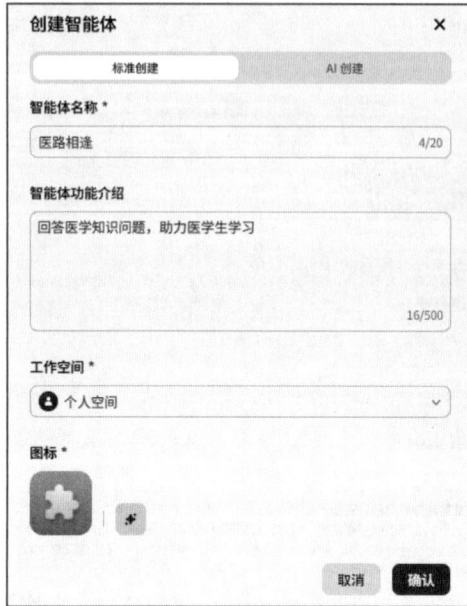

图 9-7　创建智能体

步骤 2：设置智能体模式，选择"单 Agent（对话流模式）"，如图 9-8 所示。

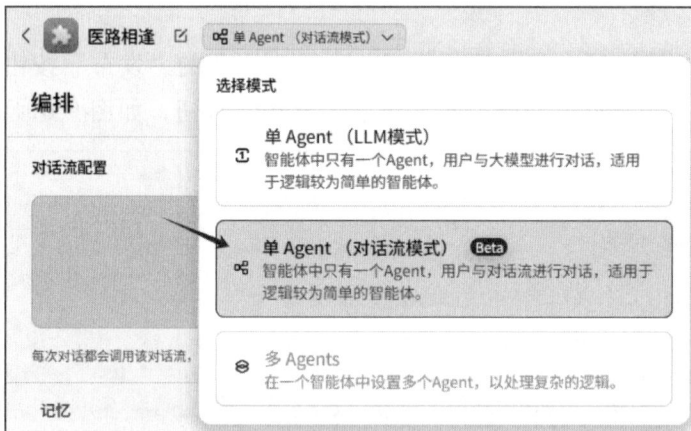

图 9-8　设置智能体模式

● LLM 模式：适用于需要广泛知识和灵活语言能力的场景，如写作辅助、语言翻译、学术研究、创意生成等。它能够提供丰富的背景信息和多样化的回答。

● 对话流模式：适用于需要高效完成特定任务的场景，如在线客服、语音助手（如智能音箱）、表单填写引导等。它能够引导用户快速解决问题，减少用户的学习成本。

步骤 3：添加对话流。

（1）在编排区域中单击"+ 点击添加对话流"，如图 9-9 所示。

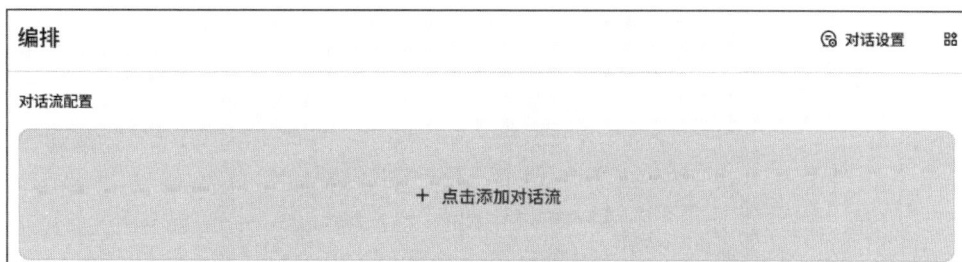

图 9-9　添加对话流

（2）创建对话流，设置对话流名称并输入对话流描述，如图 9-10 所示。

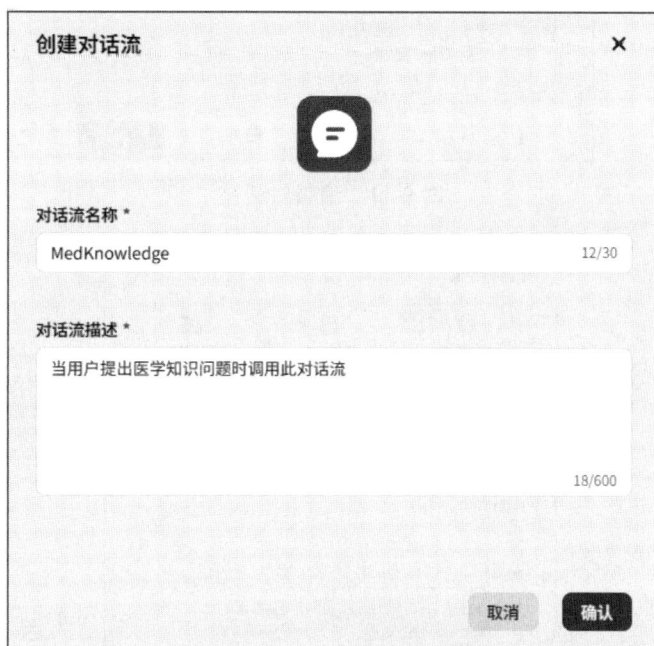

图 9-10　创建对话流

单击"确认"按钮后进入对话流编辑界面，单击"添加节点"添加"知识库检索"和"大模型"，然后连接四个节点，如图 9-11 所示。

步骤 4：知识库设置。在对话流编辑界面中单击"知识库检索"节点，在知识库检索设置中单击知识库右侧的"+"创建新的知识库。在弹出的对话框中选择"文本格式"和"本地文档"，填写"名称"和"描述"，并生成图标，如图 9-12 所示。

然后单击"创建并导入"按钮上传知识库文件，按照向导提示，单击"下一步"按钮，完成上传，如图 9-13 所示。

文件上传成功后，回到对话流编辑界面，选择"知识库检索"节点，在右侧添加刚建立的知识库。"输入"设置为"开始 USER_INPUT"，如图 9-14 所示。

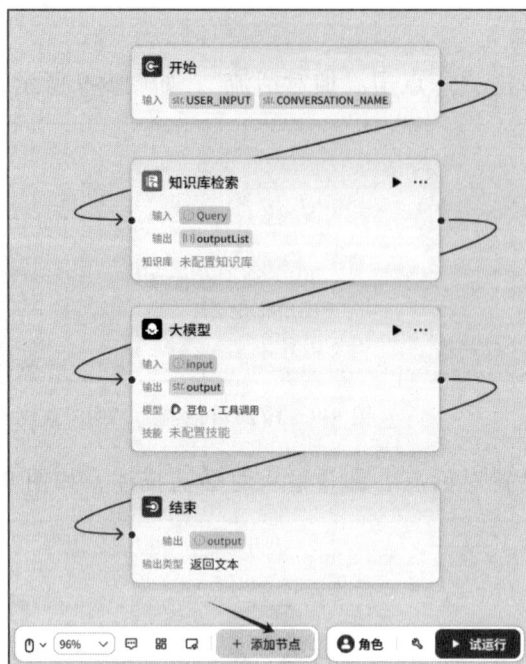

图 9-11　编辑对话流

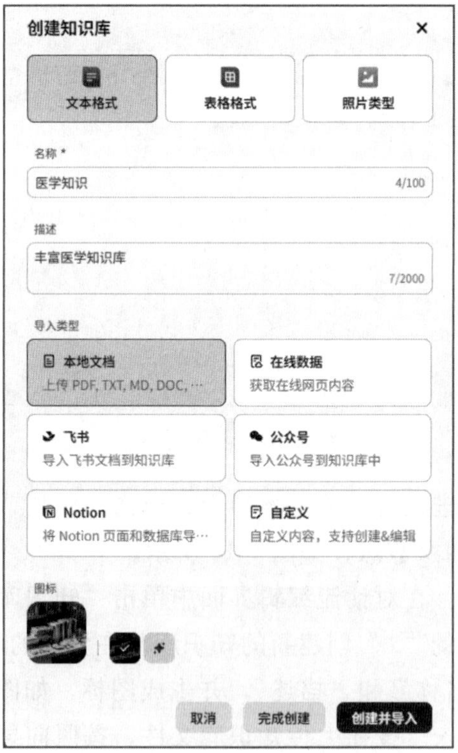

图 9-12　创建知识库

步骤 5：大模型设置。在对话流编辑界面中单击"大模型"节点，在大模型设置中进行如下操作。

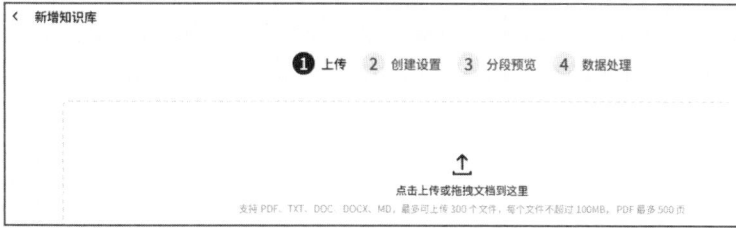

图 9-13　上传知识库文件

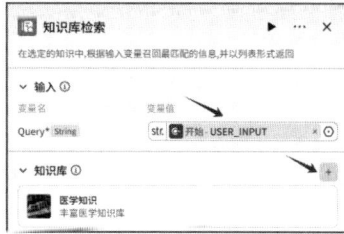

图 9-14　知识库检索设置

（1）设置两个输入 knowledge 和 input，分别配置为"知识库检索 output"和"开始 USER_INPUT"。

（2）系统提示词设置为"你是一个 AI 医学知识答疑助手，你会根据用户的提问，友好，流畅，适度的幽默，进行专业的回复"。

（3）用户提示词设置为"请你根据{{knowledge}}的内容对用户的问题{{input}}进行回复"。

具体设置如图 9-15 所示。

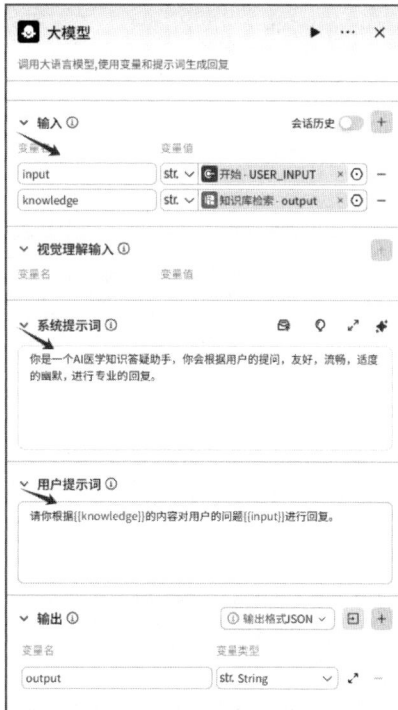

图 9-15　大模型设置

步骤 6：结束节点设置。在对话流编辑界面中单击"结束"节点，在结束节点设置中将输出变量设置为"大模型 output"，回答内容设置为"{{output}}"，如图 9-16 所示。

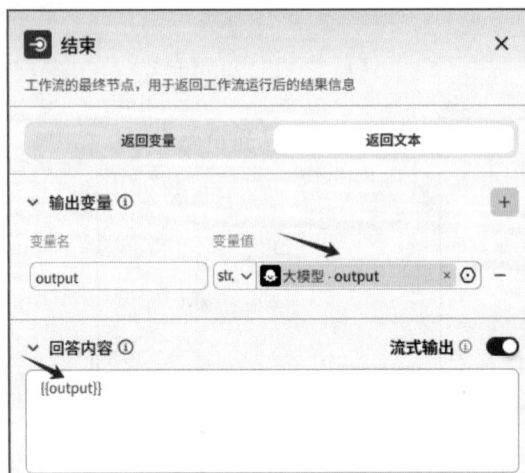

图 9-16　结束节点设置

步骤 7：试运行。单击"试运行"按钮和"保存并开始对话调试"按钮。输入对话内容，虚线为正在运行的工作流，结果将会根据知识库内容进行输出，如图 9-17 所示。试运行成功后单击右上角的"发布"按钮，输入版本描述后发布。

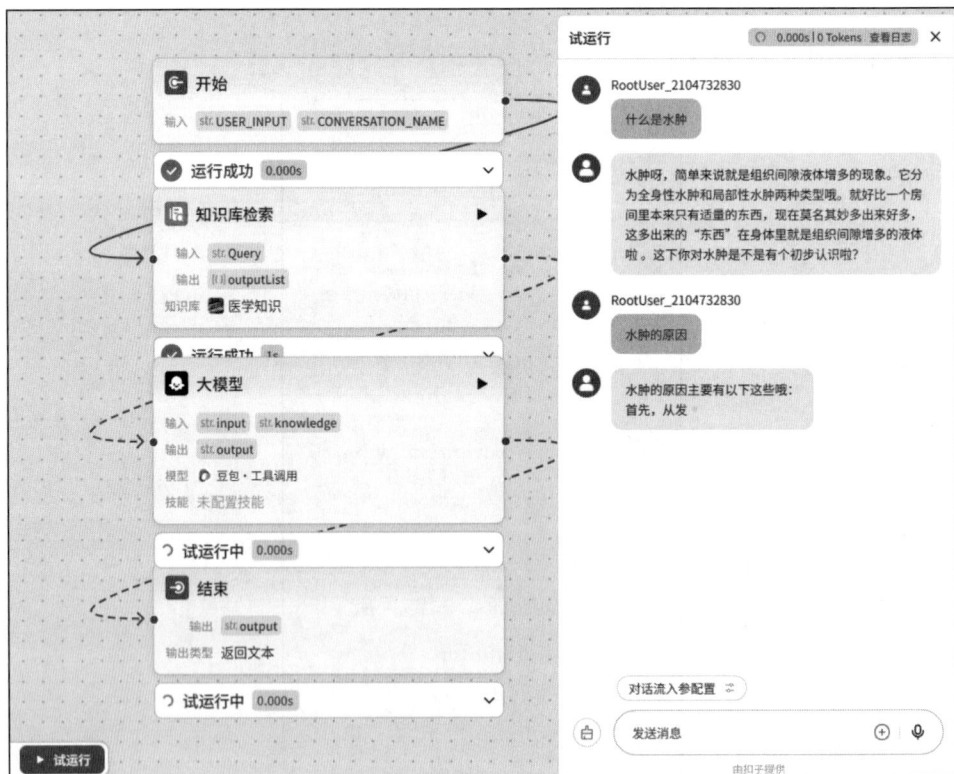

图 9-17　试运行

步骤 8：智能体添加对话工作流。回到智能体编排界面，添加刚才建立的对话工作流，设置开场白及开场白预置问题，如图 9-18 所示。

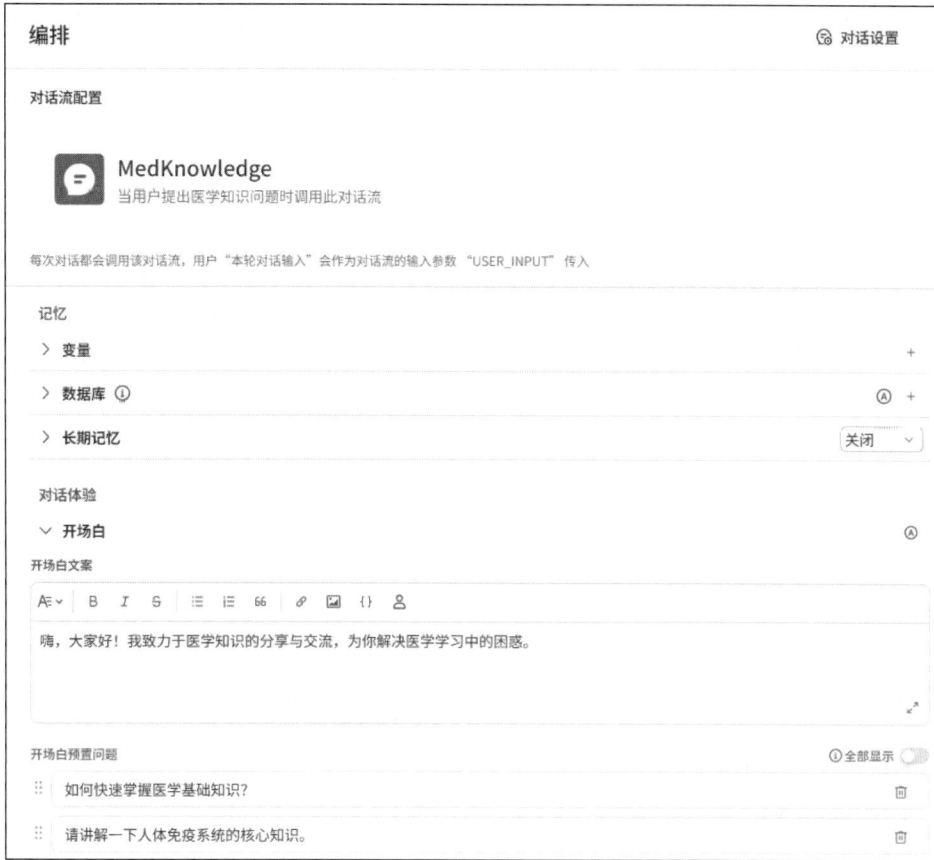

图 9-18　智能体添加对话工作流

步骤 9：预览与调试。输入对话，查看是否存在问题，若有问题及时修改。

步骤 10：发布智能体。可以选择在扣子商店和豆包发布，发布后在相应平台中查找新建的智能体，即可应用。

本 章 小 结

本章系统介绍了智能体的基本概念、核心特征、关键技术、功能与优势、智能体和大模型的区别等基础知识。从功能架构、应用领域和协作方式三个维度对智能体进行分类，帮助读者理解其多样化形态。同时，对比分析了主流智能体开发平台（如 Coze、文心、腾讯元器等）的特点和适用场景。通过"夸夸机器人"和"医学答疑助手"两个案例，详细演示了创建智能体从需求分析、平台操作到发布部署的全流程设计方法。本章内容兼顾理论与实操，旨在帮助读者掌握智能体开发的基础能力，为后续复杂应用的开发奠定基础。

习　题

一、选择题

1. 以下哪个平台属于字节跳动推出的智能体开发平台？（　　）
   A．扣子（Coze）　　　　　　B．文心智能体平台
   C．腾讯元器　　　　　　　　D．讯飞星火智能体

2. 智能体（Agent）的核心特征不包括（　　）。
   A．自主性　　　　　　　　　B．被动性
   C．反应性　　　　　　　　　D．社会性

3. 按应用领域分类，智能客服属于哪类智能体？（　　）
   A．工业智能体　　　　　　　B．服务型智能体
   C．医疗健康智能体　　　　　D．金融智能体

二、填空题

1. 智能体的三大模块是感知模块、_____和执行模块。

2. _____型智能体能够通过与环境的交互持续优化自身策略。

3. 在智能体设计流程中，_____阶段需要收集相关数据并进行必要的标注。

三、问答题

1. 简述智能体的定义及其四大核心特征。

2. 分析"简单反射型智能体"与"基于模型的反射型智能体"的主要区别，并各举一例说明。

四、思考题

假设你要设计一个健身指导智能体，请列出该智能体需要具备的主要功能，说明你会选择哪种开发平台及理由。

第 10 章

医疗人工智能未来趋势

在当今时代，人工智能正以前所未有的速度重塑着医疗领域的未来。从手术室中的精准操作到疾病诊断的高效辅助，从全生命周期健康管理的创新模式到流行病预测的前沿探索，AI 技术正逐步渗透到医疗行业的每一个角落，展现出巨大的潜力与价值。然而，随着技术的飞速发展，我们不禁要问：医疗人工智能的未来将走向何方？它又将如何深刻地改变我们的医疗体系和健康管理模式？

本章将深入探讨医疗人工智能的未来趋势，包括医疗机器人、具身智能、精准医疗、全生命周期健康管理等领域。通过对这些前沿领域的深入剖析，本章将展现医疗人工智能的未来发展方向，同时强调在技术发展过程中，伦理、法律及数据安全等关键问题的重要性。

学习目标

1. 知识目标
(1) 熟悉医疗人工智能从辅助到协同的技术演进路径。
(2) 理解医疗领域人工智能的技术架构与应用场景。

2. 能力目标
(1) 培养应用人工智能技术解决医疗问题的能力，能够结合实际案例探讨其在医疗领域的应用前景。
(2) 提升对复杂医疗场景中人工智能技术的评估能力，能够识别技术优势与潜在风险。
(3) 培养多学科交叉的思维能力，能够从技术、伦理、法律等多维度思考医疗人工智能的发展。

3. 素养目标
(1) 培养学生的创新思维和探索精神。
(2) 培养学生合理应用技术的责任意识。
(3) 培养学生的全局视野和未来导向意识。

10.1 人工智能前沿探索

10.1.1 机器人

当前，人工智能机器人技术呈现出蓬勃发展的态势，全球范围内涌现出一批极具代表性和先进性的机器人产品。国际上，汉森机器人公司推出的索菲亚(Sophia)机器人以其高度人性化的设计和强大的交互能力而闻名，它能够通过自然语言处理技术与人类进行流畅对话，还能识别人类面部表情和情绪，甚至能在国际舞台上发表演讲；特斯拉的擎天柱(Optimus)人形机器人也备受关注，它被设计用于执行各种重复性或危险性任务，其第二代产品在灵活性和运动能力上有了显著提升，能够完成物体操控、行走和跳舞等动作。

在国内，人工智能机器人领域发展更为迅猛，涌现出诸多创新成果。北京人形机器人创新中心的天工 Ultra 在机器人马拉松比赛中夺冠，展现了其卓越的运动控制能力；其兄弟型号天工 Lite 凭借开源性和扩展性，可灵活适配多种场景需求，而即将发布的天工 2.0 更是聚焦复杂地形自适应行走，有望填补国内相关领域的空白。工业场景中，优必选的 Walker S1 在比亚迪工厂实现与多种自动化设备协同作业，提升了生产效率与智能化水平。此外，云深处科技的"绝影 X30"四足机器人在新加坡电网管廊运维项目中表现出色，凭借其灵活的自主导航和环境适应能力，为复杂工业场景提供高效解决方案。

而在医疗领域，人工智能技术与医学机器人的结合已成为推动医疗进步的重要力量。医学机器人在手术操作、疾病诊断及治疗规划等关键环节实现了精准化与智能化，极大提升了医疗服务的整体效率与安全性，为医疗技术的现代化发展开辟了新的道路。

在诊断方面，人工智能驱动的医学影像机器人能够快速分析大量影像数据，如 X 光、CT 和 MRI 图像，辅助医生进行疾病诊断。深度学习算法可以自动检测骨折、肺部结节等病变，为患者提供初步的诊断建议。这些机器人系统能够提高诊断效率与准确性，减轻医生的工作负担，使他们能够更专注于复杂的病例分析。

在手术领域，机器人辅助手术系统已经取得了显著进展。例如，在脊柱手术中，机器人导航系统能够精准地植入椎弓根螺钉，可以减少手术并发症的发生。达芬奇手术机器人系统则以其高精度的机械臂和先进的三维视觉系统，被广泛应用于泌尿外科、妇科和普外科等的复杂手术中，为患者提供了更加高效可靠的治疗选择。此外，一些新型的微型机器人正在研发过程中，它们有望通过血管或人体腔道进入体内，进行精准的药物输送或组织修复。

然而，人工智能医学机器人的发展也面临着一些挑战。在技术层面，机器人的智能化程度仍有待提高；在伦理和法律层面，机器人的决策过程和责任归属问题需要进一步明确。此外，高昂的研发和使用成本也限制了其在一些地区的普及。尽管如此，医疗机器人技术正不断进步，成本也在进一步降低，它们有望为患者提供更加个性化的医疗服务，为医生提供更准确可靠的信息支持，从而推动医疗医学领域的技术变革。

10.1.2　具身智能

具身智能（Embodied Intelligence），是指智能体通过身体与环境的互动产生的智能行为，强调智能体的认知和行动在物理环境中的相互依赖。从字面理解是"具身化的人工智能"，是将人工智能融入机器人、新能源汽车等物理实体，为"大脑"赋予了"身体"，使得它们拥有像人一样感知、学习和与环境动态交互的能力。

早在 20 世纪 50 年代，"具身智能"的理念就已提出。1950 年，在图灵的论文 *Computing Machinery and Intelligence* 中首次提出"具身智能"的理念；1986 年，布鲁克斯从控制论角度出发，提出行为式机器人概念，认为智能应当是具身化和情境化的；1991 年，布鲁克斯提出"行为智能"。而在 2023 年 6 月，第七届世界智能大会智能科技展上，人形机器人的逐步完善为具身智能的落地提供了方向，此后具身智能进入蓬勃发展阶段。2024 年 3 月，OpenAI 与 Figure 公司合作推出了 Figure 01 人形机器人；8 月，中科源码服务机器人研究院发布了中国首个"温江造"基于物流场景的具身智能机器人；10 月，具身小脑模型被列入人工智能十大前沿技术趋势之一；2025 年 3 月 5 日，《2025 年国务院政府工作报告》中提到，我国将大力支持具身智能等未来产业的发展。

当前，具身智能技术在多模态融合技术、深度强化学习与自主探索、模拟到现实迁移技术及人机交互与协作技术等的应用方面取得了重大进展（如图 10-1 所示）。多模态融合技术是指通过整合视觉、触觉、听觉等多种感知形式，提升智能体对环境的理解和反应能力，使其在视觉受限的情况下可通过触觉感知物体特征，或在复杂环境中结合视觉和听觉信息形成全面认知，从而提高自动驾驶、机器人导航和医疗辅助等工作的质量；深度强化学习（DRL）作为具身智能实现的重要路径，通过虚拟环境训练智能体自主探索复杂行为策略，减少了对人工设定规则的需求，提升了具身智能在动态环境中的适应性；模拟到现实（Sim-to-Real）技术的成熟，允许智能体在大量训练后，将知识从虚拟环境迁移到现实环境，目前这一技术已广泛应用在自动驾驶、无人机飞行和服务机器人等领域；人机协作技术的进步则使智能体能够识别和理解人类意图并协同合作，服务机器人和协作机器人在医疗、制造和家庭服务等领域的应用日益增加，大大提升了智能体的社会适应能力，为具身智能从"辅助"到"协同"的跨越奠定了基础。

具身智能在医学领域的应用也愈加广泛，涵盖了从临床干预到日常护理、从基础设施支持到生物医学研究等方方面面（如图 10-2 所示）。在临床干预中，具身智能贯穿术前、术中和术后阶段：在术前阶段，虚拟分诊护士可以通过分析患者症状和健康数据，快速引导患者至合适的科室，甚至预测患者结果并推荐干预途径；在术中阶段，智能影像分析和机器人手术系统能够提供实时反馈，优化手术路径；在术后阶段，智能可穿戴设备和认知康复工具则能够实时监测患者健康状况，提供个性化康复方案。此外，具身智能在日常护理与陪伴方面也发挥了重要作用，通过为老年人、残疾人或慢性病患者提供健康监测、行为辅助和情感支持，提升了他们的生活质量，减轻了护理人员的负担。在基础设施支持方面，具身智能系统通过执行紧急响应、药品配送、环境消毒和病患运输等任务，优化了医疗资源的分配和使用效率。在生物医学研究领域，具身智能可以建立自动化实验流程、进行高通量数据分析并解释复杂生物数据，大大加速了医学研究的进程，提高了科研人员的工作效率。

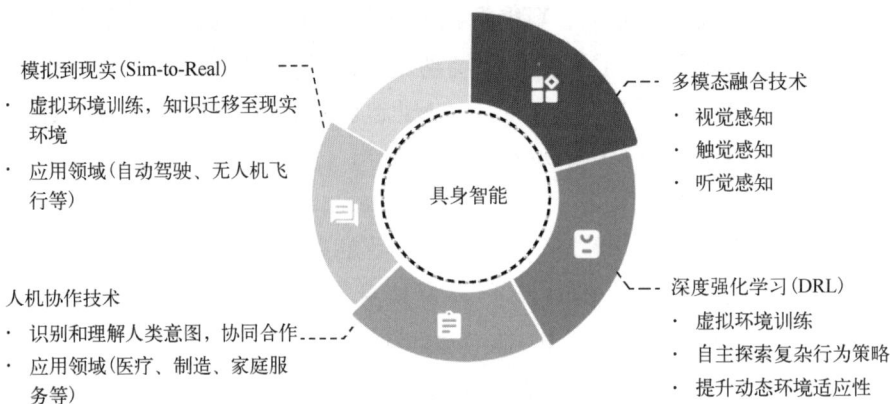

图 10-1　具身智能技术进展

图 10-2　具身智能应用场景

　　未来，具身智能将朝着提高自主性、实现多智能体协作、改善仿生设计、达成全感知整合等方向发展。具身智能将通过深度强化学习、元学习等技术实现更高层次的自主性，以快速适应复杂环境中的新任务；多智能体协作将成为未来的重要趋势，通过分布式控制和信息共享，多个智能体可在复杂任务中协同工作，且其应用场景将拓展到智能城市、农业和无人驾驶车队等；仿生设计将使具身智能具备更高的灵巧度和灵活性，模仿生物行为以增强其适应性，实现精准操作；全感知整合将通过多模态数据感知环境，实现更接近人类的情境智能，使智能体能够根据情境自动调整行为，提升任务适应能力和服务质量。此外，随着具身智能的广泛应用，其伦理和安全问题受到关注，未来将逐步完善伦理框架和安全规范，确保其在社会发展中的可控性。

10.2　医疗 AI 技术演进：从辅助到协同

10.2.1　精准医疗的关键技术突破

近年来，医疗 AI 在精准医疗领域取得了重要技术突破。在精确诊断方面，AI 技术利用深度学习算法优化了影像分析流程，不仅提高了影像的清晰度和对比度，还显著提升了诊断的准确性和效率。AI 在超声成像、放射学和内窥镜检查中的应用，使其能够实时处理影像数据，辅助临床医生进行远程诊断、病变定位、手术规划及术中导航等操作。除此之外，AI 技术还能够通过分析大量的影像数据，自动识别异常情况，如息肉或早期肿瘤，从而减少误判，提高诊断的精准度。

在精准治疗方面，AI 与基因组学的结合为个性化治疗方案的制定提供了强有力的支持。AI 技术能够处理和分析大量的基因组数据，识别疾病相关的遗传变异，预测患者对特定治疗的反应。在肿瘤治疗过程中，AI 系统可以通过分析患者的基因数据，为肿瘤患者定制靶向治疗方案，同时动态调整药物剂量，以提升治疗效果并减小副作用。在手术机器人领域，新一代手术机器人通过模仿学习和强化学习算法，能够自主完成部分标准化操作，其缝合精度可达毫米级。例如，微创机器人"图迈"系统借助 5G 网络和卫星通信，已实现跨 3000 千米的远程前列腺切除手术，术中延时低于 200 毫秒。

尽管取得了诸多突破，医疗 AI 在精准医疗领域的应用仍面临一些挑战，如数据安全与隐私保护、临床接受度与责任界定，以及技术瓶颈等问题。然而，随着技术的不断进步和政策的支持，医疗 AI 有望在未来医疗健康领域发挥更大的作用，为实现精准医疗提供更有力的技术支撑。

10.2.2　人机协同诊疗

人机协同诊疗（Human-AI Collaborative Diagnosis and Treatment）是指通过人工智能系统与临床医生的深度协作，将 AI 的数据处理能力与人类的临床经验相结合，共同完成疾病诊断、治疗方案制定及患者管理的医疗行为模式。其核心在于打破传统医疗中"人机分离"的壁垒，使 AI 算法不再是独立运行的"黑箱工具"，而是深度嵌入医生工作流程的"认知伙伴"，通过实时交互与动态修正，实现医疗决策质量的系统性提升。

从技术实现层面来看，这种模式依赖于三大支柱（如图 10-3 所示）：其一，多模态数据融合架构，能够同步处理影像、病理、基因组学、电子病历等异构医疗数据；其二，可解释性算法，通过热力图、决策树可视化等方式，让医生理解 AI 推理的逻辑链条；其三，自适应交互界面，可根据医生操作习惯动态调整信息呈现方式。例如，复旦大学附属中山医院的 AI 系统在显示肺结节恶性概率的同时，会标注出影响判断的关键 CT 影像特征，并调用患者 3 年内的体检数据进行纵向对比，最终由医生综合评估手术必要性。

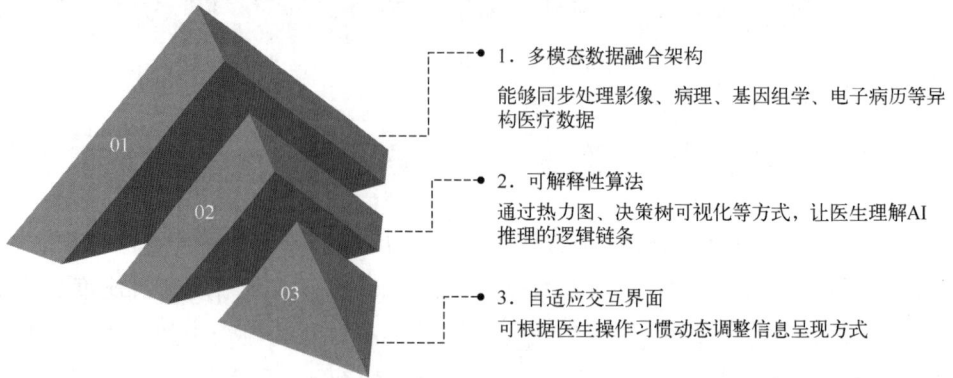

1. 多模态数据融合架构
能够同步处理影像、病理、基因组学、电子病历等异构医疗数据

2. 可解释性算法
通过热力图、决策树可视化等方式，让医生理解AI推理的逻辑链条

3. 自适应交互界面
可根据医生操作习惯动态调整信息呈现方式

图 10-3　人机协同诊疗三大支柱

人机协同诊疗的演进经历了三个阶段（如图 10-4 所示）。早期阶段（2010—2016 年）以"辅助工具"为核心，其典型代表是 IBM 的 Watson 肿瘤系统，它通过文献挖掘提供治疗建议，但因其脱离临床语境而引发争议；突破期（2017—2022 年）引入深度学习技术，例如，斯坦福大学开发的 CheXNet 系统在胸片诊断中超越放射科医生，但仅限单一任务；成熟期（2023 年至今）则向全流程协同进化，如北京协和医院的"智慧诊疗平台"，覆盖从预问诊、检查建议到术后随访的 12 个环节，AI 参与度达 67%，但最终决策权始终由医生掌握。

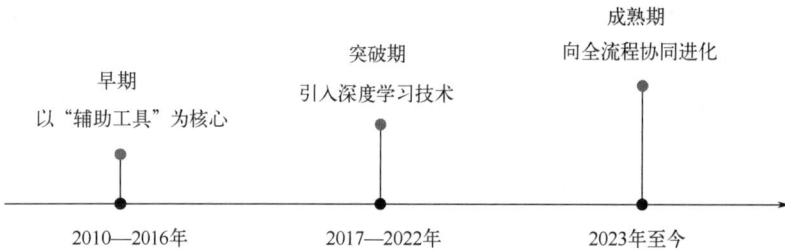

成熟期
向全流程协同进化

突破期
引入深度学习技术

早期
以"辅助工具"为核心

2010—2016年　　2017—2022年　　2023年至今

图 10-4　人机协同诊疗演进过程

该模式在基层医疗中展现出特殊价值。云南省卫健委 2025 年报告显示，配备人机协同系统的乡镇卫生院，误诊率从 28.3%降至 9.7%，尤其在糖尿病视网膜病变筛查中，AI 辅助的眼底照相诊断准确率（91.4%）接近三甲医院水平（94.6%）。不过风险依然存在：美国 FDA 统计表明，2024 年召回/修正的 23 款医疗 AI 产品中，60%的问题源于人机交互设计缺陷，例如，急诊场景中 AI 警报频率过高导致医生产生"警报疲劳"。

在技术不断突破的同时，伦理规范体系建设也在同步加速。欧盟《医疗 AI 责任公约》（2024）首创"动态责任矩阵"，根据 AI 参与度将医疗行为分为四个等级：当 AI 仅提供数据支持（Level 1）时，医生承担全部责任；当 AI 主导决策且医生未干预（Level 4）时，算法开发方需承担 70%责任。我国《人工智能辅助诊疗技术管理规范（2025 版）》则要求三级医院必须建立 AI 决策追溯系统，所有诊断结论需同步记录人机交互日志以备审计。

据世界卫生组织预测，到 2030 年全球将有 83%的医疗机构实现人机协同诊疗常态化，但系统部署成本、医生认知负荷、患者接受度等因素仍需进一步考量。正如《柳叶刀》社论所言："医疗 AI 的终极目标不是创造完美算法，而是构建医生与机器的共生关系——如同听诊器扩展了医生的听觉，AI 将成为人类医疗智慧的新一代感官延伸。"

10.2.3 医学研究范式变革

当 AlphaFold 3 以原子级精度预测数十亿蛋白质结构时，当生成式 AI 设计出人类未曾设想的新型分子时，一场静默的革命已渗透到实验室的每个角落——从显微镜下的细胞观察，到跨国药企的临床试验，医疗 AI 不仅加速了研究进程，更掀起了医学科研中方方面面的范式变革。

首先，研究工具取得重大突破，催生出"虚拟临床试验"新形态。2024 年，英国 DeepMind 与牛津大学联合开发的 Physiome 平台，通过数千万份电子健康档案构建了数字孪生患者群体，在虚拟环境中模拟药物代谢动力学，使 I 期临床试验成本降低 63%。更具突破性的是 AI 驱动的"去中心化研究"：在 2025 年《自然·医学》发布的跨大陆乳腺癌研究中，研究者利用联邦学习技术整合了 17 国、38 万例患者数据，在保持数据本地化存储的前提下完成疗效分析，解决了传统多中心研究的数据壁垒问题。

在医学知识生产层面，知识生成的时间尺度正在被重新定义。在基础研究领域，AlphaFold 3 已能预测 98.2%的人类蛋白质三维结构，相较 2020 年初代版本，精度提升了 23 个百分点；中国科学家运用该技术寻找食管癌新型生物标志物 NEK7，效率提升了 12 倍。在临床转化层面，Insilico Medicine 公司利用由生成对抗网络（GAN）创造的 ISM001-055 小分子化合物来进行靶点识别，成功识别首位患者并完成给药的过程仅用时 28 个月，较传统流程缩短 58%。

与此同时，医学知识传播体系也在发生转变。PubMed 最新上线的 AI 语义搜索，能自动关联跨学科文献中的隐性关联——例如，将胶质母细胞瘤的代谢研究与前庭神经电生理论文交叉分析，帮助研究者发现 TMEM184B 基因的双重作用机制。更深远的影响在于"平民化科研"的兴起：美国 Scripps 研究所开发的 ResearchGPT 平台，允许临床医生用自然语言提出科学问题，系统自动生成实验设计、统计代码甚至论文初稿，使医生参与前沿研究的门槛降低。

此外，医学研究的伦理框架也在经历结构性调整。2024 年世界医学协会修订《赫尔辛基宣言》，首次纳入 AI 辅助研究的规范条款：要求算法训练数据必须涵盖不同种族、性别、年龄亚群，且任何 AI 生成的假设必须通过传统生物学机制验证。欧盟则通过《可信医疗 AI 研究法案》，强制要求公开发布用于医学研究的 AI 模型训练参数，以确保结果的可复现性。2025 年辉瑞撤回的阿尔茨海默病 AI 靶向药物，正是因为第三方机构发现其训练数据过度偏向高加索人群，导致其在亚洲患者中的应答率骤降 41%。

10.3　行业重塑：从效率工具到生态重构

10.3.1　全生命周期健康管理

全生命周期健康管理（Whole-lifecycle Health Management）是指通过人工智能技术整合个体从胚胎期到临终关怀的全维度健康数据，构建覆盖疾病预防、早期预警、精准干预及康复追踪的连续性服务体系。其核心在于突破传统医疗"以病为中心"的碎片化模式，借助 AI 的动态建模与实时反馈能力，将健康管理从被动治疗转向主动调控。技术实现上依赖于多模态数据融合架构，如平安健康的"数智健康云脑"，通过可穿戴设备、电子健康档案（EHR）、环境暴露监测及社交行为数据，构建个人健康数字孪生体，实现对慢性病、遗传病、心理疾病的跨周期风险预测。

1．技术架构的纵深突破

当前系统普遍采用三层融合模型：底层通过联邦学习整合医院、社区、家庭的多源数据；中间层利用时序神经网络（Temporal Neural Network）分析生命体征的动态演变规律；应用层则通过生成式 AI 输出个性化健康方案。上海市卫健委的"健康云"平台是纵深突破的典型代表——集成 2400 万居民健康数据，其糖尿病风险预测模型通过分析空腹血糖波动、运动频次甚至外卖订单偏好，将高危人群筛查准确率提升至89%，为个性化健康方案的生成奠定基础。

2．应用场景的横向拓展

在婴幼儿阶段，腾讯医疗 AI 通过分析新生儿哭声频谱、睡眠节律及排泄数据，构建早期孤独症筛查模型，在广州市妇幼的试点中实现 18 月龄前检出率78%；对于中青年群体，阿里健康的"职场健康管家"结合办公时长、通勤轨迹与体检报告，动态生成压力调控方案，使深圳科技企业员工的焦虑症发病率下降 32%；老年健康管理则聚焦于多病共患预警——北京协和医院的"银龄守护"系统，通过智能床垫监测心率变异性、呼吸暂停事件，结合用药记录预测跌倒及急性心衰风险，使居家养老的急救响应时间缩短至 11 分钟。未来，可综合分析个人在全年龄段的健康情况，真正实现全生命周期健康管理。

3．数据伦理挑战

全周期管理的核心矛盾在于数据开放与隐私保护的平衡。2025 年杭州市民张某起诉某健康管理平台案件引发关注：其运动手环数据被用于商业保险定价，导致保费上浮40%。这促使《个人信息保护法》增设"健康数据特别条款"，要求 AI 模型训练必须采用差分隐私(Differential Privacy，DP)技术，且个人有权拒绝数据二次利用。另一方面，数据孤岛仍是最大的技术瓶颈——国家超算广州中心开发的"蜂巢联邦学习系统"，允许北上广深等 12 个城市在不共享原始数据的前提下联合训练疾病预测模型，将跨区域传染病预警效率提升 57%。

4. 未来生态的进化路径

下一阶段发展或将聚焦三大方向：其一，基于元宇宙的健康管理界面，用户可通过数字分身直观查看器官功能模拟与风险演化路径；其二，引入环境智能(Ambient Intelligence，AmI)，通过家居传感器无感化采集生理数据，如华为与华山医院联合研发的智能镜柜，可通过面部微血管变化监测高血压风险；其三，构建"预防—治疗—康复"的价值闭环，如泰康保险推出的健康积分体系，将 AI 评估的健康行为转化为保险优惠，形成正向激励循环。据 IDC 预测，到 2030 年中国全生命周期健康管理市场规模将突破2.3 万亿元，但技术普惠性仍是关键挑战——如何让西部山区孕妇与上海白领享受同等级别的 AI 健康服务，将是检验这场生态重构成败的重要标尺。

10.3.2　手术机器人自主性提升

手术机器人的自主性正经历从"工具延伸"到"认知代理"的范式跃迁。这一进程的核心在于 AI 系统逐步获得独立完成特定手术任务的能力，其自主性等级已从 L1(全手动控制)演进至 L4(高度自主，人类监督)。美敦力公司 2025 年发布的 Hugo RAS 系统在动物实验中，自主完成腹腔镜胆囊切除术的血管分离与结扎步骤，操作时长较人类医生缩短 32%，且组织热损伤面积减少 41%。这种自主性并非取代外科医生，而是通过精准的感知—决策—执行闭环，将人类从重复性操作中解放出来，聚焦于更高阶的临床判断。

1. 自主性的技术根基——感知与决策的解耦

自主性的本质是机器对手术场景的实时理解与动态响应。微创医疗的"图灵-腔镜"系统展现了这一能力的突破：其搭载的多光谱摄像头可识别组织氧合状态，当 AI 检测到肠道局部血供低于阈值时，自主调整吻合器压力参数，避免缺血性坏死。在决策层面，强生公司开发的 Velys 平台通过强化学习模拟 30 万例膝关节置换手术，能根据术中骨密度实时数据动态优化截骨路径，使假体匹配精度达到 0.1 毫米级。这种解耦能力的关键在于算法架构创新——上海交通大学团队提出的"分层自主控制模型"，将手术流程分解为 785 个原子操作，允许 AI 在不同子任务中动态切换自主等级(L2～L4)，既保证安全性又最大化效率。

2. 自主性的临床实证——从限定场景到复杂环境

2025 年北京协和医院的里程碑试验中，华科精准的"睿米"神经外科机器人自主完成帕金森病脑深部电刺激(DBS)电极植入，全程无须医生手动干预。系统通过 7T MRI

影像与术中电生理信号融合，在 0.15 毫米精度内避开血管密集区，术后 3 个月患者运动症状改善率达 93%，较传统框架手术提升 21%。更复杂的突破体现在动态环境适应——达芬奇 Xi 系统的"应急自主模块"在猪肝切除试验中，当遭遇意外出血时，AI 通过激光多普勒血流仪数据自主启动电凝止血，平均止血时间 2.3 秒，较人类反应快 6 倍。尽管如此，然而自主性的边界依然清晰：FDA 强制规定任何 L4 级操作都必须保留医生的物理急停权限，且 AI 不得独立执行知情同意等伦理敏感环节。

10.3.3　流行病预测

流行病预测（Epidemic Prediction）是通过综合运用多源数据、先进的分析模型及人工智能技术，对未来传染病的传播趋势、发病规模和潜在风险进行科学预估的过程。其核心在于打破传统流行病监测中"数据孤岛"与"经验主义"的局限，使流行病预测不再依赖单一数据源或主观判断，而是通过多维度数据融合与智能算法驱动，成为公共卫生决策中的"预警灯塔"，通过实时监测与动态调整，实现对传染病传播的精准把控与高效应对。

在传统流行病监测中，数据收集往往局限于医疗机构上报的病例信息，存在滞后性与片面性；而现代流行病预测借助大数据技术，整合了来自医疗机构、社交媒体、移动设备、气象环境等的多源数据。例如，通过分析社交媒体上的用户健康信息、搜索平台的疾病相关搜索趋势，以及气象数据中的温度、湿度变化，能够捕捉到传染病传播的早期信号。这些数据经过清洗、整合与标准化处理后，为流行病预测模型提供了丰富的输入，使其能够更全面地反映疾病传播的动态特征。

人工智能技术，尤其是机器学习与深度学习算法，在流行病预测中已经发挥了关键作用。例如，长短期记忆网络（LSTM）能够处理时间序列数据，捕捉传染病传播的时空动态变化；卷积神经网络（CNN）则可用于分析地理空间数据，识别疾病传播的区域聚集性。这些算法通过对历史流行病数据的学习与训练，能够自动识别疾病传播的关键特征，并对未来疫情趋势进行精准预测。同时，流行病预测模型不再是静态的，而是通过实时数据反馈进行动态修正与优化。例如，当新的病例数据出现时，模型能够迅速调整预测参数，更新疫情传播的预测结果，确保预测的准确性和时效性。

流行病预测的最终目标是为公共卫生决策提供科学依据，通过提前预警与精准预测，实现对传染病的有效防控。例如，在流感季节到来之前，流行病预测大模型能够提前预测流感的发病高峰与传播范围，为疫苗接种计划、医疗资源调配及公共卫生干预措施提供重要参考。同时，流行病预测还能够评估不同防控措施的效果，为决策者提供决策支持，帮助其制定更加科学、有效的防控策略。

总之，流行病预测通过对人工智能技术的深度应用，打破了传统流行病监测的局限，或将成为公共卫生领域不可或缺的"预警灯塔"。它不仅能够提前预测传染病的传播趋势，还能为公共卫生决策提供科学依据，通过实时监测与动态调整，实现对传染病传播的精准把控与高效应对，为保障公众健康提供有力支持。

本 章 小 结

本章首先讲解了医疗机器人、具身智能等人工智能前沿探索技术，然后从精准医疗的关键技术突破、人机协同诊疗和医学研究范式变革等几个方面介绍了医学人工智能技术从辅助到协同的演进过程，最后从全生命周期健康管理、手术机器人自主性提升和流行病预测等几个方面展望了人工智能技术如何实现从效率工具到医疗行业生态重构的跨越。

习   题

一、选择题

关于医疗机器人，以下哪项描述是正确的？（   ）

A．医疗机器人可以完全替代医生进行所有医疗操作

B．达芬奇手术机器人是目前应用最广泛的外科手术机器人系统

C．医疗机器人不需要医生操作，能够自主完成复杂手术

D．医疗机器人的主要功能是替代护士完成输液、换药等基础护理工作

二、填空题

实现人机协同诊疗的三大技术支柱包括：①处理异构医疗数据的_____；②通过热力图等提供透明度的_____；③能动态调整的_____。

三、问答题

1．解释什么是具身智能，并说明其在医学领域的应用场景。

2．描述手术机器人自主性提升的关键技术及其临床应用。

四、思考题

分析一个你熟悉的医疗人工智能应用案例，探讨如何建立有效的 AI 监管机制，以确保技术发展的合规性和安全性。

参 考 文 献

[1] 姜育刚，马兴军，吴祖煊. 人工智能数据与模型安全[M]. 北京：机械工业出版社，2024.

[2] 张小松，刘小垒，牛伟纳. 人工智能算法安全与安全应用[M]. 北京：科学出版社，2021.

[3] 郭锐. 人工智能的伦理和治理[M]. 北京：法律出版社，2020.

[4] 钭晓东. 论生成式人工智能的数据安全风险及回应型治理[J]. 东方法学，2023（5）：106-116.

[5] 潘丽. 生成式人工智能的伦理问题研究综述——基于 CiteSpace 的文献计量与可视化分析[J]. 昆明理工大学学报（社会科学版），2025（2）：1-12.

[6] 孙国瑞，刘伟斌. 人工智能的技术治理与法律治理[J]. 科技与法律（中英文），2025（2）：1-10.

[7] Hasman A. My journey through the field of medical informatics[M]. Mantas J, Hasman A, Haux R. Studies in Health Technology and Informatics. IOS Press, 2022.

[8] Singhal K, Azizi S, Tu T, et al. Large language models encode clinical knowledge[J]. Nature, 2023, 620（7972）：172-180.

[9] Singhal K, Tu T, Gottweis J, et al. Toward expert-level medical question answering with large language models[J]. Nature Medicine, 2025, 31（3）：943-950.

[10] Tordjman M, Liu Z, Yuce M, et al. Comparative benchmarking of the DeepSeek large language model on medical tasks and clinical reasoning[J]. Nature Medicine, 2025: 1-1.

[11] Li Y, Li Z, Zhang K, et al. ChatDoctor: A medical chat model fine-tuned on a large language model meta-AI（LLaMA）using medical domain knowledge[J]. Cureus, 2023, 15（6）：e40895.

[12] Thirunavukarasu A J, Ting D S J, Elangovan K, et al. Large language models in medicine[J]. Nature Medicine, 2023, 29（8）：1930-1940.

[13] Wang D, Zhang S. Large language models in medical and healthcare fields: Applications, advances, and challenges[J]. Artificial Intelligence Review, 2024, 57（11）：299-326.

[14] ODIR-2019 - Grand Challenge[EB/OL]. [2025-05-05]. https://odir2019.grand-challenge.org/dataset/.

[15] Sørlie T, Perou C M, Tibshirani R, et al. Gene expression patterns of breast carcinomas distinguish tumor subclasses with clinical implications[J]. Proceedings of the National Academy of Sciences of the United States of America, 2001, 98（19）：10869-10874.

[16] Yang X, Chen A, PourNejatian N, et al. A large language model for electronic health records[J]. npj Digital Medicine, 2022, 5（1）：1-9.

[17] Wornow M, Lozano A, Dash D, et al. Zero-shot clinical trial patient matching with LLMs[A]. arXiv, 2024.

[18] Yang S, Zhao H, Zhu S, et al. Zhongjing: Enhancing the Chinese medical capabilities of large language model through expert feedback and real-world multi-turn dialogue[A]. arXiv, 2023.

[19] Yu H, Cheng T, Cheng Y, et al. FineMedLM-o1: Enhancing the medical reasoning ability of LLM

from supervised fine-tuning to test-time training[A]. arXiv, 2025.

[20] Wang H, Liu C, Xi N, et al. HuaTuo: Tuning LLaMA model with Chinese medical knowledge[A]. arXiv, 2023.

[21] Wang L, Chen X, Deng X, et al. Prompt engineering in consistency and reliability with the evidence-based guideline for LLMs[J]. NPJ Digital Medicine, 2024, 7: 41.

[22] Nori H, Lee Y T, Zhang S, et al. Can generalist foundation models outcompete special-purpose tuning? Case study in medicine[A]. arXiv, 2023.

[23] Xiao H, Zhou F, Liu X, et al. A comprehensive survey of large language models and multimodal large language models in medicine[J]. Information Fusion, 2025, 117: 102888.

[24] Yang L, Xu S, Sellergren A, et al. Advancing multimodal medical capabilities of gemini[A]. arXiv, 2024.

[25] NobelPrize.org. The nobel prize in chemistry 2024[EB/OL]. [2025-05-05]. https://www.nobelprize. org/prizes/chemistry/2024/summary/.

[26] Clarivate. Web of Science Basic Search[EB/OL]. [2025-04-29]. https://webofscience.clarivate.cn/wos /alldb/basic-search.

[27] Consensus. Search - consensus: AI search engine for research[EB/OL]. [2025-04-29]. https://consensus. app/search/.

[28] Lee K, Paek H, Huang L C, et al. SEETrials: Leveraging large language models for safety and efficacy extraction in oncology clinical trials[J]. Informatics in Medicine Unlocked, 2024, 50: 101589.

[29] Park J, Fang Y, Ta C, et al. Criteria2Query 3.0: Leveraging generative large language models for clinical trial eligibility query generation[J]. Journal of Biomedical Informatics, 2024, 154: 104649.

[30] Jin Q, Wang Z, Floudas C S, et al. Matching patients to clinical trials with large language models[J]. Nature Communications, 2024, 15: 9074.

[31] Gottweis J, Weng W H, Daryin A, et al. Towards an AI co-scientist[A]. arXiv, 2025.

[32] Semi-supervised deep transfer learning for benign-malignant diagnosis of pulmonary nodules in chest CT images | IEEE journals & magazine | IEEE xplore[EB/OL]. [2025-05-05]. https://ieeexplore.ieee.org/document/9591607.

[33] 胡泳. AI 视频的兴起：Sora 类生成式平台的可能性与风险[J]. 传媒观察, 2024(4):5-19.

[34] 黄昌勤, 钟益华. 从单智能体到多智能体：大模型智能体支持下的激励型学习活动设计与实证研究[J]. 华东师范大学学报(教育科学版), 2025, 43(5)：44-56.

[35] 卢宇, 余京蕾, 陈鹏鹤. 基于大模型的教学智能体构建与应用研究[J]. 中国电化教育, 2024(7)：99-108.

[36] 吴永和, 姜元昊, 陈圆圆, 等. 大语言模型支持的多智能体：技术路径、教育应用与未来展望[J]. 开放教育研究, 2024, 30(5)：63-75.

[37] 刘若辰, 慕彩红, 焦李成, 等. 人工智能导论[M]. 北京：清华大学出版社, 2021.

[38] 李兰娟, 张伯礼, 曹雪涛, 等. 医学人工智能导论[M]. 北京：科学出版社, 2024.

[39] 牛凯, 贺志强. 人工智能与智慧医疗[M]. 北京：化学工业出版社, 2024.

[40] 何伟. 生成式人工智能：AIGC 与多模态技术应用实践指南[M]. 北京：中国科学技术出版社, 2024.